肺血栓栓塞症规范化诊治教程

主　编　杨媛华

副主编　邝土光　马展鸿

编　委（以姓氏笔画为序）

门剑龙　王剑锋　方保民　刘　芳

刘　岩　李一丹　李积凤　杨苏乔

杨宝钟　张予辉　张　媛　姜　维

顾　松　郭瑞军　唐　晓　龚娟妮

崔　英　谢　飞　翟振国

人民卫生出版社
PEOPLE'S MEDICAL PUBLISHING HOUSE

图书在版编目（CIP）数据

肺血栓栓塞症规范化诊治教程 / 杨媛华主编 .—北京：人民卫生出版社，2018

ISBN 978-7-117-26274-3

Ⅰ.①肺…　Ⅱ.①杨…　Ⅲ.①肺栓塞 - 诊疗 - 规范化 - 教材 Ⅳ.① R563.5

中国版本图书馆 CIP 数据核字（2018）第 059039 号

人卫智网　www.ipmph.com	医学教育、学术、考试、健康，	
	购书智慧智能综合服务平台	
人卫官网　www.pmph.com	人卫官方资讯发布平台	

肺血栓栓塞症规范化诊治教程

主　　编：杨媛华

出版发行：人民卫生出版社（中继线 010-59780011）

地　　址：北京市朝阳区潘家园南里 19 号

邮　　编：100021

E - mail: pmph @ pmph.com

购书热线：010-59787592　010-59787584　010-65264830

印　　刷：北京盛通印刷股份有限公司

经　　销：新华书店

开　　本：889×1194　1/16　　印张：19

字　　数：547 千字

版　　次：2018 年 4 月第 1 版　2018 年 4 月第 1 版第 1 次印刷

标准书号：ISBN 978-7-117-26274-3/R・26275

定　　价：159.00 元

打击盗版举报电话：010-59787491　E-mail: WQ @ pmph.com
（凡属印装质量问题请与本社市场营销中心联系退换）

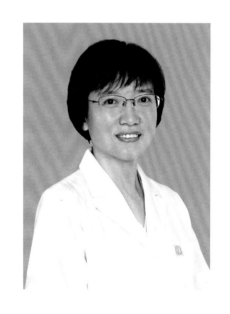

杨媛华

　　医学博士，主任医师，教授，博士研究生导师。中华医学会呼吸病学分会肺栓塞学组委员，北京医学会呼吸病学分会肺血管学组委员，中国医师协会呼吸医师分会肺栓塞与肺血管病工作委员会委员，中国老年医学学会呼吸病学分会第一届委员会委员。《中国医刊》编委，《中华医学杂志》《国际呼吸杂志》通讯编委，《中华结核呼吸杂志》等多个杂志审稿专家。长期从事肺栓塞的临床和基础研究工作，参与制定中华医学会呼吸病学分会《肺血栓栓塞症的诊断与治疗（草案）》和《内科住院患者静脉血栓栓塞症预防的中国专家建议》。在肺栓塞领域获国家科技进步奖二等奖 1 项，北京市科学技术奖二等奖 1 项，中华医学科技奖二等奖 1 项。发表科研论文 50 余篇。

前言

临床实践表明：急性肺血栓栓塞症是一种可以治疗和康复的疾病，经过积极规范的治疗，患者病情可以显著改善甚至完全治愈，但是不规范的诊断和治疗可能导致慢性肺栓塞、慢性血栓栓塞性肺动脉高压甚至死亡，给患者的健康带来严重危害，同时也增加临床医师的执业风险。因此进一步提高诊断意识、加强肺栓塞的规范化诊治越来越受到医务人员的强烈关注，同时越来越多的医院也成立了静脉血栓栓塞症防治专家委员会，并构建了静脉血栓栓塞症防治管理体系。但是我们在临床上可以看到：收治的大量慢性血栓栓塞性肺动脉高压患者除了由于诊断延误外，多为抗凝治疗不规范所致，这提示国内肺栓塞的规范化诊治需要进一步加强。同时我们也清醒地认识到，虽然近年来不同学科都强化了肺栓塞的诊治意识，出版了相关学科的血栓治疗与预防指南，但不同学科的诊治水平差异也很大，如何进一步规范诊治仍是需要解决的问题。

为进一步提高肺栓塞诊治水平，规范化解决肺栓塞诊疗和预防中的相关实际问题，首都医科大学附属北京朝阳医院—北京呼吸疾病研究所从 2011 年开始每年举办一次"全国肺血栓栓塞症规范化诊治推广学习班"，邀请临床一线专家密切结合相关指南和临床实践，讲解规范化静脉血栓栓塞症诊治的关键问题、细节问题、临床常见问题和处理棘手的难题，切实服务于临床，收到了良好效果。学员普遍反映教学内容密切结合临床，具有很强的实用性。从参加学习班人员数量的逐年增长和参加人员的学科分布、人员构成看，规范化诊治的学习不但是年轻医师所必须，同时也是具备高级职称的医务工作者和医院管理者所必须的，因此开展规范化诊治的教学非常必要。

为了更好地、全面地理解肺栓塞的规范化诊治，我们组织授课专家以授课内容为蓝本编写本书，分为基础篇、提高篇和临床病例与评析篇，分别就肺栓塞临床诊疗中的许多细节问题，如溶栓适应证的把握、药物的选择、过程监测以及肺栓塞的长期抗凝治疗的疗程、剂量，腔静脉滤器是否植入，肺栓塞与肿瘤占位的鉴别以及如何预防肺栓塞、肺栓塞合并出血如何处理等常见问题进行阐述，同时结合北京朝阳医院近年来的部分具体病例，分析特殊临床情况下肺栓塞处理的策略和分享治疗经验。为全面提高肺血管病的诊治能力，本书还增加了肺动脉高压诊治的相关内容。

我们希望这本书能够帮助临床医师规范肺栓塞的诊治行为，从而进一步提高我国肺栓塞诊治水平。

杨媛华

2018 年 1 月

目 录

第三篇　临床病例与评析

网络增值服务

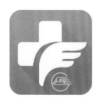

人卫临床助手

中国临床决策辅助系统

Chinese Clinical Decision Assistant System

扫描二维码，
免费下载

第一篇

基础篇

第1讲

静脉血栓栓塞症的危险因素与预防

静脉血栓栓塞症（venous thromboembolism，VTE）包括肺血栓栓塞症（pulmonary thromboembolism，PTE）和深静脉血栓形成（deep vein thrombosis，DVT），是严重威胁人类健康的疾病。PTE 是医院内死亡的主要原因，约有 10% 的院内死亡是由于 PTE 引起的。PTE 也是导致医疗风险的主要原因。因而，采取积极的措施预防 PTE 的发生具有降低患者的非预期死亡以及减少医疗纠纷的双重意义。PTE 是 DVT 的并发症，预防 PTE 也就是预防 DVT 的发生。VTE 在医院内多个科室患者中均属于高发疾病，如骨科膝关节、髋关节置换者，外科手术患者，呼吸、心血管等内科住院患者以及 ICU 住院患者，因而，VTE 的预防应该包括医院内所有 VTE 高危科室人群，这样，才能降低 VTE 的医院内发病率。

预防 VTE，首先必须充分了解 VTE 发生的危险因素。对具备危险因素尤其是具备两种及以上危险因素的患者，应充分采取预防措施，防止或减少 VTE 的发生。按照德国病理学家 Rudolf Virchow 的理论，导致患者静脉壁损伤、血液高凝状态以及血液淤滞的因素均为 VTE 的危险因素。全球的流行病学调查数据显示，至少一半的住院患者存在 VTE 的风险。住院患者常见的高凝状态包括恶性肿瘤，妊娠及围生期，雌激素替代治疗，创伤或下肢、髋部、腹部及骨盆手术，炎症性结肠疾病、肾病综合征、感染中毒症、易栓症等；血管壁损伤包括创伤或手术、静脉穿刺、化学刺激、心脏瓣膜疾病或瓣膜置换、导管植入；血流淤滞包括心房纤颤、左室功能不全、制动或瘫痪、静脉功能不全或静脉曲张、肿瘤、肥胖或妊娠等所致静脉阻塞。

根据 VTE 危险因素来源的不同，可将 VTE 的危险因素分为原发性和继发性两类。

原发性危险因素由遗传变异引起，常见的有 V 因子 Leiden 突变（活化蛋白 C 抵抗）、凝血酶原 G20210A 突变，这两种变异在西方国家患者中较为常见，而在中国人群中则极少见。我国常见的遗传性易栓症主要有蛋白 C（PC）缺乏、蛋白 S（PS）缺乏和抗凝血酶缺乏。其他遗传性易栓症还有先天性异常纤维蛋白原血症，血栓调节因子（thrombomodulin）异常、纤溶酶原激活物抑制因子过量、XII因子缺乏、纤溶酶原缺乏、纤溶酶原不良血症等。这些遗传变异的后果，往往引起患者持续的血液高凝状态。高同型半胱氨酸血症、抗心磷脂综合征也在临床上较为常见，且较隐匿。

继发性危险因素是指后天获得的任何可以导致静脉血液淤滞、静脉内皮损伤和血液高凝状态的因素，包括骨折、创伤、手术、恶性肿瘤和口服避孕药等。

在同一患者，上述危险因素可以单独存在，也可同时存在，协同作用。有原发性危险因素的患者，若存在继发性危险因素时，出现 VTE 的概率更高。同时，对于确诊 VTE 患者，尤其是复发性 VTE 患者，在积极发现处理继发性危险因素的同时，也应积极排查有无原发性危险因素，以确定治疗方案。表 1-1 介绍了临床上常见的 VTE 危险因素。

表 1-1　VTE 常见危险因素

高度危险因素（odds ratio>10）
骨折（髋、腿）
髋膝关节置换
大的普外科手术
大的创伤
脊髓损伤

中度危险因素（odds ratio2~9）
膝关节关节镜手术
中心静脉置管
化疗
慢性心衰或呼衰
激素替代治疗
恶性肿瘤
口服避孕药
引起瘫痪的卒中
妊娠/产后
既往 VTE 史
血栓形成倾向

低度危险因素（odds ratio<2）
卧床 >3d
制动（长时间乘车或坐飞机）
高龄
腹腔镜手术
（如腹腔镜胆囊摘除）
肥胖
妊娠/产前
静脉曲张

本文结合当前各指南，对内科和外科住院患者的预防分别进行介绍。

一、内科住院患者 VTE 的预防

内科住院患者根据所患疾病不同，其 VTE 的发生率也有所不同。如脑卒中患者，VTE 的发生率可以高达 40%~50%，慢性心衰患者约为 26%，心肌梗死患者也高达 20%。综合医院死于 PTE 的患者中仅 25% 有近期手术史，其他均为因内科疾病而制动的患者，占内科患者总死亡人数的 10%。由此可见，对于内科住院患者，积极采取 VTE 的预防措施尤为重要。

（一）内科住院患者发生 VTE 的危险因素

内科住院患者发生 VTE 的危险因素包括以下 3 个方面：①导致急性入院的因素，如急性呼吸衰竭、急性脑卒中、急性心力衰竭、急性感染性疾病、急性心肌梗死及其他导致活动受限（>3d）的情况等；②基础和慢性疾病，如 VTE 病史、静脉曲张、慢性心力衰竭、恶性肿瘤、偏瘫、年龄 >75 岁、慢性肺部疾病、糖尿病、肥胖、胶原血管病及易栓症等；③能增加 VTE 患病危险的治疗措施，如机械通气、中心静脉置管、抗肿瘤治疗、永久性起搏器植入、激素替代治疗等。存在两项以上危险因素的患者发生 VTE 的风险更高。

（二）内科住院患者 VTE 预防的现状

来自国际急症内科住院患者 VTE 调查研究结果显示，住院的 VTE 高危患者中仅 39%~40% 进行了预防。我国内科 VTE 高危患者接受预防的仅为 13.0%~20.2%，对于国内 11 个省市自治区的 19 家医院 ICU 和 CCU 高危患者的调查显示，ICU 的 VTE 预防比例仅为 16.9%，CCU 的 VTE 预防比例也仅为 22.7%，且存在明显的地区差异。对北京地区 19 家医院呼吸科住院的 COPD 急性加重期存在 VTE 危险因素的患者进行调查显示，VTE 预防率仅为 26.6%。由此可见，我国住院患者 VTE 的预防现状极不乐观。对于 VTE 高发科室（ICU）医务人员预防意识的调查显示，医务人员的 VTE 预防意识薄弱，VTE 的预防比例较低，因而，需要临床医师提高对 VTE 的预防意识，努力改善 VTE 的预防现状，切实降低医院内 VTE 的发病率。

（三）内科住院患者 VTE 的评估

1. VTE 的风险评估　对于内科住院患者，是否需要采取 VTE 预防措施，需要根据 VTE 的危险因素而定。在 2015 年国内制订的《内科住院患者静脉血栓栓塞症预防的中国专家建议》（简称专家建议）中推荐，对于所有内科住院患者都要进行 VTE 的风险评估。

内科住院患者 VTE 风险评估的方法包括两种：Padua 评分（表 1-2）和简易评分方法。

表 1-2　内科住院患者 VTE 风险评估的 Padua 模型

危险因素	评分
活动性恶性肿瘤，患者先前有局部或远处转移和（或）6 个月内接受过化疗和放疗	3
既往静脉血栓栓塞症	3
制动，患者身体原因或遵医嘱需卧床休息至少 3d	3
有血栓形成倾向，抗凝血酶缺陷症，蛋白 C 或 S 缺乏，Leiden V 因子、凝血酶原 G20210A 突变，抗磷脂综合征	3
近期（≤1 个月）创伤或外科手术	2
年龄 ≥ 70 岁	1
心脏和（或）呼吸衰竭	1
急性心肌梗死和（或）缺血性脑卒中	1
急性感染和（或）风湿性疾病	1
肥胖（BMI ≥ 30kg/m²）	1
正在进行激素治疗	1

将各项评分相加，如果≥4分，则为 VTE 高风险人群，需要进行 VTE 预防；如果<4分，则为 VTE 低风险人群，无需进行 VTE 的预防。

在 2015 年的专家建议中，提出了一个简易的方法，可以快速评价患者是否需要进行 VTE 的预防。指南推荐：40 岁以上因急性内科疾病住院患者，卧床 >3d，同时合并下列病症或危险因素之一：呼吸衰竭、COPD 急性加重、急性脑梗死、心力衰竭（NYHA Ⅲ 或Ⅳ级）、急性感染性疾病（重症感染或感染中毒症）、急性冠脉综合征、VTE 病史、恶性肿瘤、炎性肠病、慢性肾脏病、下肢静脉曲张、肥胖（体质指数 >30kg/m^2）及高龄（年龄 >75 岁）。对于上述患者均应该进行 VTE 预防。

以上两种风险评估模型能否准确预测 VTE 的发生风险，从而采取恰当的预防措施防止 VTE 的发生尚未经过临床验证，需要在临床实践中不断进行验证和完善。

2. 出血的分析评估　对于存在 VTE 高风险的人群，还应该评价发生出血的风险，从而决定采取何种预防方式。对于出血风险的评估目前尚无较好的评分体系，可参照表 1-3 进行评估。如果存在 1 个 OR 值大于 3 的危险因素，或存在 2 个 OR 值小于 3 的危险因素，则可判定为高出血风险人群。

表 1-3　出血的风险评估

危险因素	OR 值	95% 可信区间（CI）
活动性消化道溃疡	4.15	2.21~7.77
入院前 3 个月内有出血事件	3.64	2.21~5.99
血小板计数 <50×10^9/L	3.37	1.84~6.18
年龄≥ 85 岁（vs 40 岁）	2.96	1.43~6.15
肝衰竭（INR>1.5）	2.18	1.10~4.33
严重肾衰竭（肾小球滤过率 <30ml/min）	2.14	1.44~3.20
入住重症加强护理病房或心脏病重症监护治疗病房	2.10	2.21~7.77
中心静脉导管	1.85	2.21~5.99
风湿性疾病	1.78	1.84~6.18
癌症	1.78	1.43~6.15
男性	1.48	1.10~4.33

Decousus H. 等发表在 Chest 杂志上的文章通过回归模型，将这些危险因素赋予相应的分值，如果分值总和≥7，则是出血的高风险人群（表 1-4）。但是，在临床上，仍需要根据患者的具体情况进行分析，许多 ICU/CCU 等的患者虽然是出血的高危人群，但也是 VTE 的高危人群，如果一味地强调出血的风险而不采取预防措施，则发生 VTE 的风险极高。所以需要根据每个人的具体情况来制定相应的 VTE 预防措施，从而保证患者的安全。

表 1-4　大出血的风险预测评分

出血的危险因素	分值
中度肾功能衰竭（肌酐清除率 30~50ml/min）	1
男性	1
年龄 40~80 岁	1.5
活动期肿瘤	2
风湿性疾病	2
中心静脉导管	2
ICU/CCU	2.5
严重肾功能衰竭（肌酐清除率 <30ml/min）	2.5
肝衰竭（INR>1.5）	2.5
年龄 ≥ 85 岁	3.5
血小板计数 <50 × 10^9/L	4
入院前 3 个月内有出血病史	4
活动性消化道溃疡	4.5

（四）内科住院患者 VTE 的预防方法

VTE 的预防方法包括机械性预防方法和药物预防方法。临床上应首选药物预防。

1. 机械预防方法　包括分级加压弹力袜（graduated compression stockings，GCS）、间歇充气加压泵（intermittent pneumatic compression，IPC）和足底静脉泵（venous foot pump，VFP）。

何时使用机械性预防？①无抗凝药物应用禁忌的患者建议机械预防与药物预防联合应用；②出血性和（或）缺血性脑卒中，抗凝预防弊大于利的患者及有抗凝禁忌的患者建议单用机械预防；③患肢无法或不宜应用机械性预防措施者可以在对侧实施预防。

在选择机械性预防方法时需要注意是否存在禁忌证，包括严重下肢动脉硬化性缺血，充血性心力衰竭，肺水肿，下肢 DVT（GCS 除外），血栓性静脉炎，下肢局部严重病变如皮炎、坏疽、近期手术及严重畸形等。

2. 药物预防方法　包括低剂量普通肝素（low dose unfractionated heparin，LDUH）、低分子肝素（low molecular weight heparin，LMWH）、磺达肝癸钠，新型口服抗凝药物和华法林不建议用于内科住院患者的 VTE 预防。

（1）LDUH：皮下注射 LDUH 可以预防 VTE。其有效剂量为 5000U，每日 2 次或 3 次。有研究发现，LDUH 每日 3 次组的大出血事件增加，而 LDUH 每日 2 次组的 VTE 事件虽有增加但不显著。基于患者的依从性和耐受性，现在指南推荐使用 LDUH 每日 2 次。

使用 LDUH 预防 VTE 时应该注意以下几个问题：①密切观察出血并发症和严重出血危险，一旦发生，除立即停用肝素外，可静脉注射鱼精蛋白（1mg/100U 肝素）来中和体内的肝素；②用药期间对 >75 岁老年人、肾功能不全、进展期肿瘤等出血风险较高的人群宜监测 APTT 以调整剂量；③监测血小板计数，警惕发生肝素诱导的血小板减少症（heparin induced thrombocytopenia，HIT）。

LDUH 禁忌证：活动性出血、活动性消化道溃疡、凝血功能障碍、外伤与术后渗血、先兆流产、产后、恶性高血压、细菌性心内膜炎、严重肝肾功能损害及对肝素过敏者。

（2）LMWH：LMWH 皮下注射预防内科住院患者 VTE 的疗效明显。有效剂量为依诺肝素 40mg，每日 1 次。达肝素 5000U，每日 1 次。

LMWH 应用中需要注意的问题：①应每 2~3d 监测血小板计数；②不推荐常规监测凝血因子 Xa，但对于特殊患者（如肾功能不全、肥胖），如有条件可进行测定，并据此调整剂量。

LMWH 的禁忌证：对 LMWH 过敏，其余禁忌证同普通肝素。

LMWH 预防用药时间一般为 6~14d。有研究表明，延长预防时间可能导致大出血风险增加。

在临床上，选择哪种抗凝药物既可以达到较好的疗效，又不增加出血的发生风险呢？一些直接比较 LDUH 和 LMWH 疗效的临床随机对照试验结果显示，DVT 患病率和出血事件在 LDUH 和 LWMH 之间差异无统计学意义。但在一项荟萃分析中提示，LMWH 比 LDUH 组大出血的发生率减低 52%。由于 LMWH 的疗效不逊于 LDUH，并且其生物利用度更好，蛋白结合率更低，不良反应更少，加之不需要监测活化部分凝血活酶时间（APTT）、全血激活凝血时间（ACT）等凝血指标，临床应用简便易行，因而目前在临床上使用更广泛。

（3）磺达肝癸钠：磺达肝癸钠 2.5mg，每日 1 次可有效预防内科住院患者 VTE 的发生。疗程为 6~14d。一项对老年内科住院患者使用磺达肝癸钠预防 VTE 的疗效和安全性研究发现，磺达肝癸钠组 VTE 总体患病率为 5.2%，安慰剂组为 10.5%。在充血性心力衰竭（美国纽约心功能分级 Ⅲ、Ⅳ 级）、急性呼吸系统疾病、急性感染性疾病患者及入院时同时存在多个危险因素的患者中，磺达肝癸钠预防 VTE 的疗效均优于安慰剂。

（4）新型口服抗凝药：对于内科住院的 VTE 高危患者，应用利伐沙班和阿派沙班进行过 VTE 预防的有效性和安全性研究，但研究均发现这两种药物虽然能够有效地预防 VTE 的发生，但是出血的发生率明显高于低分子肝素，因而，目前各指南均不推荐将新型抗凝药物用于内科住院患者的 VTE 预防。

二、外科住院患者 VTE 的预防

（一）骨科大手术患者 VTE 的预防

中华医学会骨科分会于 2006 年 1 月发表了我国首部关于静脉血栓栓塞症的预防指南——《预防骨科大手术后深静脉血栓形成的专家建议》。自 2006 年专家建议发表后，经过 3 年的临床实践并结合国际研究进展于 2009 年 1 月发布指南草案。后于 2009 年 6 月发布了 2009 版《中国骨科大手术静脉血栓栓塞症预防指南》并于 2016 年 1 月对该指南进行了更新。

骨科大手术主要包括全髋关节置换术、全膝关节置换术和髋部骨折手术。选择性全髋关节置换术（THR）如果不给予 VTE 预防措施，无症状 DVT 发生率高达 40%~60%，有症状 VTE 的发生率为 2%~5%，且 1/300 的患者可导致致死性 PE。国外由于自 1986 年 THR 手术患者使用 VTE 预防措施已成为常规，致死性 PE 的发生已很罕见。

选择性膝关节置换术后如无 VTE 预防措施，DVT 的发生率较髋关节置换术后还要高，但近端 DVT

发生率要低，且术后无症状 VTE 发生的高危期要短于髋关节置换术（表 1-5）。

表 1-5　无预防措施时髋膝关节手术患者 VTE 发生率

手术名称	DVT%		PE%	
	总数	近端	总数	致死性
髋关节成形术	42~57	18~36	0.9~28	0.1~2.0
膝关节成形术	41~85	5~22	1.5~10	0.1~1.7
髋骨骨折手术	46~60	23~30	3~11	0.3~7.5

而骨科大手术 VTE 预防后的流行病学研究发现：欧、美 DVT 发生率为 2.22%~3.29%，PTE 发生率为 0.87%~1.99%，致死性 PTE 发生率为 0.30%；亚洲 DVT 发生率为 1.40%，PTE 发生率为 1.10%，中国 DVT 发生率为 1.8%~2.9%。

有研究表明，接受骨科大手术的人群均是 VTE 的高危人群，对这些人群无需再进行 VTE 的风险评估，均需要进行 VTE 预防。

1. VTE 的预防措施　包括基本预防、物理预防和药物预防。

（1）基本预防：主要包括术中减少静脉内膜损伤，正确使用止血带；术后抬高患肢，促进静脉回流；围术期适度补液，避免血液浓缩；早期进行康复锻炼。

（2）物理预防：对于存在高出血风险的患者，可以采用足底静脉泵、间歇充气加压装置及梯度压力弹力袜等进行 VTE 的预防。待出血风险降低后，建议与药物预防联合应用。对患侧肢体无法或不宜采用物理预防措施的患者，可在对侧肢体实施预防。

（3）药物预防：用于骨科大手术 VTE 预防的药物包括低剂量普通肝素、低分子肝素、磺达肝癸钠、新型口服抗凝剂、调整剂量的维生素 K 拮抗剂、阿司匹林等。

低剂量普通肝素、低分子肝素、磺达肝癸钠的使用方法同内科住院患者的 VTE 预防。

有研究表明，使用 VKAs（华法林）可以使髋部骨折患者 DVT 发生的相对风险降低 55%，使 PE 发生的风险降低 80%。但是，VKAs 使出血的风险明显增加。另外，VKAs 治疗窗窄，与药物和食物存在相互作用等不足是限制其使用的原因。

能否使用抗血小板药物预防骨科大手术后的 VTE 这个问题，曾有研究使用 160mg 阿司匹林，每日 1 次，使用 35d，症状性 DVT 的相对危险度降低 28%，而大出血的发生率在阿司匹林组明显增加。中华医学会骨科分会制定的指南指出"阿司匹林可以用于下肢静脉血栓的预防"，但在临床上应注意适应证的选择，尽量避免单独使用阿司匹林进行 VTE 的预防。

利伐沙班、阿派沙班和达吡加群酯均在 TKA、THA 的患者中做过预防 VTE 的有效性和安全性研究，目前推荐使用，但对于髋部骨折的患者并没有相关推荐。使用方法为：利伐沙班 10mg，每日 1 次；阿派沙班 2.5mg，每日 2 次，达吡加群酯 110mg，每日 2 次。

2. 药物预防的时机及疗程　对于进行骨科大手术的患者，应在术后 12h 开始使用药物预防，疗程至少 10~14d，而在 2012 年 ACCP 指南中推荐对于接受骨科大手术的患者，建议将血栓预防时间由术后 10~14d 延长至术后 35d。如果患者在手术前就开始使用药物预防，建议术前 12h 停用抗凝药物，以防术中出血的发生。

（二）非骨科大手术患者 VTE 的预防

静脉血栓栓塞症（VTE）是外科手术患者常见的、可预防的死亡原因。对外科手术患者选择最佳血栓预防方案时，应考虑 VTE 发生的风险以及出血并发症，同时对每个个体充分权衡利弊。

1. 外科患者 VTE 的风险评估及预防策略　Caprini 风险评估是基于临床经验和循证医学证据设计的一个有效且简单可行、经济实用的 VTE 风险预测工具，对于外科住院患者建议采用该风险评估表（表 1-6）。

表 1-6　Caprini 血栓风险因素评估表

下列每个危险因素 1 分		
年龄 41~60 岁	急性心肌梗死	严重肺病疾病（包括肺炎）<1 个月
下肢肿胀（近期）	充血性心力衰竭（<1 个月）	口服避孕药或雌激素替代治疗
静脉曲张	近期需卧床的内科疾病	妊娠或产后（<1 个月）
肥胖（BMI ≥ 25kg/m²）	炎性肠病病史	不明原因死胎、反复流产（≥ 3 次）、因脓毒血症或胎儿生长迟滞造成早产
计划小手术	既往大手术史（<1 个月）	其他危险因素
脓毒血症（<1 个月）	肺功能异常（COPD）	
下列每个危险因素 2 分		
年龄 61~74 岁	中心静脉置管	限制性卧床（>72h）
关节镜手术	大手术（>45min）	石膏固定制动（<1 个月）
恶性肿瘤（现在或既往存在）	副腔镜手术（>45min）	
下列每个危险因素 3 分		
年龄 ≥ 75 岁	血栓性疾病家族史	抗心磷脂抗体升高
DVT/PE 病史	凝血酶原 20210A 阳性	其他先天性或获得性易栓症
V Leiden 因子阳性	狼疮抗凝物阳性	
血清同型半胱氨酸升高	肝素诱导的血小板减少症（HIT）	
下列每个危险因素 5 分		
卒中（<1 个月）	择期下肢主要关节成形术	急性脊髓损伤（瘫痪）（<1 个月）
多发创伤（<1 个月）	髋部、盆腔或下肢骨折（<1 个月）	

根据上述评分表，计算患者的风险评分，根据评分判断患者的风险等级，见表 1-7。根据患者的风险等级及出血的风险性决定采取何种 VTE 的预防措施（表 1-8）。

表1-7 外科住院患者的 VTE 风险分层

风险分层	普通外科手术	无预防措施时，预计 VTE 基线风险（%）
极低危	Caprini 0	<0.5
低危	Caprini 1~2	~1.5
中危	Caprini 3~4	~3.0
高危	Caprini ≥ 5	~6.0

表1-8 根据 VTE 风险分层的 VTE 预防策略

VTE 风险	出血风险	预防措施
极低风险（Caprini 0）	–	早期活动，无需使用机械或药物预防措施
低风险（Caprini 1~2）	–	机械预防措施，建议使用间歇充气压缩泵（IPC）
中等风险（Caprini 3~4）	不伴高出血风险	低分子肝素，普通肝素或使用 IPC
中等风险（Caprini 3~4）	伴高出血风险	使用 IPC
高风险（Caprini ≥ 5）	不伴高出血风险	低分子肝素，普通肝素，建议同时使用机械预防措施，如弹力袜或 IPC
高风险（Caprini ≥ 5）	伴高出血风险	使用 IPC，直至出血风险消失可启用药物预防
高风险（Caprini ≥ 5）但对肝素禁忌的患者	不伴高出血风险	磺达肝癸钠，小剂量阿司匹林，建议同时使用机械预防措施，如 IPC
高风险（Caprini ≥ 5）的盆腹腔肿瘤手术患者	不伴高出血风险	延长低分子肝素抗凝（4 周）

2. 外科住院患者 VTE 预防时间 一般手术患者预防 7~14d 或直至出院。对于接受腹部或盆腔肿瘤手术的 VTE 高风险患者，推荐延长预防药物的应用时间至 4 周。

（杨媛华）

参考文献

［1］Cohen AT Tapson VF Bergmann JF et al.Venous thromboembolism risk and prophylaxis in the acute hospital care setting ENDORSE study：a multinational cross-sectional study.Lancet，2008，3719610：387-394.

［2］Konstantinides SV Torbicki A，Agnelli G，et al.2014 ESC guidelines on the diagnosis and management of acute pulmonary embolism.Eur Heart J，2014，35（43）：3033-3069，3069a-3069k.

［3］Cohen AT Alikhan R Arcelus JI et al.Assessment of venous thromboembolism risk and the benefits of thromboprophylaxis in medical patients.Thromb Haemost,2005,94(4):750-759.

［4］Anderson FA Spencer FA.Risk factors for venous thromboembolism.Circulation,2003,10723 Suppl 1:I9-16.

［5］Decousus H Tapson VF Bergmann JF et al.Factors at admission associated with bleeding risk in medical patients：findings from the IMPROVE investigators.Chest,2011,1391:69-79.

［6］中华医学会骨科学分会.中国骨科大手术静脉血栓栓塞症预防指南.中华骨科杂志,2016,2:65-71.

［7］Caprini JA.Risk assessment as a guide to thrombosis prophylaxis.Curr Opin Pulm Med,2010,165:448-452.

［8］中华医学会外科学分会.中国普通外科血栓预防与管理指南.中华外科杂志,2016,545:321-327.

第2讲

深静脉血栓形成的诊断与治疗

静脉血栓栓塞症（VTE）包括深静脉血栓形成（DVT）和肺血栓栓塞症（PE）。各种原因导致的血流淤滞、静脉壁损伤及血液高凝状态均可造成VTE的发生。流行病学调查显示，VTE是继冠心病、高血压之后的第3位常见的心血管疾病，也是临床住院患者较常见的致死原因。由于多数VTE发病隐匿，甚至早期无任何症状，临床上误诊、漏诊率很高，患者常不能得到及时的治疗。临床上将其称为"沉默的杀手"。VTE是住院患者常见的疾病，常并发或继发于其他疾病，各个科室均可能在诊疗过程中遇到VTE患者。VTE已成为院内管理者和临床医务人员面临的严峻问题，现在已经引起了各学科的共同关注。

深静脉血栓形成和PE被认为是同一疾病病程的两个不同阶段。绝大多数肺栓塞是由下肢深静脉血栓导致。所谓深静脉血栓形成是指血液在深静脉不正常的凝结，好发于下肢。在欧美是一种比较常见的疾病，在我国也呈逐年上升的趋势。如果下肢深静脉血栓没有得到及时有效的诊治，除了发生肺栓塞的风险增高，患者发生深静脉血栓形成后综合征（post-thrombosis syndrome，PTS）的机会也大大增加，严重影响日常生活质量，活动行为能力明显降低，医疗负担明显增加。因此，及时准确的诊断、正确合理的治疗在疾病诊治过程中至关重要。

一、深静脉血栓形成的诊断

只有收集了正确的信息，才能导出正确的诊断结论，所以在病因分析、病史采集、临床症状观察、体征收集、安排适当的辅助检查都是非常重要和关键的。

（一）发病原因

19世纪中期，Virchow提出深静脉血栓形成的3大因素：静脉血流滞缓、静脉壁损伤和血液高凝状态，至今仍为各国学者所公认。目前，分子水平的研究成果对这一理论有了新的认识，静脉正常的内皮细胞能分泌一系列抗凝物质，如前列腺素I2（PGI2，前列腺环素），抗凝血酶辅助因子，血栓调节素和组织型纤溶酶原活化剂（t-PA）等，但在某些情况下，静脉内皮层可从抗凝状态转化为前凝血状态，内皮细胞产生组织因子、von Willebrand因子和纤维连接蛋白等，内皮层通透性增加，并可见到白细胞黏附于内皮细胞表面，而内皮细胞原有的抗凝功能受到抑制，炎性细胞对血栓形成起着触发和增强作用，其分泌的白介素-1（IL-1）和肿瘤坏死因子（TNF）能促使纤维蛋白原沉积，并抑制纤溶；TNF可抑制内皮细胞血栓调节素的表达，使内皮细胞从抗凝状态转化为前凝血状态。

许多静脉血栓起源于血流缓慢的部位，如小腿腓肠肌静脉丛、静脉瓣袋等，临床上发现肢体制动或长期卧床的患者容易形成静脉血栓，这些都提示血流缓慢是血栓形成的因素之一。与脉冲型血流相比，静态的流线型血流容易在静脉瓣袋底部造成严重的低氧状态，缺氧使内皮细胞吸引白细胞黏附并释放细胞因子，继而损伤静脉内皮层，血流淤滞造成活化的凝血因子积聚，并不断消耗抗凝物质，凝血—抗凝平衡被打破，从而导致静脉血栓形成，因此血流淤滞是血栓形成的又一因素。

血液中活化的凝血因子在血栓形成过程中起着重要的作用。被激活的凝血因子沿内源性和外源性凝血途径激活凝血酶原，使纤维蛋白原转化为纤维蛋白，最终形成血栓，如没有活化的凝血因子，即使存在血流淤滞和血管损伤，血栓仍不会形成。同样，单有活化的凝血因子，也无法形成血栓，活化的凝血因子很快会被机体清除，因此静脉血栓是在多因素作用下形成的，而血液成分的改变是血栓形成的最重要因素，体内凝血—抗凝—纤溶3个系统在正常情况下处于平衡状态，任何使凝血功能增强，抗凝—纤溶作用抑制的因素都将促使血栓形成。

在静脉血流滞缓、静脉壁损伤和血液高凝状态这三大因素中，虽然每一个因素都与血栓的发生形成密切相关，但血液中具有各种凝血因素，同时也具有各种抗凝血因素，保证了血液在机体中处于流动状态；任何一个单一因素都不足以引起静脉血栓形成，必须是多种因素的作用互相促进而发生（图2-1）。因此，能够导致静脉血流滞缓、静脉壁损伤、血液高凝状态的病史均需要进行考虑。特别需要注意的是，下肢深静脉血栓多发生在各种制动状态，例如手术后、长期卧床、久坐（经济舱综合征）等，为此可推测血流缓慢和血液高凝状态可能在造成深静脉血栓形成的原因中起主导作用，而因为恶性肿瘤、长期口服避孕药等能导致血流发生高凝状态的非常规因素也需要注意。此外，各种创伤、感染也是发生深静脉血栓形成的常见诱因。

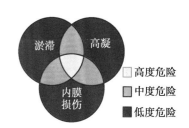

图 2-1　静脉血栓形成的危险分层

目前尽管对深静脉血栓形成的病因已有了深入了解和认识，但是仍有相当一部分发病原因尚不明确，有待于进一步探索、研究和认识（表2-1）。

表 2-1　常见的可能导致静脉内膜损伤 / 血流缓慢 / 血液高凝状态的病因

• 外科、骨科手术	• 遗传性凝血蛋白质缺陷
• 创伤（大创伤或下肢创伤）、烧伤	• 急性内科疾病
• 长期卧床、久坐（经济舱综合征）制动，截瘫、下肢轻瘫	• 炎症性肠病
• 癌症（活动性或隐蔽性）	• 肾病综合征
• 癌症治疗（激素治疗，化疗，血管生成抑制剂，放射治疗）	• 骨髓增殖性疾病
• 静脉压迫（肿瘤、血肿、动脉畸形）	• 阵发性睡眠性血红蛋白尿
• 既往 VTE 史	• 肥胖
• 年龄增加	• 中心静脉导管
• 妊娠期和产后	• 原发性或获得性血栓形成倾向
• 妇产科手术	• 糖尿病
• 含雌激素的口服避孕药，或激素替代治疗	• 肺部感染或其他感染，败血症
• 选择性雌激素受体调节剂	• 静脉毒品注射

（二）病理

静脉血栓分为3种类型：白血栓、红血栓和混合血栓。白血栓主要由纤维蛋白、血小板和白细胞等组成，只含少量红细胞；红血栓主要由大量红细胞、纤维蛋白组成，含少量血小板和白细胞；白血栓和红血栓常混合在一起，形成混合血栓。静脉血栓刚形成时为白血栓，组成血栓头，其继发衍生的体部及尾部则主要为红血栓。

静脉血栓一旦形成即处于不断的演变过程中。一方面，由于静脉血栓使静脉管腔狭窄或闭塞，静脉血栓表面不断形成新的血栓，分别向近心端和远心端衍生，近心端血栓在早期与静脉管壁之间无粘连，血栓漂浮于管腔中，容易脱落，造成肺栓塞，后期成纤维细胞、芽状毛细血管侵入血栓，血栓机化后与管壁形成紧密粘连；另一方面，静脉血栓形成的早期，受累静脉表面的内皮细胞分泌溶栓物质，溶解血栓，同时白细胞，尤其是单核细胞侵入血栓，激活尿激酶型纤溶酶原活化剂（u-PA）和组织型纤溶酶原活化剂（t-PA），增强溶栓活性，使静脉血栓内形成许多裂隙，溶栓作用及血栓内纤维收缩、碎裂，使得裂隙不断扩大，新生的内皮细胞逐渐移行生长于裂隙表面，最终可使大多数被堵塞的静脉再通，这种再通静脉的瓣膜常被破坏，有一部分管腔内残留纤维粘连，静脉再通过程长短不一，一般需要半年至10年。

下肢髂股静脉血栓以左侧多见，为右侧的2~3倍，可能与左髂静脉行径较长，右髂动脉跨越其上，使左髂静脉受到不同程度的压迫有关。

下肢静脉血栓，尤其是主干静脉血栓形成后，患侧肢体血液回流受阻，在急性期，血液无法通过主干静脉回流，使静脉内压力迅速增高，血液中的水分通过毛细血管渗入组织中，造成组织肿胀，同时，静脉压增高，迫使侧支静脉扩张、开放，淤积的血液通过侧支静脉回流，使肿胀逐渐消退。

（三）临床表现与临床分型

下肢深静脉血栓形成从小腿肌间静脉丛到髂静脉系均可以发生，发生于不同部位临床表现出现差异。下肢肿胀、疼痛和浅静脉曲张是深静脉血栓形成的三大症状。而出现深静脉血栓形成的患者一般行走活动后症状加重，平卧抬高患肢后缓解。

临床上根据血栓形成的部位将下肢DVT分为3种类型：周围型、中心型和混合型（图2-2）。

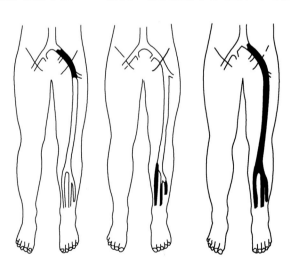

图2-2　DVT分型
（左：中央型，中：周围型，右：混合型）

1. 小腿肌肉静脉丛血栓形成（周围型）　这是深静脉血栓形成中最常见的类型，是麻醉、手术、外伤等制动后深静脉血栓形成的好发部位。早期患者无症状或症状极轻微，多数容易被诱发因素掩盖，常不能真实反映其很高的发病率。

临床表现特点：①小腿疼痛和轻度肿胀，活动受限。由于病变范围较小，一般不影响回流，所激发的炎症反应程度较轻，临床症状并不明显，易被忽略。②主要体征为足背屈时牵拉腓肠肌引起疼痛（Homan 征阳性）及腓肠肌压痛（Neuhof 征阳性）。

周围型的小腿肌肉间静脉丛血栓形成因血栓局限，多数症状较轻，经治疗多数可消融或机化，也可自溶，少数未治疗或治疗不当，可向大腿扩展而成为混合型，小栓子脱落可引起轻度肺动脉栓塞，临床上常被忽视。

周围型的小腿肌肉间静脉丛血栓形成，常需要与腘窝囊肿、类风湿关节炎、肌痛症等疾病进行鉴别，以上疾病临床症状与本病极为相似。

2. 髂股静脉血栓形成（中央型）　一般指髂总静脉至股静脉范围内的血栓形成，左侧多见。主要表现为臀部以下肿胀，下肢、腹股沟及患侧腹壁浅静脉怒张，皮肤温度升高，深静脉走向压痛，血栓可向上延伸至下腔静脉，向下可累及整个下肢深静脉，成为混合型，血栓脱落可导致肺动脉栓塞，威胁患者生命。临床上又将中央型分为原发性和继发性两类（表 2-2）。其病因除前阐述的血栓形成的基本因素以外，主要有血管腔内和腔外两大类，腔内因素常见的为血管损伤，腔外因素常见的为肿瘤压迫、解剖异常等。

1）原发性髂股静脉血栓形成：在临床收治的患者中比小腿肌肉丛静脉血栓形成多，但其实际发病率比小腿肌肉丛静脉血栓形成低。左侧发病远高于右侧，原因考虑如下。①解剖异常因素，因为左侧髂总静脉在解剖上受右髂总动脉的压迫及腔内结构异常所致，即因为左髂总静脉行程较长以及受到前方右髂总动脉及后方腰骶椎向前突出，共同受到不同程度的压迫的特殊解剖关系；长期密切接触的髂总静脉壁的慢性组织反应，产生了静脉腔内异常的线尾结构，使其狭窄及闭塞有关，引起下肢和盆腔的静脉回流障碍，产生一系列临床症状和体征，临床上也称作髂静脉压迫综合征（Cockett 综合征）。②外来压迫：主要是盆腔肿瘤、癌症转移灶、炎症粘连、淋巴肉芽肿等压迫髂静脉，血液回流受到影响。

临床特点：①起病较急，体瘦的患者在股三角区可扪及条索状物，可有局部疼痛、压痛；②腹股沟韧带以下患肢肿胀明显，软组织张力高；③浅静脉扩张，尤其腹股沟部和下腹壁明显；④ Homan 征及 Neuhof 征可阳性；⑤可伴有发热，体温升高，但一般不超过 38.5℃；⑥血栓可进一步蔓延，顺行扩展可侵犯下腔静脉、血栓脱落导致 PE；血栓逆行扩展，可累及整个下肢深静脉系统形成混合型病变。

2）继发性髂股静脉血栓形成：多由小腿肌肉静脉丛血栓（周围型）未得到及时正确治疗向近心端发展形成。周围型 DVT 经治疗虽可消融或机化，也可自溶，但未经治疗或治疗不当者，可向大腿扩展而成为混合型。

临床特点：①起病隐匿，开始症状轻微直至累及髂股静脉时症状加重才被发现；②症状期和实际病程期不符；③病程演变远比原发性髂股静脉血栓形成迅速、严重；④早期累及交通静脉而足靴区营养障碍病变严重。

表 2-2　原发性髂股静脉血栓形成和继发性髂股静脉血栓形成的鉴别

	原发性	继发性
起病方式	急骤	隐匿
症状期与病程期	大致相同	症状期比病程期短
早期症状	起于大腿	起于小腿
肿胀	整个肢体	起于小腿后累及整个肢体
浅静脉曲张	耻骨上或腹股沟部	小腿

3. 混合型　即全肢型深静脉血栓形成。混合型下肢深静脉血栓既可以由周围型小腿肌肉静脉丛血栓向近端扩展而来，也可以由原发性髂股静脉血栓（即中央型）向远端发展而成。临床上应特别注意股青肿和股白肿中两种特殊类型的深静脉血栓。

1）股青肿：无论髂股静脉血栓逆行扩展或小腿肌内静脉丛血栓顺行繁衍，使患肢整个静脉系统几乎全部处于阻塞状态，组织张力极度增高，并且造成下肢动脉痉挛，皮色呈青紫色，甚至出现肢体缺血坏死，称为股青肿（phlegmasia cerulea dolens）。临床上表现为疼痛剧烈，患肢高度肿胀，皮肤发亮，伴有水疱或血疱，皮色呈青紫色，常伴有动脉痉挛，下肢动脉搏动减弱或消失，皮温降低，进而发生高度循环障碍，患者全身反应强烈，伴有高热，体温常达 39℃ 以上，精神萎靡，易出现休克表现及下肢湿性坏疽。

2）股白肿：当下肢深静脉急性血栓时，下肢水肿在数小时内达到最高程度，肿胀呈可凹性及高张力，阻塞主要发生在股静脉系统内，当合并感染时，刺激动脉持续痉挛，可见全肢体的肿胀、皮肤苍白及皮下网状的小静脉扩张，称为疼痛性股白种（phlegmasia alba dolens）。

股青肿和股白肿是下肢深静脉血栓形成的特殊类型，临床较少见，为急性深静脉血栓形成的紧急状况，常需采取急诊取栓、溶栓的措施，才能挽救患肢。

（四）辅助检查

根据病史及典型临床表现，诊断并不困难。但仅依靠症状和体征深静脉血栓在临床的准确率仍不确切，特别是对于临床可疑病例，须进一步借助特殊检查手段进行确诊，以确定病变范围、病变类型和病程。

1. D- 二聚体（D-Dimer）　D- 二聚体是纤维蛋白原交联时的降解产物，来源于静脉血栓纤维基质的降解。D- 二聚体是反映凝血激活及继发性纤溶的特异性分子标记物，增高或阳性见于继发性纤维蛋白溶解功能亢进，如高凝状态、弥散性血管内凝血、肾脏疾病、器官移植排斥反应、溶栓治疗等。只要机体血管内有活化的血栓形成及纤维溶解活动，D- 二聚体就会升高。D- 二聚体可用于急性 VTE 的筛查以及特殊情况下深静脉血栓形成的诊断、疗效评估、VTE 复发的危险程度评估。总体来说，D- 二聚体的灵敏度很高（>99%），但临床特异性很差，在本病诊断过程中只能作为参考，其阳性意义并不大，但阴性价值更可靠，如果 D- 二聚体浓度正常基本可排除急性血栓形成的可能，准确率达 97%~99%。

2. 血管超声多普勒　应用血管超声多普勒观察血流频谱，超声成像系统能够相当可靠地判断出静脉血管腔内是否有血栓及血栓时期。其主要优点包括：无损伤；能反复检查；对有症状或无症状的患者都有很高的准确率；能区别静脉阻塞是来自外来压迫或静脉内血栓形成；对小腿静脉丛及静脉血栓再通的患者也有满意的检出率。目前，应用血管超声多普勒判断下肢静脉血栓敏感性 88%~98%，特异性 97%~100%，诊断价值极高。征象具体如下：

（1）二维声像图

1）静脉管腔内充满实性回声：管腔内回声以低回声多见，具体表现与血栓形成的不同时期有关，仅根据管腔内实性回声诊断静脉血栓形成的准确性为 75%。

2）静脉内径：血栓形成后静脉内径将不随呼吸时相而变化，探头加压也不易将管腔压瘪，这是诊断静脉血栓形成中的可靠依据。在无彩色多普勒的情况下，仅根据探头加压静脉管腔无变化而诊断下肢静脉内血栓形成具有较高的敏感性和特异性。Vogel 等报道的特异性可达 100%；国内学者报道的特异性为 92.8%。但髂静脉位置深在且有肠管覆盖，小腿静脉细小，此二者均难以进行探头加压试验。

急性血栓形成时静脉内径明显增宽。亚急性血栓因血栓逐渐溶解和收缩，管径逐渐变小，接近正常，但也有报道认为急性期和亚急性期血栓形成的管径变化无显著性差异。慢性血栓时静脉壁形态不规则，内径比正常小，部分患者由于静脉壁结构紊乱，声像图无法分辨静脉及周围组织。

3）静脉瓣：静脉内血栓形成后，静脉瓣活动常受限。慢性血栓时静脉瓣膜增厚、纤曲变形、活动僵硬、固定。其中大隐静脉瓣活动受限、固定的显示率较高，其他瓣膜病变的显示率不高，这可能与瓣膜回声和血栓回声相近有关，也与仪器的分辨力有关。

（2）彩色多普勒血流显像

1）急性期：静脉内血栓形成出现完全阻塞时，彩色多普勒显示静脉内无彩色血流信号；挤压远端肢体仍不能显示内部的血流信号。血栓近段和远端的静脉内血流信号均见减弱。无侧支循环形成。

2）亚急性期：血栓形成段腔内彩色充盈缺损，部分再通者彩色多普勒显示静脉管腔周边或中央有血流信号，呈不连续的细束状；挤压远端肢体时，血流信号增强。部分病例不能显示内部的血流信号，仅在挤压远端肢体时可见细束血流通过。周围浅静脉扩张，血流信号增强。

3）慢性期：血栓进一步形成再通，彩色多普勒可显示血栓内呈"溪流样"的细束血流，以血管周边部处最明显；远端静脉内自发性血流消失，近侧段血流速度较对侧明显降低。完全再通者，静脉腔内基本上可充满血流信号，瓦尔萨尔瓦动作（Valsalva maneuver）时可见较长时间的反向血流。

（3）多普勒流速曲线

1）急性期：血栓阻塞段脉冲多普勒不能测知血流信号；阻塞远端静脉的流速曲线变为连续性，失去期相性，瓦尔萨尔瓦动作时反应减弱或消失。浅静脉流速加快。

2）亚急性期：血栓部分再通时，血栓段静脉内可测知连续的静脉流速曲线，方向向心，流速极低；挤压远端肢体可使血流速度加快。远端静脉内血流信号无呼吸性期相变化，对瓦尔萨尔瓦动作的反应延迟或减弱。

3）慢性期：血栓完全阻塞时，脉冲多普勒不能测及血流信号；周围见较多的侧支静脉，血流方向不一，但以引流远端静脉血回心为目的。形成再通后，脉冲多普勒显示血栓段血流信号呈连续性，瓦尔萨尔瓦动作时血液反流明显，这说明静脉瓣的生理功能已完全丧失。

3. 下肢上行性静脉造影　上行性静脉造影一直被认为是诊断深静脉血栓形成的"金标准"，可明确血栓形成的部位和范围。患者仰卧，取半直立位，头端高30°~45°。先在踝部扎一橡皮管止血带压迫浅静脉。用12号穿刺针直接经皮穿刺入足背浅静脉，在1min内注入30%~45%的泛影葡胺或非离子型碘造影剂50ml，在电视屏幕引导下，对小腿、膝、大腿作连续摄片。当造影剂至髂静脉时，将检查平台倾斜度增至60°，嘱患者尽量屏气（瓦尔萨尔法），使造影剂在髂静脉内浓聚，再行髂静脉摄片。造影X线片常显示静脉内球状或蜿蜒状充盈缺损或静脉主干不显影，远侧静脉有扩张，附近有丰富的侧支静脉，均提示静脉内有血栓形成。

静脉造影的优点是对下肢静脉主干血栓形成诊断的准确性高，可以了解血栓的部位、累及的范围以及侧支建立情况。尽管上行性静脉造影被认为是诊断的"金标准"，但它毕竟是一种创伤性检查，给患者带来一定的痛苦；可出现造影剂的过敏反应及肾脏毒性作用；而且，造影剂本身会损伤静脉壁，有引发静脉血栓的危险，因此不作为常规使用。目前临床上逐步用超声检查替代静脉造影。

4. 下肢CT静脉造影（CTV）及磁共振静脉显像（MRV）　CTV是一种微创的静脉血管成像技术，具有多种重建模式，在诊断下肢深静脉血栓形成方面敏感性、特异性均很高。64排螺旋CTV显示股静脉和腘静脉血栓的敏感性为100%，特异性98.6%。CTV上深静脉血栓形成表现为静脉腔内不规则低密度充盈缺损，静脉管腔较正常增粗。CT间接造影检查的优点是对在盆腔和腿部同时出现的深静脉血栓形成有很好的显示，能显示DSA不能发现的病变。CT间接造影检查较静脉造影最大的优势在于其能减少造影剂用量。通过CT间接静脉造影可明确静脉病变性质、范围和程度，一次检查可显示双下肢及多支血管病变，没有操作者依赖性，且有强大的后处理功能。

磁共振静脉显像（MRV）由于血管中流动的血液与血管周围固定的组织在磁场中对射频脉冲所产生的磁信号不同，使血管影像得以显示，根据血液流动的方向，选择显示动脉或显示静脉。另外，也可通过静脉内注射相位增强剂更好地显示血管影像。MRV 对近端主干静脉（如下腔静脉、髂静脉、股静脉等）血栓的诊断有很高的准确率，与下肢静脉顺行造影相比较，MRV 为无损伤检查方法，无造影剂过敏及肾毒性等副作用，图像甚至更清晰。缺点是检查费用较昂贵，某些下肢骨骼中有金属固定物或装有心脏起搏器的患者无法行 MRV 检查。

临床上不常规使用 CTV 及 MRV 诊断下肢深静脉血栓形成。

5. 阻抗容积描记（IPG） 电阻抗体积描记法（IPG）1971 年由 Wheeler 首先倡导使用，其原理是正常人深吸气时能阻碍下肢静脉血回流，使小腿血容易增加；呼气时，静脉血重新回流，下肢血容量恢复常态。电阻抗体积描记法可以测出小腿容量的改变。下肢深静脉血栓形成的患者深呼吸时小腿血容量无明显的相应改变。此法适用于髂、股、腘静脉急性血栓形成的患者，准确率达 96%。优点是检查方法无损伤，能相当准确地检测出主干静脉阻塞性病变。但是它对以下几种情况检出率较低：①小腿静脉丛静脉血栓；②静脉未完全阻塞的无症状下肢静脉血栓者；③已再通或侧支循环已形成的陈旧性血栓。此外，IPG 不能区别阻塞是来自外来压迫还是静脉内血栓形成。

6. 放射性核素检查 1965 年，放射性纤维蛋白原试验由 Atkins 首先应用于临床，其原理是 ^{125}I 标记人体纤维蛋白原能被正在形成的血栓摄取、形成的放射性，通过对下肢的固定位置进行扫描，观察放射量有无骤增现象来判断有无血栓形成。这种试验操作简单，正确率高，特别是可以检出难以发现的较小静脉隐匿型血栓，因此可作为筛选检查。它的缺点主要有①不能发现陈旧性血栓，因为它不摄取 ^{125}I 纤维蛋白原；②不适用于检查骨盆邻近部位的静脉血栓，因为在这一区域有较大的动脉和血供丰富的组织，有含同位素尿液的膀胱，扫描时难以对比；③不能鉴别下列疾病：纤维渗出液炎症、浅静脉血栓性静脉炎、新近手术切口、创伤、血肿、蜂窝织炎、急性关节炎及原发性淋巴水肿。目前此种检查方法已逐渐被彩超或 MRV 所取代。

（五）鉴别诊断

下肢肿胀、疼痛和浅静脉曲张是下肢深静脉血栓形成的主要临床表现，而临床上具有类似症状的疾病也并不罕见，应当注意鉴别。

1. 急性动脉栓塞 本病也常表现为单侧下肢的突发疼痛，与下肢静脉血栓有相似之处。但急性动脉栓塞时肢体无肿胀，主要表现为足及小腿皮温厥冷、剧痛、麻木、自主运动及皮肤感觉丧失，足背动脉、胫后动脉搏动消失，有时股腘动脉搏动也消失。根据以上特点，鉴别较易。

2. 急性下肢弥散性淋巴管炎 本病发病也较快，肢体肿胀，常伴有寒战、高热，皮肤发红，皮温升高，浅静脉不曲张。根据以上特点，可与下肢深静脉血栓相鉴别。

3. 下肢淋巴水肿 有原发性和继发性两种。原发性淋巴水肿往往在出生后即有下肢水肿；继发性淋巴水肿主要因手术、感染、放射、寄生虫等损伤淋巴管后使淋巴回流受阻所致，因此可有相关的病史。

淋巴水肿早期表现为凹陷性水肿，足背部肿胀较明显，组织张力较静脉血栓引起的下肢肿胀小，皮温正常。中晚期淋巴水肿由于皮下组织纤维化，皮肤粗糙、变厚，组织变硬呈团块状，一般不会出现下肢静脉血栓后遗症的临床表现，如色素沉着、溃疡等（表 2-3）。

4. 下肢肌肉间血肿 下肢外伤过后，局部如形成肌肉间血肿也表现为下肢肿胀、疼痛，体检 Homan 征及 Neuhof 征可均阳性，很容易被误诊为周围型静脉血栓。由于血肿的治疗与静脉血栓的治疗相反，因此尤需注意鉴别。血肿大多有外伤史，肿胀局限，极少累及整个下肢，伴有疼痛，后期踝部皮肤可见瘀斑或皮肤泛黄。彩色多普勒超声等检查有助于鉴别。

表2-3 下肢深静脉血栓形成与淋巴水肿的鉴别

临床病象	深静脉血栓形成	淋巴水肿
病史	起病急，常有手术、分娩或发热病史	起病缓慢，往往有几年以上病史
疼痛	急性期疼痛，以后逐渐减轻	无或轻微钝痛，患肢有沉重感
皮肤	不增厚	晚期增厚
颜色	可能青紫	无变化
浅静脉	扩张	不扩张
溃疡与湿疹	晚期常发生	一般不发生
水肿	软，大腿、小腿明显，踝、足背、趾不明显	硬韧，大腿、小腿、踝、足背、中趾均明显
抬高患肢	水肿消退快	水肿消退慢

5. 原发性深静脉瓣膜功能不全　由于深静脉瓣膜不能紧密关闭引起静脉血液反流，不继发于任何疾病，不同于深静脉血栓形成后瓣膜功能不全及原发性下肢静脉曲张。临床表现为①轻度：久站后下肢沉重不适，浅静脉扩张或曲张，踝部轻度水肿。②中度：浅静脉明显曲张，伴有轻度皮肤色素沉着及皮下组织纤维化，下肢沉重感明显，踝部中度肿胀。③重度：短时间活动后即出现小腿胀痛或沉重感，水肿明显并累及小腿明前静脉明显曲张，伴有广泛色素沉着、湿疹或溃疡（已愈合或活动期）。可结合病史、彩色多普勒超声进行鉴别。

6. 动静脉畸形（K-T综合征）　Klippel-Trenaunay综合征是一种先天性周围血管疾患。主要为一种先天性血管发育异常，一般可分为以下几种类型：①静脉型，以静脉异常为主，包括浅静脉曲张、静脉瘤、深静脉瓣膜功能不全、深静脉瓣缺如或深静脉缺如等；②动脉型，包括动脉堵塞、缺如或异常增生等；③动—静脉瘘型：主要以患肢异常的动—静脉瘘为主；④混合型。

主要临床表现为：①下肢浅静脉曲张其发生部位不同：一般的下肢浅静脉曲张主要集中在大腿或臀部的外侧静脉，一般隆起不明显；②葡萄酒色斑：一种呈地图状的略隆起的淡红色或紫红色斑痣，压之可以褪色，其实质是皮内血管痣，是该病的特征性表现，往往易被家长误认为是胎记；③一侧肢体的增长或增粗：随着患儿的成长，病侧肢体会逐渐增长、增粗；④患肢皮温增高：通过比较两侧的肢体温度可以发现患侧肢体温度略高，可以用手背触摸肢体感觉到皮温的微小差别。可通过彩色多普勒超声、下肢动/静脉血管造影明确诊断。

7. 全身性疾病　下肢水肿可能由于不同系统的疾病引起，包括充血性心力衰竭、慢性肾功能不全、液体过多、贫血、低蛋白血症、盆腔恶性肿瘤等。这些疾病引起的下肢水肿通常是双侧的、对称的，但无浅静脉怒张，也无皮肤颜色改变。

二、深静脉血栓形成的治疗

下肢深静脉血栓形成后如果没有得到正确有效的治疗，在急性期可能出现血栓脱落造成肺栓塞，长期可能会出现由于大量的下肢深静脉血栓形成所造成的后遗症，从而使许多患者长期遭受下肢静脉回流障碍的痛苦，治疗困难，严重影响患者的日常工作与生活。所以对深静脉血栓形成如何选择更为有效的治疗方法，使阻塞的静脉再通，使深静脉回流通畅，减少并发症和后遗症的发生，提高患者生活质量是非常重要和有意义的。

急性下肢深静脉血栓形成的治疗主要分为非手术疗法、介入疗法和手术疗法等。症状和体征的改善程度主要取决于血栓消融程度和侧支循环的建立情况。

（一）非手术治疗

1. 一般治疗　下肢近端深静脉一旦血栓形成，患者应卧床休息，卧床时间一般在2周左右，以减少血栓脱落而发生肺栓塞的机会。抬高患肢使之超过心脏平面，有利于血液回流，促使肿胀消退。切忌按摩挤压肿胀的下肢。急性期过后应穿阶梯压差性弹力袜或用弹力绷带包扎患肢，可加快组织消肿，减轻症状。静脉性疼痛以胀痛为主，非特殊情况不需要使用止痛药物。为了缓解血管痉挛，改善肢体血液循环，可以根据病情选择使用改善循环药物、活血化瘀药物等。

2. 抗凝治疗　抗凝治疗是下肢静脉血栓治疗中应用最早且最广泛的方法。抗凝是指抑制体内凝血过程中的一些环节，使凝血时间延长，阻止血栓形成；抗凝本身并不能使已形成的血栓溶解，但它能抑制血栓的滋长、蔓延，配合机体自身的纤溶系统溶解血栓，从而达到治疗的目的；同时它能有效地减少肺栓塞的发生，在肺栓塞防治中有着举足轻重的作用。由于抗凝治疗不能溶解和清除静脉瓣膜上的血栓物质，故不能预防PTS。抗凝治疗应坚持早期、足量、足程的原则，以达到迅速缓解症状、减少复发的目的。对于高度可疑DVT者一旦确诊应立即开始抗凝治疗。一般抗凝需1~3个月，部分患者可长达半年至1年，有的甚至需终生抗凝。但下列情况禁用/慎用抗凝治疗：有出血性疾病或有出血倾向、维生素K或维生素C缺乏者、肝肾功能严重不全或恶病质、高血压脑病或脑出血、溃疡病出血或肺部疾病咯血、DIC已过渡到纤溶亢进阶段、妊娠初3个月或最后3周，产后或哺乳期应慎用。大手术后慎用。临床常用的抗凝药物、用法用量及注意事项简述如下．

1）普通肝素（UFH）：肝素是最常用的抗凝药物，其抗凝作用主要是通过增加抗凝血酶Ⅲ（ATⅢ）的活性，抑制血栓形成。肝素起效快，半衰期短，在体内作用稳定。肝素水溶剂主要为12 500U/支，相当于100mg。给药途径有静脉注射和皮下深脂肪层注射两种。肌内注射易发生注射部位血肿，不宜采用。皮下深脂肪层注射方法较简单，但体内肝素浓度不易精确控制，注射部位一般选择在腹壁皮下。静脉注射方法利用微量泵持续静脉给药，此法肝素作用快，剂量容易控制，体内肝素浓度较稳定，容易调节，是较理想的给药方法。

用法用量：静脉注射，首剂静脉推注80U/kg，继以18U/（kg·h）维持，根据APTT调整。皮下注射，第1天首剂5000U，然后17 500U，q12h，根据APTT调整。肝素的剂量个体差异很大，因此需根据APTT（部分凝血活酶时间）随时调节肝素的用量。用药期间使APTT尽快达到并维持于正常值的1.5~2.5倍。

肝素的常见副作用包括：①出血，用药期间出现皮下瘀点、瘀斑应引起重视，如出现血尿、消化道出血，则应减少或停止用药，出血量大时，可用鱼精蛋白对抗肝素的抗凝作用。②血小板减少症，可能与肝素引起的体内自身免疫反应有关，即肝素诱导性血小板减少症（heparin-induced thrombocytopenia，HIT），发生率1%~2%，表现为血小板计数减少，严重时出现动脉、静脉内广泛性血栓形成，致使患者死亡或残肢，应引起临床高度重视。用肝素期间应注意检测血小板计数，一般普通肝素治疗2周后较少出现血小板减少症。如在用药时出现血栓蔓延或有新的血栓出现，或者发现患者出现血小板计数迅速或持续降低超过50%，或血小板计数小于$100 \times 10^9/L$，应立即停用普通肝素，一般停用10d内血小板数量开始逐渐恢复。③骨质疏松症，当长期使用肝素时可能会引起骨质疏松，甚至导致椎体或长骨骨折。

2）低分子肝素（LMWH）：低分子量肝素较肝素有很多优越性。由于它主要针对Xa因子，因此它在抗凝的同时出血的危险性大大降低。其良好的组织吸收性、长半衰期，使用药方法变得简单，用药次数也较肝素减少，一般以皮下注射为主。下肢深静脉血栓形成时，每12h注射1次。由于低分子量肝素使用较肝素安全，因此目前其在临床上应用越来越多，并有逐渐替代肝素的趋势。

用法用量：所有低分子肝素均应按照体重给药（如每次100U/kg或每次1mg/kg，皮下注射，每日

1~2次）。 应用低分子肝素不需监测血凝指标，除非在较特殊的情况下，如肾衰竭（内生肌酐清除率 <30ml/min）、极度肥胖（体重 >100kg）、极度消瘦（体重 <40kg）的患者，按体重给药的剂量要减少。LMWH 主要由肾脏排泄，对有严重肾功能不全的患者（肌酐清除率 <30ml/min），在初始抗凝时使用普通肝素是更好的选择，因为普通肝素不经肾脏排泄。对于有严重出血倾向的患者，如需抗凝治疗应选择普通肝素进行初始抗凝，一旦出血可用鱼精蛋白迅速纠正。此外，对过度肥胖患者或孕妇，应监测血浆抗 Xa 因子活性，并据以调整剂量。LMWH 分子量较小，HIT 发生率较普通肝素低。LMWH 不通过胎盘屏障，孕妇使用较安全。

主要缺点：费用高；每日 1~2 次皮下注射，不适合长期使用；连续使用 6 个月以上有发生骨质疏松症的危险。

3）华法林：华法林作为口服抗凝药在临床上已得到长期应用，作为口服制剂，华法林成为门诊抗凝治疗的首选药物。它是一种维生素 K 拮抗剂（vitamin K antagonists，VKA），通过抑制依赖维生素 K 凝血因子（Ⅱ、Ⅶ、Ⅸ、Ⅹ）的合成而发挥抗凝作用。华法林的抗凝作用在体内起效慢，一般在服药 2~3d 后开始起效，因此使用时和肝素或低分子肝素叠加使用，后定期监测，当华法林达到治疗作用时（即 INR ≥ 2.0）停用肝素或低分子量肝素。服药期间要定期监测国际标准化比值（INR），使其值稳定在 1.8~2.5（国外 2~3）。

需要注意的是，华法林和其他维生素 K 抑制剂（VKA）可增加胎儿致畸和流产的风险，妊娠前 6 个月应禁用。机械性瓣膜置换术后的孕期妇女因其他抗凝治疗预防卒中和瓣膜血栓疗效欠佳，故可继续应用华法林。孕期妇女可用低分子肝素（LMWH）或普通肝素钠（UFH）替代 VKAs。准备受孕的妇女的抗凝治疗有两种选择：一是继续应用 VKAs 并频繁进行妊娠试验检测，一旦证实怀孕则用 LMWH 或 UFH 替代 VKAs；另一种方案是在怀孕前直接用 LMWH 或 UFH 替代 VKAs。一旦服药期间出血，须静脉注射维生素 K_1 或输注血浆。

华法林起效和清除缓慢；个体差异大，治疗窗窄，必须定期监测 INR 和进行剂量调整，还存在明显的食物和药物—药物相互作用。

4）新型抗凝药物：静脉血栓主要是由纤维蛋白和红细胞沉积形成，含有的血小板相对较少，因此抗凝是治疗和预防 VTE 的主要方法。现有的抗凝治疗主要是以低分子肝素为代表的非口服制剂和以华法林为代表的口服制剂，存在许多缺陷，如前者可以诱发肝素相关性血小板减少症（heparin-induced thrombocytopenia，HIT），而后者虽然疗效确切但治疗窗窄、起效慢、监测繁琐等。新型抗凝药物的开发与应用已是大势所趋。新型抗凝药物原则上服用方便，不需要密集监测血凝情况，疗效至少不低于现有抗凝药物。按作用机制分为 3 大类，每一类又可分为直接与间接抑制剂两种。

凝血始动阶段抑制剂：包括 3 种非口服制剂，替法可近（tifacogin）、重组线虫抗凝肽和活性位点被阻断的因子Ⅶa。

凝血发展阶段抑制剂：包括Ⅸa、Xa 以及 Va 因子抑制剂。目前在我国上市的药物有磺达肝癸钠和利伐沙班。作为新型人工合成的间接 Xa 因子抑制剂，磺达肝癸钠（fondaparinux）已被批准用于 VTE 的预防和治疗，其疗效和安全性不弱于低分子肝素，每日 1 次的用法比低分子肝素更为方便，而且不会诱发 HIT，但近期美国 FDA 增加了磺达肝癸钠治疗者可能出现 APTT 延长相关的出血事件、出现血小板减少的警示。利伐沙班（rivaroxaban）是全球第一个已获上市的口服直接 Xa 因子抑制剂，其对 Xa 因子具有高度的选择性，除可抑制呈游离状态的 Xa 因子外，还可抑制结合状态的 Xa 因子，对血小板聚集没有直接作用。利伐沙班具有生物利用度高、治疗疾病谱广、量效关系稳定、抗凝效果可预测、无需监控抗凝活性、与食物和药物相互作用小、临床使用方便等特点。利伐沙班目前上市的适应证为用于预防髋关节和膝关节置换术后患者深静脉血栓（DVT）和肺栓塞（PE）的形成，以及用于预防非瓣膜性心房纤颤患者脑卒中和非中枢神经系统性栓塞，降低冠状动脉综合征复发的风险。

纤维蛋白形成阶段抑制剂：即凝血酶抑制剂。可阻断凝血酶将纤维蛋白原转变为纤维蛋白，也分为直接和间接两种。间接抑制剂通过催化肝素辅助因子Ⅱ特异性抑制凝血酶，而直接抑制剂则通过与凝血酶的活性位点结合来阻断其与底物作用。直接凝血酶抑制剂水蛭素（hirudin）和阿加曲班（argatroban）已获批准用于治疗HIT。而比伐卢定（bivalirudin）在经皮冠状动脉介入治疗中已获得批准用于替代肝素。

总之，新型抗凝药物（表2-4）为抗凝治疗提供了更多选择，但其疗效和安全性有待更多临床研究来证实。

表2-4　新型的抗凝药物一览表

机制	代表药物	用药途径
抑制Ⅶa因子—组织因子复合物	替法可近（tifacogin）	静脉
	重组线虫抗凝肽（NAPc2）	皮下
抑制Ⅸa因子	RB006	静脉
间接抑制Xa因子	艾卓肝素（idraparinux）	皮下
	SSR12517E	皮下
	SR123781A	皮下
直接抑制Xa因子	otamixaban	静脉
	阿哌沙班（apixaban）	口服
	利伐沙班（rivaroxaban）	口服
抑制Va因子	替加色罗（drotrecogin）	静脉
	ART-123	皮下
凝血酶抑制剂	AZD0837	静脉
	pegmusirudin	静脉
	dabigatran etexilate	口服
	flovagatran	静脉

3. 溶栓治疗　溶栓药物主要是通过激活纤维蛋白原，使纤维蛋白溶酶原转化为纤维蛋白溶酶，起到溶解血栓的作用。应用时最好是静脉尚未被血栓完全堵塞，使药液能与血栓完全接触，达到消融目的。病程中如有侧支循环建立，疗效则明显降低。Greenfield提出，髂股静脉血栓形成未用药治疗，90%都将遗留血栓形成后遗症。临床常用溶栓药物包括尿激酶（UK）、链激酶（SK）、重组组织型纤溶酶原激活剂（rt-PA）等，都是纤维蛋白溶解系统的激活剂。溶栓的方法从最初的全身溶栓，到局部溶栓，再到现在的导管溶栓，溶栓药物的给药系统获得了巨大的进步，已经能将溶栓药物通过导管直接分散到血栓内部，增加药物与血栓的作用面积，大大地提高了溶栓治疗效果和血管开通率，缩短开通时间，减少出血，降低深静脉血栓后综合征等并发症的发生。由于下肢静脉血栓形成后侧支循环很容易建立，溶栓药物不容易在局部浓聚，因此在静脉阻塞的远端灌注溶栓药物不如插管至血栓内溶栓效果好。2008年，美国胸科医师学会（American College Chest physician，ACCP）指南中已经明确提出，对于一些广泛的急性近端DVT患者（例如髂股静脉DVT，症状<14d，机体功能状态良好，预期生存时间≥1年），如出血风险较低，建议进行导管溶栓，以减少DVT的急性期症状，降低PTS的发病率。但临床经验表明，对于年龄相对较轻、一般情况好、合并基础疾病少、对以后的生活质量要求较高的患者，尤其是下肢肿

胀较重，或者是经过正规的抗凝治疗症状缓解不明显的患者，导管溶栓可以更加积极。此外，临床应用中发现，对一些血栓时间超过 2 周的亚急性 DVT 的患者，导管溶栓仍然有较好的开通效果。

1）适应证：①新发生的大面积髂股血管深静脉血栓形成患者，尽管经足量肝素治疗仍存在因静脉闭塞继发肢体坏疽危险的患者。②急性大面积 PE、血流动力学不稳定、无出血倾向的患者。

2）禁忌证：①凝血功能不全，出血倾向；②使用溶栓药物有过敏者；③活动性出血，包括严重的颅内、胃肠和泌尿道出血；④严重肝肾功能不全；⑤最近有脑血管意外史；⑥大手术后 3~5d 内；⑦妊娠初 3 个月或产后 3~5d 内；⑧严重高血压；⑨心脏内血栓；⑩严重外伤；⑪细菌性心内膜炎。

溶栓治疗主要针对新鲜血栓，发病后越早使用效果越好。随着时间的延长，溶栓效果大大降低，但临床上观察到一些病程超过 1 周的患者，接受尿激酶治疗以后，肢体肿胀也迅速消退，可能的机制是尿激酶溶解了近端和远端继发的新鲜血栓，从而促使侧支循环产生，使肢体肿胀消退，但原发血栓往往不能被全部溶解。

3）注意事项：溶栓治疗最常见的副作用是出血，发生率达 12%~45%，出血与用药剂量、用药方式和用药时间有关。剂量越大、用药时间越长，出血的危险性越大。全身用药比局部用药出血的危险性大。溶栓前应详细询问病史和体检，以发现是否有胃肠道出血或颅内出血的征象。必要的实验室检查包括：血红蛋白、血细胞比容和血小板计数、血型以备输血时用。溶栓治疗中肺栓塞的发生机会有所增加，放置腔静脉滤器可以减少致死性肺栓塞的发生。

需要注意的是，正规的溶栓疗法应该包括抗凝、溶栓、祛聚三个部分。如果只有溶栓而没有配合规律的抗凝、祛聚治疗，那么血栓不能得到有效的控制。溶栓时配合使用抗凝药物的意义在于：可通过延长凝血时间，预防血栓滋长、繁衍、再发，有利于早期血栓的自体消融。采用抗凝治疗可以促使血栓稳定，控制病程进展，预防血栓在其他部位再发。溶栓治疗期间应注意实验室检测，常用的检测包括血细胞比容、血小板计数、凝血酶时间（TT）、部分凝血活酶时间（APTT）、纤维蛋白原、纤维蛋白降解产物测定等；TT 或 APTT 控制在正常对照 2 倍左右；当纤维蛋白原（fibrogen，Fbg）下降至 1.5g/L 时谨慎溶栓，而 Fbg 低于 1.0g/L 则坚决停止溶栓。常用的溶栓药物包括：

链激酶（SK）：链激酶由 β–溶血性链球菌产生。它在体内与纤溶酶原组成链激酶—纤溶酶原复合物，然后激活纤溶酶原使之成为具有溶栓活性的纤溶酶。由于链激酶对血栓中的纤溶酶原与循环血液中的纤溶酶原无选择性，因此当输入体内后有相当一部分与循环中的纤溶酶原形成复合物，从而增加了出血的危险性。链激酶具有抗原性，部分患者可能发生过敏反应。因此，使用链激酶前应作过敏试验，静脉滴注 100mg 氢化可的松有助于预防或减少过敏反应。对近期有过溶血性链球菌感染或半年内用过链激酶的患者，不应使用链激酶。

尿激酶（UK）：尿激酶可从尿中提取或从培养的人胚胎肾细胞中提取。尿激酶可直接激活纤溶酶原，溶解血栓。它对循环中的纤溶酶原及（和）纤维蛋白结合的纤溶酶原同样有效，因此也无选择性。尿激酶无抗原性，无需作过敏试验。各地作者报道尿激酶的实用剂量差异很大。

组织型纤溶酶原活化剂（t-PA）：人体很多组织均能产生 t-PA，在无纤维蛋白存在的情况下，其酶活性很低；但当有纤维蛋白时，其活性明显增强，分解纤溶酶原使之成为纤溶酶，因此 t-PA 能选择性地作用于血栓内的纤溶酶原，其出血的危险性较上述两种溶栓药物小。而正因为这种选择性，当与纤维蛋白结合的纤溶酶原迅速减少后，t-PA 的溶栓作用明显减弱，因此与无选择性的溶栓药物相比，其溶栓能力相对较低。目前 t-PA 主要是用基因工程从黑色素瘤细胞中提取，称为重组 t-PA（rt-PA），在人体内的半衰期为 4~7min。

其他：目前临床上使用的主要是上述 3 种溶栓药物，另有一些药物尚处于实验之中。如酰化链激酶—纤溶酶原复合物、β 链纤溶酶—链激酶复合物、前尿激酶等，这些药物在半衰期及选择性方面均有改善。

4. 祛聚治疗 在下肢深静脉血栓形成的治疗中，祛聚药物的使用，如阿司匹林肠溶片、双嘧达莫、硫酸氢氯吡格雷片等药物能防止血小板聚集，协助抗凝和溶栓疗法取得疗效。

5. 下腔静脉滤器植入 下腔静脉滤器植入（图2-3）的目的主要是防止下腔静脉血栓脱落形成肺栓塞。1969年，Mobbin-Uddin首先报道将伞状滤器放置于下腔静脉内并有效地降低了肺栓塞的发生率。1973年，Kimray-Greenfield发明了Greenfield滤网，将滤器技术推向成熟，迅速在临床上得到推广应用，对于治疗下肢深静脉血栓形成、预防肺动脉栓塞起到了积极作用。滤器不影响下腔静脉的血流，但可以有效地拦截血栓。目前临床应用的腔静脉滤器主要有永久性和临时性两种。通常对于高龄或晚期肿瘤患者伴有反复VTE时，可以选择永久性滤器植入，而对于较年轻的患者和一些具有临时性高危因素（如严重创伤、大手术、产后等）的VTE患者，或者有急性深静脉血栓形成但又需要进行其他手术（髂、骨关节手术，妇科手术，直肠或腹膜后肿瘤等患者伴有危险性静脉血栓）的患者，应当选择临时性腔静脉滤器植入，这样既能够在危险期内防止发生急性致死性肺栓塞，又能在度过危险期后将腔静脉滤器取出，避免永久留存于体内（图2-4）。

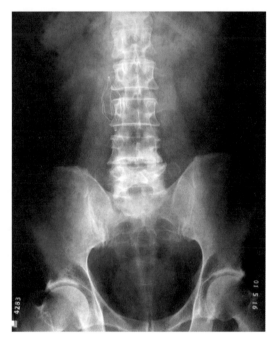

图2-3 下腔静脉滤器植入

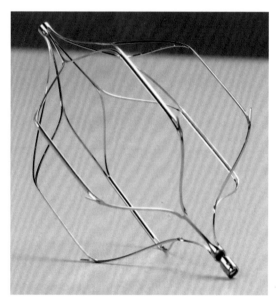

图2-4 可回收型下腔静脉滤器

1）适应证：①下肢DVT合并肺动脉栓塞，有抗凝禁忌证或出现严重并发症者；②PE复发高危患者存在抗凝禁忌证或并发症；③某些急性上肢深静脉血栓形成患者，如存在抗凝禁忌证，应考虑植入上腔静脉滤器；④进行抗凝治疗后，仍反复发生肺动脉栓塞者；⑤肝素诱导的血小板减少症（HIT）；⑥需行肺动脉切开取栓的下肢静脉血栓患者；⑦血栓近心端有漂浮的大的血栓团块的患者；⑧溶栓或机械性清除血栓术前；⑨存在肺栓塞等高危因素，如接受骨科、妇产及泌尿科的盆腔及下肢手术的患者。在滤器类型的选择上，对易栓症、高龄患者可考虑放置永久性滤器；对于年龄较轻、髂股静脉开通较好的患者，放置可回收滤器是较好的方案。

2）禁忌证：静脉解剖异常（下腔静脉狭窄或至今大于滤器最大直径）、欲植入部位近端出现栓子、菌血症或脓毒血症、不能纠正的严重凝血功能障碍。

3）经股静脉入路释放滤器方法：选健侧行股静脉Seldingle穿刺植入血管鞘，行下腔静脉造影，测量下腔静脉管径，要求清晰地显示双肾静脉开口。导入超硬导丝，用8F-12F扩张器扩张穿刺点，沿导丝植入滤器专用长鞘，撤出导丝，送入滤器输送器，于 DSA 下置滤器远端于右肾静脉下方，逐步释放滤器，使之位于肾静脉下方的下腔静脉内（约为第 2、3 腰椎水平），释放完毕后再次造影明确滤器的开放情况及下腔静脉通畅情况。撤出滤器输送器，穿刺点压迫 10min，局部加压包扎。

（二）手术治疗

1. 静脉取栓术　自 1963 年 Forgarty 气囊导管行静脉血栓摘除术获成功以来，Forgarty 气囊导管取栓技术已在世界范围内被广泛应用。但自 20 世纪 70 年代以来，静脉取栓术受到了许多学者的否定，因取栓术后血栓复发率高、血栓形成后遗症多，特别是在高效溶栓药物和新型抗凝药物问世后，静脉取栓的价值受到怀疑。但如掌握好适应证，手术取栓仍然是简单、安全有效的方法。特别是对严重髂股静脉血栓溶栓无效或有禁忌，或者是合并股青肿可能出现患肢坏疽的患者，虽然术后血栓再次发生率仍较高，也不能降低血栓后遗症的发生率，但是一次能取出大量血栓，能迅速降低静脉腔内压力，缓解肢体水肿，促进盆腔静脉侧支建立，对缓解临床症状有重要的治疗意义（图 2-5，图 2-6）。

1）适应证：①病史 <7d；②中心型或混合型深静脉血栓形成；③患者年龄在 65 岁以下且还有工作能力。

2）禁忌证：①病史 >10d 或周围型；②患肢曾有深静脉血栓形成病史；③重要内脏器官功能障碍；④有凝血功能障碍性疾病；⑤患肢或盆腔有感染性疾病；⑥恶性肿瘤无治愈可能者；⑦腹膜后病变。

3）手术方法：手术最好在有 X 光透视机的手术室中进行。如血栓局限在一侧髂、股静脉，则于患侧腹股沟沿股静脉行径作一切口，先显露大隐静脉，沿大隐静脉找到隐、股静脉交界处，显露股静脉。小心分离股总静脉、股浅静脉及股深静脉，操作力求轻柔，避免人为地将血栓挤压脱落。纵行切开股总静脉，将 Fogarty 取栓导管插入股静脉近心端，至下腔静脉后将球囊扩张，拉出血栓，反复几次直至无血栓拉出为止。静脉造影证实髂静脉内无血栓残留。如造影发现左髂静脉局部狭窄，可在 X 线透视下行狭窄处球囊扩张，必要时于狭窄处放置支架。用驱血带或手法挤压小腿及大腿，将远端的静脉血栓挤出。

4）术后处理：一般手术后患肢肿胀很快消退，手术后当天起开始抗凝治疗，同时用华法林和肝素或低分子量肝素，待凝血酶原时间 INR 值至 2~3 时，停用肝素或低分子量肝素，继续用华法林抗凝治疗 6~12 个月。患者下床活动需穿弹力袜，平时注意抬高患肢。

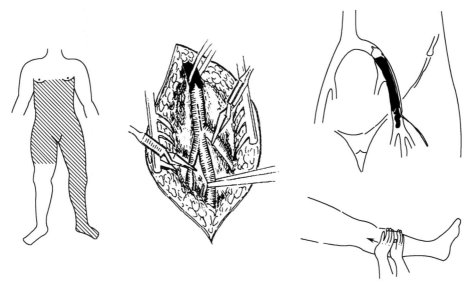

图 2-5　DVT 手术取栓示意图

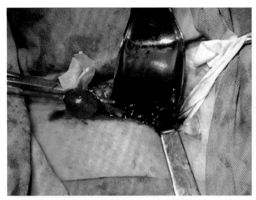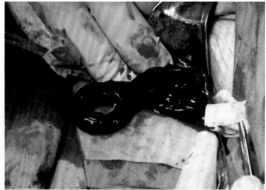
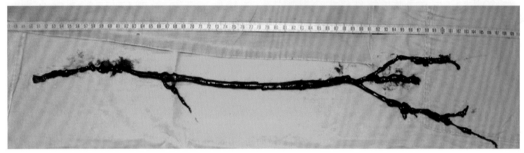

图2-6　DVT手术取栓术

2. 静脉腔内介入治疗　下肢深静脉血栓形成是下肢静脉常见病之一。无论是急性期、迁延期或是慢性期、后遗症期，都不是说任何治疗就能一劳永逸的。近年来，随着腔内介入技术的迅猛发展，经过临床不断地探索研究，出现了很多处理下肢深静脉血栓形成的新方法，例如经皮机械性血栓清除（percutaneous mechanical thrombectomy，PMT）、导管直接溶栓（catheter-directed thrombolysis，CDT）、经皮血栓抽吸（percutaneous aspiration thrombectomy，PAT）、经皮腔内血管成形（percutaneous transluminal angioplasty，PTA）、球囊扩张和支架植入等静脉腔内微创治疗。尽管这些技术临床应用不过20多年时间，但是也能凸显出其临床价值。

1）CDT：是将溶栓导管在导丝指引下直接插入血栓中，经导管孔端直接灌注溶栓药物溶解血栓。与系统性溶栓比较，CDT能够显著降低药物剂量、缩短治疗时间，并防止出血等并发症，对于急性期血栓效果显著。CDT主要适用于血栓形成2周以内的患者，对于近期有出血、颅内手术、严重高血压及凝血功能障碍等溶栓禁忌证患者不适用。临床证明，CDT与单纯抗凝治疗相比，能够显著提高静脉远期通畅率及降低血栓后综合征发生率，改善患者生活质量。

2）PMT：常见的PMT根据原理不同可分为旋转涡轮式、流体动力式及超声消融式装置。这些装置大都价格昂贵、设备复杂，限制了其在临床方面的广泛应用。多项回顾性研究表明，单独使用PMT并不能完全清除血栓，关于PMT联合CDT治疗下肢DVT的报道屡见不鲜。PMT的最大优势在于能够在短时间内清除主干血栓，缩短治疗时间，尤其是对存在溶栓禁忌证的患者亦可适用，比CDT的适用人群范围广；但是PMT费用较高，在治疗过程中还会导致溶血、失血以及机械故障等。关于使用PMT是否增加血栓复发的概率目前尚缺乏研究，远期疗效也有待进一步观察。

3）PTA及支架植入：各种原因导致的髂股静脉受压是造成急性下肢DVT发病及血栓复发率居高不下的重要原因，尤其是左髂静脉解剖异常（Cockett综合征、May-Thurner综合征）在血栓形成中的作用越来越受到重视。因此，只有解除髂静脉的狭窄才能有效地治疗LEDVT并防止复发，降低血栓后综合征的发生率。在急性LEDVT经导管溶栓或机械性血栓清除后，如造影发现有髂静脉受压狭窄或残余血栓造成短段狭窄时，可应用PTA，根据狭窄的部位和长度选择合适的球囊扩张，如反复扩张后局部仍有明显狭窄（>50%），可行支架植入术。术后应至少给予抗凝处理6个月。

　　总之，血管腔内治疗技术虽是一项新兴的技术，但在急性下肢DVT的治疗方面已经产生深远影响。多种腔内治疗技术联合应用为急性下肢静脉血栓形成治疗开拓了新的前景。在导管溶栓、机械性清除及血栓抽吸等技术的基础上，针对相应病例，结合静脉腔内球囊扩张、支架植入的综合介入治疗是治疗急性下肢静脉血栓形成有前景的新方法，但目前尚缺乏远期随访及可信度高的疗效评价，有待进一步探索研究。

　　3. 手术治疗方案中关于深静脉血栓形成和Cockett综合征的认识　髂静脉压迫综合征（iliac venous compression syndrome）是髂静脉受压和（或）存在腔内异常粘连结构所引起的下肢和盆腔静脉回流障碍性疾病。1965年，Cockett和LeaThomas通过静脉造影和手术，对具有髂股静脉血栓病史和严重血栓后遗症的患者进行研究发现，在右髂总动脉跨越左髂总静脉的部位，静脉腔内容易血栓形成，并且已形成的血栓难以再通，从而引起下肢和盆腔的静脉回流障碍，产生一系列临床症状和体征。因此有人将此综合征称为Cockett综合征。髂静脉压迫不仅造成静脉回流障碍和下肢静脉高压，成为下肢静脉瓣膜功能不全和浅静脉曲张的原因之一，而且可继发髂股静脉血栓形成，是静脉血栓好发于左下肢的潜在因素。深静脉血栓形成手术取栓术过程中，常会遇到左髂总静脉狭窄或闭塞，即Cockett综合征，是严重的流出道梗阻疾病。因为只要流出道的梗阻不解决，不管采用什么方法，包括手术取栓和溶栓，都不会得到满意的治疗效果。因此，解决髂总静脉严重狭窄或闭塞性病变就成为治疗深静脉血栓形成的关键因素之一。Cockett综合征的诊断可以通过静脉造影实现，实时了解阻塞部位、狭窄程度，从而选择有效的治疗手段。传统外科治疗方法包括粘连松解术、狭窄段切除＋人工血管置换术、左股—右股动脉人工血管转流术（Palma-Dale手术）等；近年来，随着腔内治疗技术的提高，绝大多数此类患者均采用狭窄部位球囊扩张＋支架植入的方法恢复静脉血流通畅，取得了满意的疗效（图2-7）。

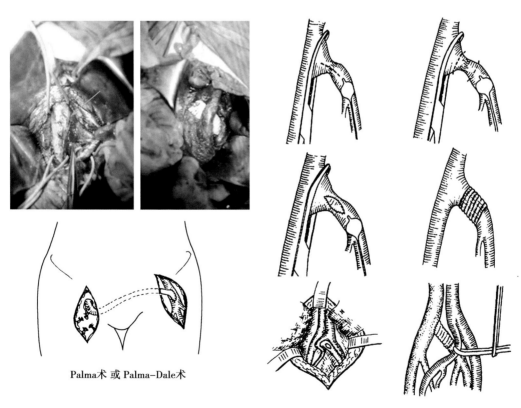

Palma术 或 Palma-Dale术

图2-7　Cockett综合征手术示意图

总之，Cockett综合征是下肢静脉瓣膜功能不全、浅静脉曲张和下肢深静脉血栓形成的重要原因；如果能在Cockett综合征的临床早期正确诊断并有效治疗，即能避免或大大地减少下肢深静脉血栓形成的发生；要做到早期诊断，关键在于提高对Cockett综合征的认识（表2-5）。

4. 下肢深静脉血栓的预防和调护　下肢深静脉血栓形成除了与人们的饮食结构、生活习惯相关，很多是在医疗过程中发生的。所以应该积极开展合理膳食宣传，体育锻炼宣教，以降低深静脉血栓形成的发生率。具备发生深静脉血栓高危因素的患者应该积极预防。而对于医务工作者来说，更应该注意在医疗过程中避免开展易发生下肢深静脉血栓的行为。

表2-5　Cockett综合征在DVT中发现率

作者	年份	DVT数	Cockett综合征（%）
Friedrich	1992	15	100
Hohino	2002	43	19.2
北医三院	1998	73	81.5
李晓强	2002	40	100
陈翠菊	2004	152	90.8

对于大手术术后患者，应鼓励患者早期下床活动，休息时抬高患肢；如果不能下床活动，则应积极检查督促进行下肢的主动或被动活动。长期卧床或丧失行动能力患者，应由家属被动活动踝关节，进行踝关节屈伸运动，或协助按摩下肢肌肉，有助于预防深静脉血栓形成。已有高凝状态疾病应积极治疗原发病，控制病因；患者如有服用特殊药物，应及时告知医师。如存在高危因素，应积极使用药物进行预防，如小剂量肝素、低分子肝素、华法林及肠溶阿司匹林等。纠正术后常规应用止血药物来预防术后出血的误导，应重视术中彻底止血的精细操作，避免因术后使用止血药出现深静脉血栓形成。此外，还可以采用机械物理方法预防下肢深静脉血栓，包括①间歇性腿部充气压迫法（intermittent pneumatic compression，IPC）：小腿肌肉收缩有助于腿部静脉血回流，当因各种原因使下肢制动时，腿部静脉血流速减慢，为血栓形成创造了有利条件。在患者手术或卧床时，用充气带绑缚患者小腿，间歇充气压迫小腿肌肉，能使下肢静脉血流速度加快，从而起到预防血栓的作用。此法尤其适合抗凝禁忌的患者，但下肢缺血的患者应慎用。②梯度压力袜（graduated compression stockings，GCS）：穿有梯度压力的弹力袜，对预防下肢深静脉血栓有一定的作用，可能与其加速下肢静脉回流有关。由于方法简便、安全，适用于有轻度血栓形成倾向的患者，或配合其他预防措施，提高预防的有效性。与间歇性充气压迫法一样，对下肢缺血的患者应慎用。

5. 治疗方案的制定和选择（指南或循证证据建议）　关于何时开始治疗、选择何种治疗方法、治疗的疗程应该如何把握，结合近年来的指南或循证医学证据，大致归纳如下。只有选择了正确合理的治疗方式，才能为患者带来身体上和经济上最大的近期和远期获益。

（1）关于抗凝药物选择和疗程制定的建议：①对于临床高度怀疑深静脉血栓形成的患者，建议等待诊断试验结果的同时给予皮下注射低分子肝素抗凝治疗。②确诊的深静脉血栓形成患者，推荐应用皮下注射低分子肝素，低分子肝素优于普通肝素。③急性深静脉血栓形成，建议至少应用低分子肝素治疗5d。治疗的第1天建议采用华法林联合低分子肝素或普通肝素，当INR稳定并且>2.0时，停止肝素抗凝。④门诊深静脉血栓形成患者建议应用低分子肝素。⑤用低分子肝素不需要常规监测抗因子Ⅹa水平。⑥肾功能衰竭患者（内生肌酐清除率<30ml/min），静脉肝素优于低分子肝素。⑦继发于一过性（可逆性）危险因素的深静脉血栓形成患者抗凝≥3个月；特发性深静脉血栓形成初发者应抗凝6~12个月；两次

以上深静脉血栓形成患者建议长期抗凝（2A级）。⑧合并恶性肿瘤的深静脉血栓形成患者，推荐无限期抗凝或直至肿瘤消失，而且最初 3~6 个月内建议采用低分子肝素抗凝（1A级）。⑨有抗磷脂抗体或有两种以上的血栓倾向（如合并 V 因子 Leiden 突变和凝血酶原 20210 基因突变）的深静脉血栓形成初发者，推荐治疗 12 个月（1C级）；建议对这类患者无限期抗凝治疗（2C级）。⑩有 AT Ⅲ 缺乏，蛋白 C、S 缺乏，V 因子 Leiden 突变，凝血酶原 20210 基因突变，高半胱氨酸血症，Ⅷ因子水平高的深静脉血栓形成初发患者，推荐治疗 6~12 个月（1A级）；建议对这类患者终生抗凝治疗（2C级）。⑪ 无限期抗凝的患者应该定期进行风险效益评估（risk-benefit ratio），以决定是否继续抗凝治疗（1C级）。

ACCP 指南抗凝治疗总结：①骨科大手术后、大型普外手术、大型妇科手术及大型开放性泌尿外科手术后均推荐以低分子肝素、LWMH（克赛）和磺达肝癸钠进行抗凝治疗；②普通外科术后推荐 LMWH 延长抗凝（可至术后 28d）；③髋骨骨折术后抗凝及延长抗凝中磺达肝癸钠均为 1A 推荐；④对于因急性内科疾病住院患者推荐以低分子肝素、LWMH（克赛）和磺达肝癸钠进行抗凝预防治疗；⑤ ICU 内的患者均需评估 VTE 风险，多数需要抗凝预防治疗；⑥单纯抗血小板（阿司匹林）治疗 VTE 无效；⑦非类固醇抗炎药治疗深静脉血栓形成的疗效证据有限，不推荐应用非甾体类抗炎药治疗深静脉血栓形成。

（2）关于取栓、溶栓及腔静脉滤器植入的建议：①不推荐深静脉血栓形成患者常规应用静脉溶栓治疗。对于某些患者，例如严重髂股静脉深静脉血栓形成存在肢体坏疽危险者，建议静脉溶栓治疗。②不推荐常规使用导管接触性溶栓（cathete-directed thrombolysis，CDT）。建议该治疗仅限于有选择的患者，如需要挽救肢体的患者。③不推荐常规应用静脉血栓切除术。对于巨大的髂股静脉深静脉血栓形成存在肢体坏疽的患者，建议行静脉血栓切除术。④不推荐在抗凝的基础上常规使用腔静脉滤器。对于存在抗凝治疗禁忌证或抗凝并发症的患者以及抗凝治疗血栓栓塞再发的患者，建议植入腔静脉滤器（图 2-8）。

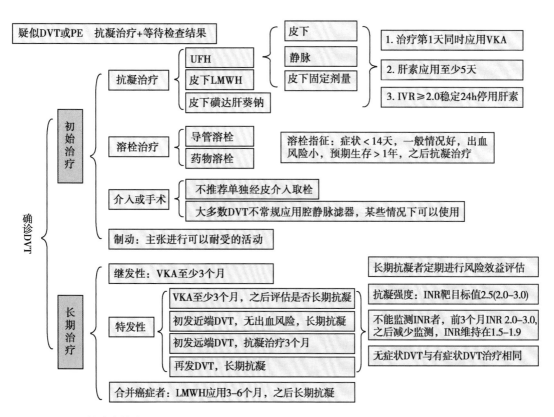

图 2-8　DVT 的治疗策略

（杨宝钟）

第3讲

肺血栓栓塞症的诊断策略

肺血栓栓塞症（PTE）的诊断是从疑诊、确诊、危险分层到求因的过程，每一环节都关系到PTE是否能够得到迅速而且准确的诊断。本讲就临床上PTE实际诊断思路、如何快速识别、寻找PTE背后潜在危险因素进行深入探讨。

一、善于从临床表现上发现肺血栓栓塞症（PTE）的征象

PTE的临床症状主要有气短、胸痛、咯血、晕厥、低血压等，以往常常提及的"PTE五联征"或"三联征"在实际工作中出现的很少，更多的是表现为一种或者两种症状，甚至有些患者没有任何症状，经过检查发现PTE。气短仍然是PTE最常见的症状，据文献报道，PTE确诊患者中有50%会出现气短。这种气短常在活动后出现，是肺血管阻塞后机体缺氧的表现。其次是胸膜炎性胸痛、心绞痛性胸痛，前者是由于肺远端发生梗死造成的，后者则常常见于中央性肺血栓引起的右心心肌缺血，需要与心绞痛和主动脉夹层进行鉴别。部分PTE患者可以因为晕厥首诊入院，这些患者往往最初被误诊为脑血管疾病，晕厥并不代表发生了血流动力学障碍，部分与神经体液反射有关。不典型症状的PTE是临床上比较头疼的问题，一些患者因为发热、咳嗽、腹痛为表现就诊，他们常常被诊断为肺炎、消化系统疾病，然而，经过最初治疗后，这些症状并没有缓解，甚至加重，这时需要注意到是否有PTE的存在。敏锐地捕捉到PTE的临床症状十分重要，它们可以在第一时间提示PTE的可能，为我们进行下一步的检查和确诊提供依据。

二、建立静脉血栓栓塞症（VTE）整体观念

深静脉血栓形成（DVT）尤其是下肢深静脉血栓形成与PTE关系十分密切。研究观察发现，90%PTE的血栓是来源于深静脉血栓脱落，而82%的急性PTE患者可以在诊断时发现下肢深静脉血栓。基于PTE和DVT的紧密联系，临床上应在诊断PTE同时寻找DVT的证据，诊断DVT时应注意是否合并PTE。DVT的症状包括患侧肢体的肿胀、周径增粗、疼痛和压痛，查体时注意双下肢腿围的测量、治疗前后腿围的变化，可以帮助提高PTE临床可能性判断以及抗凝治疗后效果的判断。DVT的其他征象包括浅静脉曲张、皮肤色素沉着、行走后患肢易疲劳或肿胀加重。建立VTE整体观念，对于整体把握静脉血栓性疾病、建立整体治疗方案和预防方案至关重要。

三、利用评分量表和辅助检查判断 VTE 临床可能性

1. PTE 可能性评估量表　目前应用较为广泛的两个 PTE 可能性评估量表有两个，分别是 Wells 评分和 Geneva 评分（表 3-1 和表 3-2）。这两个评分表涉及的内容均是容易获得的病史、症状和体征，在初诊患者中，它们可以帮助临床医师快速判断 PTE 的可能性，并进一步安排下一步的诊断计划。

表 3-1　Wells PTE 评分

相关因素	原始评分	简化评分
存在 DVT 的症状或体征（肿胀或压痛）	3	1
与其他诊断相比更像 PTE（参考所有可得到的信息）	3	1
制动［近期卧床 >3d 和（或）4 周内的外科大手术］	1.5	1
既往 DVT 或 PTE 病史	1.5	1
心率 >100 次 / 分	1.5	1
咯血	1	1
进展期恶性肿瘤	1	1
原始版评分：0~1 分，低度可能；2~6 分，中度可能；≥ 7 分，高度可能；		
简化版评分：0~1 分，PTE 可能性小；≥ 2 分，可能大		

表 3-2　Geneva 评分

改良后的 Geneva 评分	原始评分	简化评分
既往 PTE 或 DVT	3	1
心率		
75~94 次 / 分	3	1
≥ 95 次 / 分	5	2
既往 1 个月中有手术或者骨折	2	1
咯血	2	1
活动性肿瘤	2	1
一侧下肢疼痛	3	1
触诊患肢疼痛和不对称水肿	4	1
年龄 >65 岁	1	1

原始评分二分法：0~3 分，低度可能；4~10 分，中度可能；≥ 11 分，高度可能；
原始评分二分法：0~5 分，PTE 可能性大；≥ 6 分，PTE 可能性不大；
简化评分三分法：0~1 分，低度可能；2~4 分，中度可能；≥ 5 分，高度可能；
简化评分二分法：0~2 分，PTE 可能性大；≥ 3 分，PTE 可能性不大

2. 利用辅助检查提高疑诊判断 帮助提高 PTE 疑诊效力的检查有血气分析、心电图、胸部 X 线片、D- 二聚体（d-dimer）、超声检查，这些检查大部分医院均容易获得，在 PTE 的最初判断中有重要作用，然而由于这些检查的非特异性，利用这些检查进行疾病判断的时候需要综合评估。

由于 PTE 首先会引起肺换气功能障碍，患者因为缺氧或者胸部不适发生呼吸频率增快，过度换气，故 PTE 的血气分析可表现为低氧血症、低碳酸血症和肺泡动脉氧分压差增大。然而并非所有的 PTE 均会出现以上表现，一些轻度 PTE 甚至血气分析可以正常。典型 PTE 的心电图表现为 $S_I Q_{III} T_{III}$：即 I 导联出现 S 波，III 导联出现 Q 波和 T 波倒置，更多患者的心电图只表现为 V1-V4 导联的 T 波改变和 ST 波异常（图 3-1）。其他心电图征象包括完全或不完全右束支传导阻滞、肺性 P 波。胸部 X 线片因较易获得，在 PTE 的诊断中亦非常重要，主要征象有肺动脉阻塞征：区域性肺血管纹理变细、稀疏或消失（图 3-2）；肺动脉高压及右心扩大征象：右下肺动脉干增宽或截断征、肺动脉段膨隆、右心室增大（图 3-3）；肺实质继发改变征象有肺野局部浸润影，以胸膜为基底的实变影，患侧膈肌抬高，胸腔积液。

D- 二聚体是 PTE 诊断过程中常用的检验工具，然而临床上对 D- 二聚体的作用或夸大，或低估，正确应用 D- 二聚体这一诊断工具十分重要。D- 二聚体是纤维蛋白单体经纤溶酶水解产生的一种特异性降解产物，它在纤溶系统疾病——DIC、血栓性疾病以及其他多种疾病（如肿瘤、妊娠综合征、手术、感染）均会升高，故 D- 二聚体是排除急性 PTE 的重要手段。D- 二聚体在与临床可能性评估一起使用时，诊断效力明显增高。临床怀疑低中度 PTE 可能的患者，可以行 D- 二聚体检查来指导下一步诊治；临床怀疑高度可能的 PTE 患者，不需行 D- 二聚体检查，D- 二聚体在 PTE 诊断过程中的作用，见图 3-1。

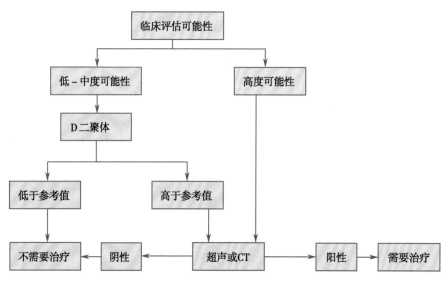

图 3-1　D- 二聚体在 PTE 诊断中的作用

超声检查也可以为 PTE 提供直接或间接征象。下肢静脉超声可以直接发现下肢静脉血栓（DVT），目前仍然是 DVT 诊断推荐的首选方法。心脏彩超可以发现右心负荷加重的征象：右心室壁运动幅度减低、右心室 / 右心房增大、室间隔左移、肺动脉增宽、三尖瓣反流，这些征象为发现危及生命的急性 PTE 提供依据。右心内漂浮血栓可以被心脏彩超直接探测到，一旦发现，诊断即成立。

四、PTE 的确诊手段

PTE 的确诊方法主要包括肺血管 CT 造影（CTPA）、肺通气 / 灌注核素扫描（V/Q 显像）、肺血管核磁共振（MRA）、肺动脉造影。

CTPA 是目前确诊 PTE 应用最广泛的检查，它的准确性和敏感性较高，一般的医院均可以开展，同时还可以评价右心功能水平。然而对于中度以上肾功能不全患者、对碘造影剂过敏、妊娠患者有一定的局限性。V/Q 显像是另一种敏感性很高的检查手段，它对于外周小栓子的敏感性高于 CTPA，对于慢性 PTE，V/Q 显像是"金标准"，然而由于无法显示具体引起灌注缺损的病变性质，一些非血栓阻塞性疾病、血管狭窄闭塞性疾病均可显示阳性，临床上需要仔细甄别。肺血管 MRA 作为 PTE 确诊的方法之一近年发展较为迅速，它的主要优点是无放射性，可区分血管内充盈缺损的性质，同时还可以评价右心功能水平，对于肾功能不全、孕妇以及碘造影剂过敏的患者，肺血管 MRA 可以优选选择，然而肺血管 MRA 对于段以下肺血管的分辨较差，容易导致这类患者的漏诊。临床医师可根据所在医院条件、患者具体情况选择以上检查来帮助确诊 PTE。

五、根据 PTE 是否合并低血压选择不同的诊断策略

根据 PTE 是否合并低血压或者休克，选择的诊断策略是不同的。合并低血压的 PTE 病情更为严重，疾病发展更为迅速，病死率更高，需要以最快的速度、最便捷的方法确诊。这类患者如有条件应立即行 CTPA 检查。当无条件立即完成 CTPA 时，需要行心脏彩超检查，评估是否存在右心负荷加重的征象。如果存在右心负荷加重，此时还不能完善 CTPA 或病情恶化，可直接给予溶栓等解除血流动力学异常的治疗，如不存在右心负荷加重征象，PTE 可予以排除。

未合并休克或者低血压的患者病情较前者轻，病死率亦较低，故就诊后可给予 PTE 临床可能性评估（Wells 评分或 Geneva 评分），如为中/低度临床可能，可进一步完善 D- 二聚体，如 D- 二聚体阴性，PTE 可以排除；如果为阳性，需要进一步完善 CTPA；如为临床高度可能 PTE，则应直接完善 CTPA 进一步确诊。诊断流程图，见图 3-2、图 3-3。

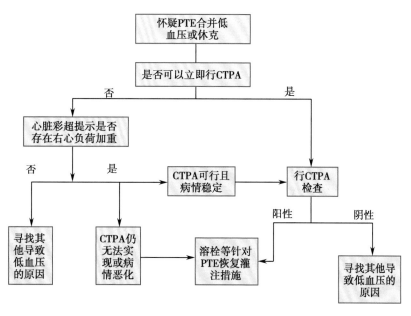

图 3-2　PTE 合并低血压诊断策略

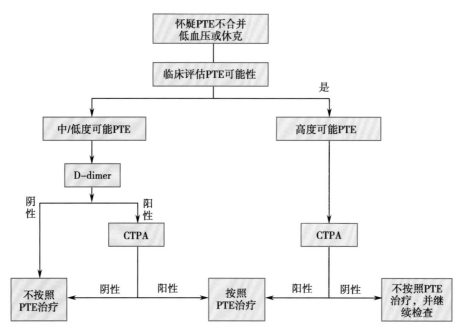

图 3-3　PTE 不合并低血压诊断策略

六、进一步判断 PTE 的严重程度

根据 PTE 临床表现可以初步将 PTE 分为临床高危 PTE 和临床非高危 PTE。前者的定义是体动脉收缩压（sBP）<90mmHg，或较平时血压下降≥ 40mmHg，持续时间 >15min，排除其他导致血压降低的原因；后者为不伴有低血压的 PTE。前者的早期病死率高，需要尽早开通阻塞血管，恢复灌注。2014 年 ESC/ERS 的 PTE 指南进一步提出了基于早期死亡风险的危险分层，并引入了肺栓塞严重指数评分（PESI 评分）（表 3-3）。这一评分中每一项被赋予一定分值，如果患者的 PESI 分值≥Ⅲ级或者简化版 PESI ≥ 1 分，划分为中度危险层；如果同时合并右心功能不全征象和心脏血清学指标异常，划为中高危险层；而只合并一项或者无以上异常者，划分为中低危险层；如 PESI 分值≤Ⅱ级或者简化版 PESI = 0 分，将患者划分为低度危险层；但如果患者 PESI 评分为低度危险层，但存在右心功能不全的征象或者心脏相关血清学指标异常（肌钙蛋白、BNP 升高）也将划分为中低危险层（表 3-4）。这一危险分层可以帮助临床医师迅速判断患者近期死亡风险，为制定下一步治疗方案提供依据。

表 3-3　PESI 评分

相关因素	PESI 评分	简化版 PESI
年龄	年龄数	1（年龄 >80 岁）
男性	+ 10	–
肿瘤	+ 30	1
慢性心功能不全	+ 10	1
慢性肺病	+ 10	1
脉搏≥ 110 次 / 分	+ 20	1
收缩压 <100mmHg	+ 30	1

相关因素	PESI 评分	简化版 PESI
呼吸频率 >30 次 / 分	+ 20	–
体温 <36℃	+ 20	–
神志改变	+ 60	–
动脉血氧饱和度 <90%	+ 20	1

PESI 评分：Ⅰ级 ≤ 65 分，30d 病死率（0~1.6%）；Ⅱ级 66~85 分，病死率（1.7%~3.5%）；Ⅲ级 86~105 分，病死率（3.2%~7.1%）；Ⅳ级 106~125 分，病死率（4.0%~11.4%）；Ⅴ级 >125 分，病死率（10%~24.5%）。

简化版 PESI：0 分，30d 病死率 1%；≥ 1 分，病死率 10.9%。

表 3-4　肺栓塞的危险分层

早期死亡风险	危险因素和评分				
		休克或者低血压	PESI 分级 Ⅲ ~ Ⅳ 或者 sPESI ≥ 1	右心功能不全征象	心脏血清学指标
高度危险		+	（+）[d]	+	（+）[d]
中度危险	中高危	–	+	两个都异常	
	中低危	–	+	一个异常或均阴性	
低度危险				可以检测，均为阴性	

d. 不一定检测

七、寻找肺栓塞的危险因素

PTE 的危险因素很多，临床医师在明确诊断 PTE 后需要进一步寻找可能导致血栓的危险因素。VTE 的危险因素包括导致血液淤滞的因素：制动 / 长期卧床、长途航空 / 乘车旅行、妊娠 / 产褥期、心衰、血液黏滞度增高等；本身血液高凝状态：抗凝血酶缺乏、血栓调节因子异常、高同型半胱氨酸、抗心磷脂抗体综合征、蛋白 C/S 缺乏、血小板异常、恶性肿瘤；血管壁损伤：创伤、外科手术后、中心静脉置管、肿瘤静脉内化疗、植入人工假体、吸烟等。寻找这些危险因素可以帮助临床医师探寻 VTE 的病因机制，发现一过性可去除诱因也可以预防患者今后再次发生血栓事件。在这里需要强调：恶性肿瘤是 VTE 明确的危险因素，临床上要注意 VTE 合并肿瘤的情况，随着肿瘤发病率的增高，VTE 合并肿瘤将成为威胁人类健康的重要问题，值得今后更多的研究和关注。

PTE 的诊断流程包括临床疑诊、进一步确诊、危险分层以及求因 4 个环节，合理应用临床评分、确诊工具以及清晰的思路是高效准确诊断 PTE 的关键。

（龚娟妮　翟振国）

参考文献

[1] Pollack CV，Schreiber D，Goldhaber SZ，et al.Clinical characteristics，management，and outcomes of patients diagnosed with acute pulmonary embolism in the emergency department：initial report of EMPEROR（Multicenter Emergency Medicine Pulmonary Embolism in the Real World Registry）.*J Am Coll Cardiol*，2011，57（6）：700–706.

［2］Shen JH,Chen HL,Chen JR,et al.Comparison of the Wells score with the revised Geneva score for assessing suspected pulmonary embolism：a systematic review and meta-analysis.*J Thromb Thrombolysis*,2016,41(3)：482-492.

［3］Konstantinides SV,Torbicki A,Agnelli G,et al.2014 ESC guidelines on the diagnosis and management of acute pulmonary embolism.*Eur Heart J*,2014,35(43)：3033-3069,3069a-3069k.

［4］Sugimura K,Sakuma M,Shirato K.Potential risk factors and incidence of pulmonary thromboembolism in Japan：results from an overview of mailed questionnaires and matched case-control study.*Circ J*,2006,70(5)：542-547.

第4讲

静脉血栓栓塞症的影像学诊断

一、概述

静脉血栓栓塞症的影像诊断包括两部分内容：深静脉血栓形成和肺动脉血栓栓塞。肺动脉栓塞的栓子绝大部分是血栓，其他类型的栓子较少见，这种特殊栓塞和血栓栓塞难以鉴别，本节不做过多讨论，仅就深静脉血栓形成及肺血栓栓塞这两个部分的影像学做一初步讲述。

注意两个概念：

1. 肺动脉栓塞　指脱落的栓子堵塞肺动脉所引起的一系列生理病理变化，一定是脱落下来的栓子堵塞了肺动脉才能称为肺动脉栓塞。

2. 肺动脉血栓形成　或肺动脉原位血栓形成，指在肺动脉局部形成的血栓，而不是脱落下来的。血栓形成一般见于肺动脉局部的炎症，内膜受损形成血栓，还有就是局部的肺动脉动脉瘤，局部血流动力学改变所形成等，影像学上较难与肺动脉栓塞鉴别。此时需要结合患者其他的临床资料。

静脉血栓栓塞症的影像学包括 X 线、超声、核素、CT、MRI 及血管造影等多种检查方法，而 CT 近些年的发展使其在静脉血栓栓塞症中的检查具有了更为重要的作用，其应用普遍，已为广大医务人员所接受，所以本节的主要影像学诊断将围绕多排螺旋 CT 血管造影展开。

二、下肢静脉血栓形成的影像学诊断

（一）下肢静脉血栓形成的病理基础

1. 年龄因素　随年龄增长，静脉会发生老年性变化，静脉内膜增厚，静脉瓣萎缩，导致血流淤滞，同时中膜弹力纤维减少，胶原纤维增加，从而使静脉的弹性降低，静脉壁硬化甚至钙化（静脉石），血栓易于形成。

2. 静脉疾病　血栓性静脉炎、下肢浅静脉曲张等均能引起血栓形成。

3. 遗传因素　遗传因素也是下肢静脉血栓形成的重要因素之一，如抗凝血酶的缺乏、凝血因子缺乏等。

（二）下肢静脉血栓形成的易患因素

1. 年龄　由于静脉系统的老年性变化，静脉血栓形成随年龄增长而增加，中年患者占 50%，更多见于 50~80 岁。

2. 手术，卧床等 髋关节术后 DVT 发生率达 55%，2/3 患者无症状（呈隐性），1/3 有症状。

3. 血栓性静脉炎，静脉曲张，血栓形成。

4. 经静脉导管术，起搏器植入等可诱发静脉炎。

5. 外伤 血管损伤、制动等均可诱发血栓形成。

6. 肿瘤、抗磷脂综合征、红细胞增多症、脱水、静脉输高渗液、药物等均可影响凝血机制，促进血栓形成。

7. 遗传性因素（抗凝蛋白缺陷、凝血因子缺陷等）。

（三）静脉血栓影像学检查方法

1. 下肢深静脉造影 传统法静脉造影为检查"金标准"。

2. 核素下肢静脉造影 以 $^{99}Tc^m$-MAA 最常用。一般与肺灌注成像一起检查，检查时自双侧下肢注药，诊断相应静脉出现放射性充盈缺损、显影中断及侧支循环形成；延迟显像见肢体远端静脉内有放射性滞留。

3. 超声下肢静脉检查 为最经济、最常用的一种方法。和 CTPA 一起为诊断最经济、效率最高的手段之一。

4. CT 下肢深静脉造影 一般多采用间接法 CT 下肢深静脉造影，在进行 CT 肺动脉造影（CTPA）检查后 2~3min 进行下肢深静脉 CT 检查。本部分内容主要对 CT 征象进行阐述。

5. MR 下肢深静脉造影 应用较少，血流信号变化较多，诊断受限制。一般作为三线检查手段。

（四）间接法 CT 下肢静脉造影

1. 扫描技术

（1）扫描方法及对比剂：多采用此法扫描。不同机型可采用不同的扫描方法，分为大范围间隔轴位扫描、大范围连续 – 间隔混合轴位扫描、薄层螺旋容积扫描、厚层螺旋容积扫描、大范围连续轴位扫描等。间接法扫描造影剂用量应该较单纯 CTPA 或直接法用量多，100~150ml 左右。

（2）扫描范围：自小腿腓肠肌上缘至膈肌下缘，包括下腔静脉。

（3）延迟时间：CTPA 扫描完成后 120~180s。

2. CT 征象（图 4-1~ 图 4-5）

（1）充盈缺损：静脉腔内的充盈缺损影边缘光滑，位于管腔中央，周围环以造影剂，较具体。应注意造影剂分层征象，易于误诊。急性血栓多见。

（2）闭塞：深静脉完全不显影，周围可见大量侧支循环形成。慢性血栓多见。

（3）患侧肢体肿胀：由于深静脉闭塞，导致回流不畅，患肢水肿明显。

（五）直接法下肢静脉造影

1. 扫描技术

扫描方法及对比剂：该法应用较少，因造影剂不易混匀，假阳性较多。对比剂需稀释，碘含量在 300mgI，一般稀释 10 倍，于双侧足部静脉同时注药，流率 2~3ml/s，总量 50ml。双侧足踝部及膝关节上部分别扎止血带，于注药后 10s 自小腿中部向头侧扫描至膈肌下方，可采用轴扫，于 1~2min 内扫描结束（注意扫描速度不可太快，造影剂到达下腔静脉需要一定的时间）。

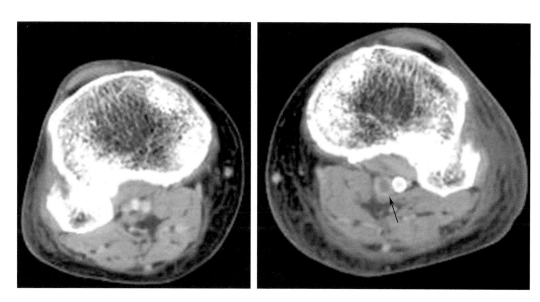

图 4-1　左下肢腘静脉内充盈缺损（→），左下肢皮下水肿

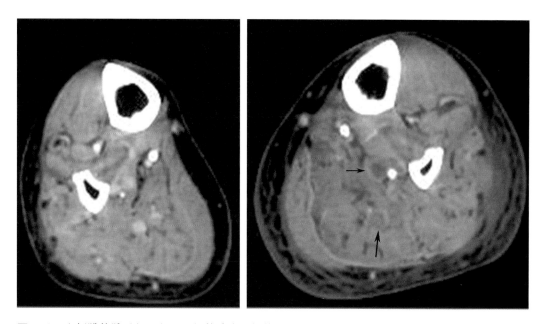

图 4-2　左侧腓静脉（细→）及肌间静脉内（粗箭头）血栓形成，左下肢水肿

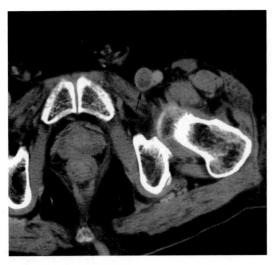
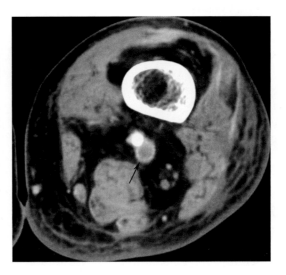

图4-3　左侧髂外静脉（股总静脉）内血栓形成
（箭头）

图4-4　左侧股静脉内血栓形成（箭头）

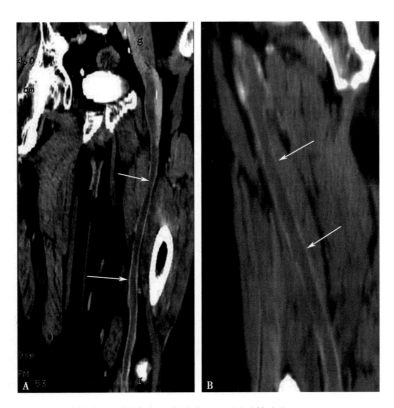

图4-5　髂静脉、股静脉内血栓形成 MPR 图（箭头）

2. CT征象（图4-6、图4-7）

（1）充盈缺损：假阳性较多，因造影剂较重，易于分层，下部为造影剂，上部为血液。注意辨别。

（2）闭塞：闭塞段血管不可见，一般以侧支循环形成判断。

（3）患侧肢体肿胀。

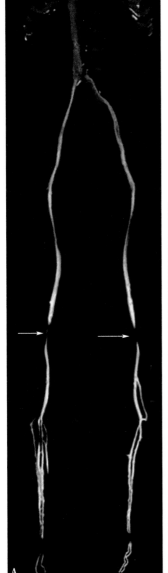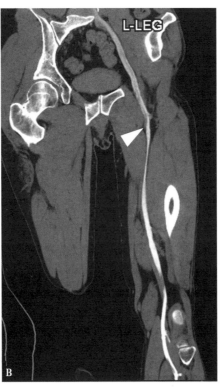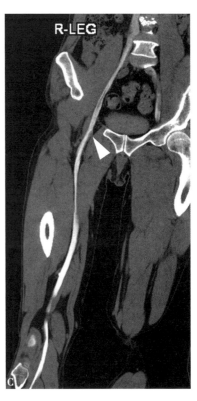

图4-6　直接法静脉造影正常征象

A.VR重建示下肢静脉正常征象（显示狭窄区域为静脉瓣所在区域，箭头）；B.左下肢MPR重建，分支静脉汇入区域可见明显的充盈不均征象，为正常征象；C.右下肢MPR重建，箭头所指为分支汇入处，其上静脉内可见条状充盈不均

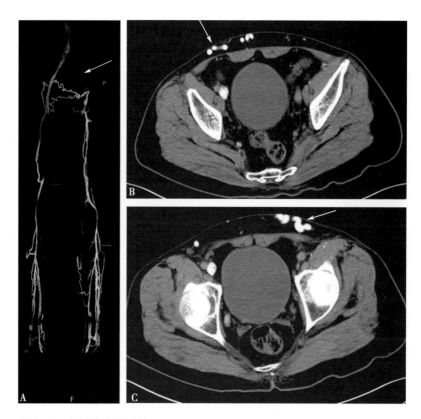

图4-7 左侧髂静脉闭塞

A. VR图示左侧髂静脉闭塞并大量侧支循环形成；B.横断图示左侧髂静脉未显影，腹壁静脉侧支明显迂曲扩张（箭）；C.同B，另一层面可见腹壁静脉侧支循环（箭）

（六）传统法下肢静脉造影（图4-8、图4-9、图4-10）

1. 方法　同直接法CT静脉造影，对比剂不稀释，可采用碘含量320mgI以上对比剂自足部注药，于踝部及膝关节上部分别扎止血带，注药的同时正侧位摄片。必要时可采取站立位摄片，观察静脉瓣功能。

2. 征象

（1）充盈缺损：充盈良好的深静脉内未充盈的部分，边缘清。

（2）显影中断：完全堵塞深静脉时深静脉不显影，未堵塞部分显影。

（3）可有大量侧支循环形成。

（七）小结

1. 下肢静脉超声方便易得，为检查首选。

2. CT下肢深静脉造影可与CT肺血管造影一起完成，为可选检查方式，但因扫描延迟等问题可出现假阳性和假阴性，放射剂量增加也应引起重视。

3. 直接法下肢静脉CT造影应用较少，因假阳性应注意鉴别。

4. 核素、MR一般较少应用于下肢深静脉检查，可作为二线或三线检查方法。

5. 下肢深静脉造影受一定条件制约，虽为检查"金标准"，但应用较少。

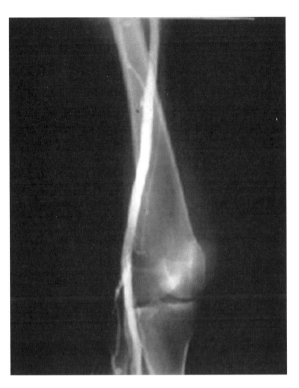

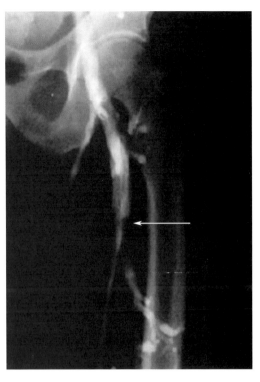

图 4-8　正常下肢深静脉造影征象

图 4-9　下肢深静脉充盈缺损（箭头）

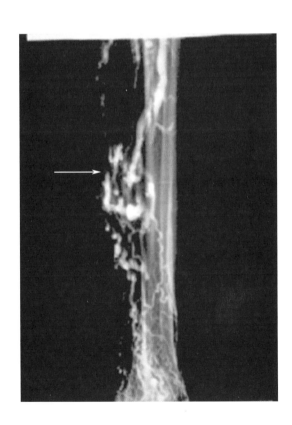

图 4-10　深静脉血栓形成后大量侧支循环

三、肺栓塞影像学检查方法及正常解剖

（一）检查方法

1. 胸部 X 线片 是最基本的检查方法之一，可整体评价心肺情况，对典型的肺栓塞可提示诊断。

2. 超声心动图 对分支栓塞诊断受限，可发现主肺动脉及左右肺动脉干的栓子，对右心功能的判断可间接诊断肺栓塞，对临床治疗及预后具有重要作用。

3. 肺通气灌注显像 高速 CT 未出现前属一线诊断方法，现在为二线诊断方法，对慢性肺栓塞的诊断仍然具有不可替代的地位。

4. CT 肺动脉造影（CTPA） 为现今应用最为广泛的方法之一，诊断准确，获得迅速。

5. 磁共振肺动脉增强（MRPA） 属于二线检查方法，对于造影剂过敏的患者可应用此法替代。延迟扫描可鉴别部分疑难病例。

6. 肺动脉造影 为检查"金标准"，不仅可以获得形态学信息，同时可得到血流动力学数据，也是疑难病例鉴别的重要手段。有创，对术者要求较高。

（二）影像学正常解剖

1. X 线解剖 见图 4-11。

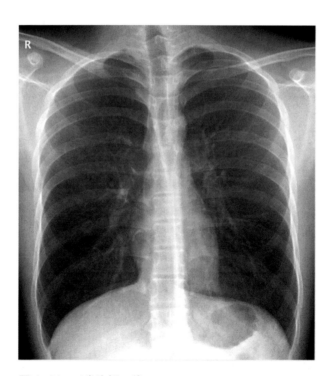

图 4-11 正常胸部 X 线

2. CT 解剖横断解剖 图 4-12~ 图 4-21。

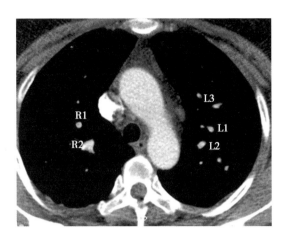

图4-12　CT横断解剖，主动脉弓层面
R1.右肺上叶尖段动脉；R2.右肺上叶后段动脉；
L1.左肺上叶尖段动脉；L2.左肺上叶后段动脉；
L3.左肺上叶前段动脉

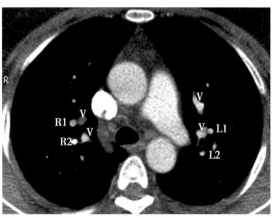

图4-13　CT横断解剖，左肺动脉层面
V.肺静脉

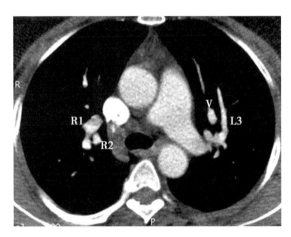

图4-14　CT横断解剖，左肺动脉偏下层面
L3.左肺上叶前段动脉

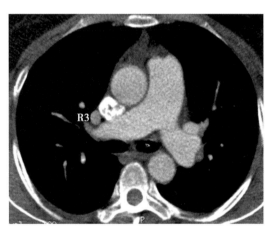

图4-15　肺动脉分叉层面
R3.右肺上叶前段动脉

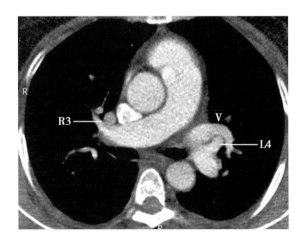

图4-16　右肺动脉水平层面
R3.右肺上叶前段动脉；L4.左肺上叶上舌段动脉；V.肺
静脉

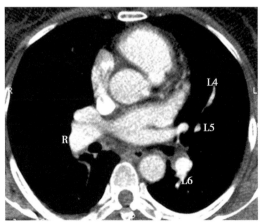

图4-17　右室流出道层面
R.右下肺动脉；L4.左肺上叶上舌段动脉；L5.左
肺上叶下舌段动脉；L6.左肺下叶背段动脉

45

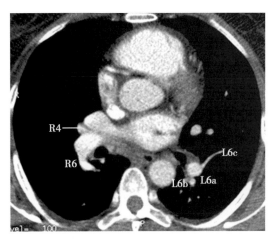

图 4-18　主动脉根部层面

R4.右肺中叶内段动脉；R6.右肺下叶背段动脉；L6.左肺下叶背段动脉（a，b，c表示亚段）

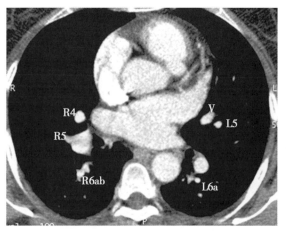

图 4-19　左心房耳层面

R4.右肺中叶内段动脉；R5.右肺中叶外段动脉；R6.右肺下叶背段动脉（ab表示亚段）；L5.左肺上叶下舌段动脉；L6.左肺下叶背段动脉（a表示亚段动脉）

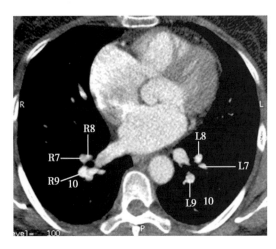

图 4-20　四腔心层面

R7.右肺下叶前基底段动脉；R8.右肺下叶内基底段动脉；R9、10.右肺下叶外后基底干动脉；L7.左肺下叶前基底段动脉；L8.左肺下叶内基底段动脉；L9、10.左肺下叶外后基底干动脉

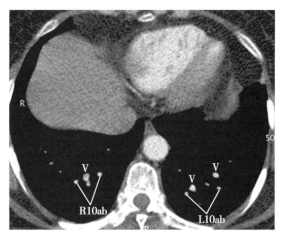

图 4-21　右侧膈顶层面

R10ab.右肺下叶后基底段亚段动脉；L10ab.左肺下叶后基底段亚段动脉；V.肺静脉分支

3. CT 三维重建　图 4-22~ 图 4-25。

（1）容积重现（VR）：直观地观察肺动脉缺支、狭窄，对腔内充盈缺损显示不满意，仅可以见到肺动脉不规则或凹凸不平。对分辨肺动脉分支具有一定的作用（图 4-22）。

（2）多平面重建（MPR）：任意角度重建，用于显示肺动脉腔内充盈缺损，对鉴别腔内还是腔外具有一定作用。仅提示肺动脉内有栓子还是无栓子，无法解剖定位（图 4-23）。

（3）曲面重组（CPR）：曲面重组法的重要意义是可以将中心线全程显示在一个平面内，并可以以中心线为轴线 360° 方向上各个方向的信息，给疾病诊断提供一定的帮助（图 4-24）。

4. 肺动脉造影解剖（图 4-25）

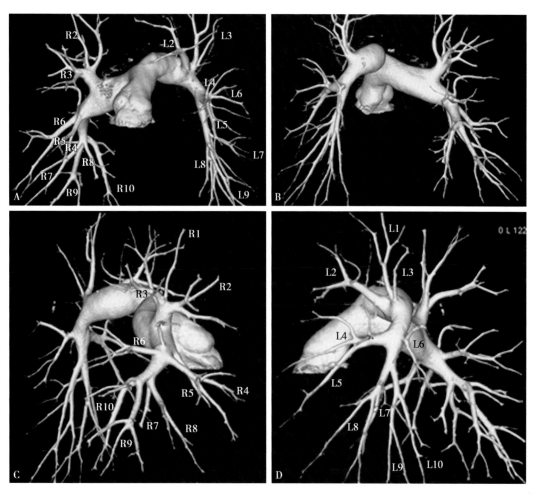

图 4-22 肺动脉 VR 图，清晰显示肺动脉分支大体解剖

A.正位前面观；B.正位后面观；C.右侧位观察右肺动脉；D.左侧位观察左肺动脉；R1-10.右肺动脉各段动脉；L1-10.左肺动脉各段动脉

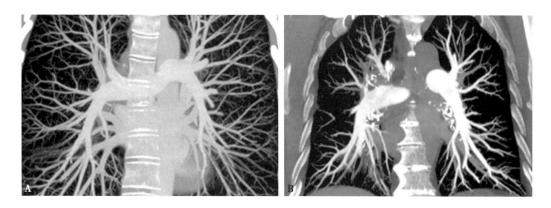

图 4-23 肺动脉多平面重建，显示肺动脉、肺静脉大体情况

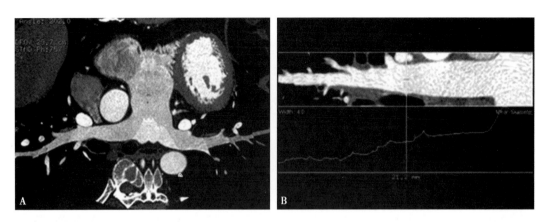

图 4-24　曲面重组显示肺动脉内腔

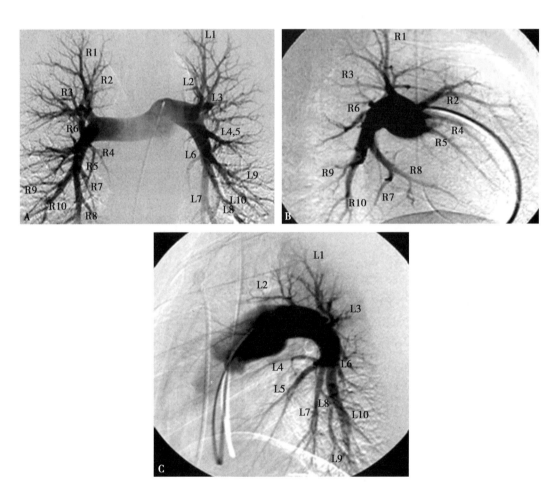

图 4-25　肺动脉造影
A.正位；B.右侧位，右肺动脉解剖；C.左侧位，左肺动脉解剖

四、急性肺栓塞影像学表现

（一）胸部 X 线片

急性肺栓塞的胸部 X 线片可以无异常发现，部分典型的可以有以下表现（图 4-26）。

1. 区域性肺纹理稀疏　栓子堵塞相应肺动脉后，肺动脉血流量减少所致。急性肺栓塞时此征象不易观察，因栓塞肺动脉主要以增粗为主，远端分支可稀疏。

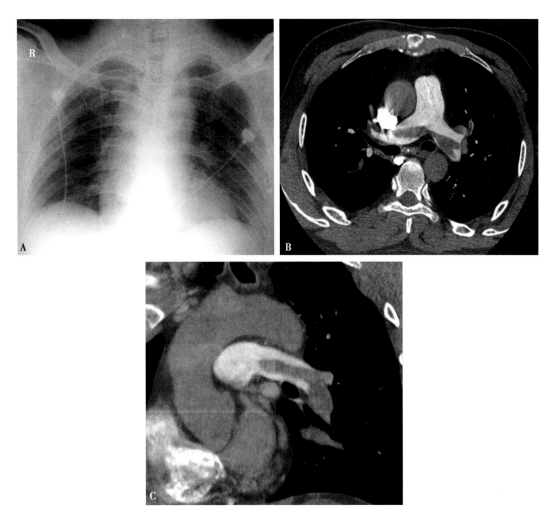

图 4-26　A.急性肺栓塞，床旁胸部 X 线片，大致正常；B.同一患者，CT 显示肺动脉内骑跨型血栓，为急性肺栓塞；C.同一患者，MPR 显示肺动脉内急性栓子

2. 肺梗死　一般在肺野外带胸膜下，典型征象为楔形阴影，尖端指向肺门。为间接征象，其他疾病亦可以发生（图 4-27）。

3. 肺膨胀不全　肺膨胀不全的原因一是因为患者胸痛，制动，呼吸幅度减小，呼吸受限所致；二是由于肺表面活性物质增加导致。

4. 膈肌升高，胸腔积液，心包积液等　均为间接征象，右心功能不全时可出现胸腔积液及心包积液，而且以右侧胸腔积液为多，大部分为渗出液。

5. 肺动脉段突出，右房室增大　急性肺栓塞时，如果出现右心增大一般病情较紧急，可能需要紧急处理。肺动脉段突出表示可能出现了肺动脉高压。急性肺栓塞时的肺动脉压力升高所致的肺动脉段突出程度较轻，应注意观察。右心房室增大程度也较轻，有时在胸部 X 线片上征象并不明显。

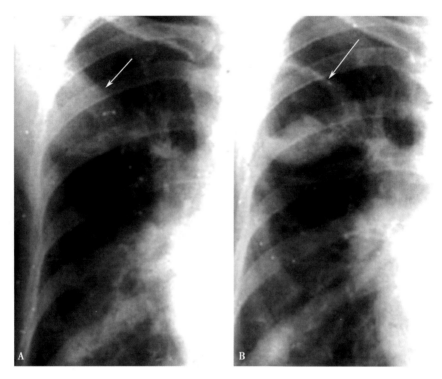

图4-27　A、B 为同一患者，肺梗死（箭头），并空洞形成
A.肺栓塞后 3 天；B.栓塞后 2 周

（二）CT 征象

1. 直接征象

（1）肺动脉内充盈缺损：依栓子大小、新鲜或陈旧程度的不同，可表现为中心的、偏心的或附壁的充盈缺损，造成管腔不同程度的狭窄（图4-28）。

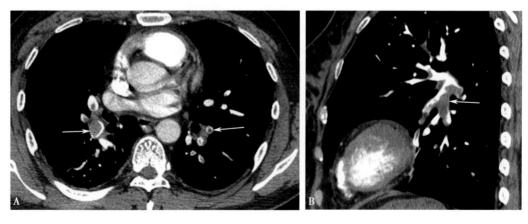

图4-28　急性肺栓塞
A.左右肺动脉内充盈缺损影；B.多层重组示肺动脉腔内附壁充盈缺损影（↑）

（2）肺动脉完全性梗阻：管腔被栓子完全阻塞呈杯口状、不规则的圆杵状或斜坡状。急性或亚急性肺栓塞其梗阻血管直径较正常饱满（图4-29）。

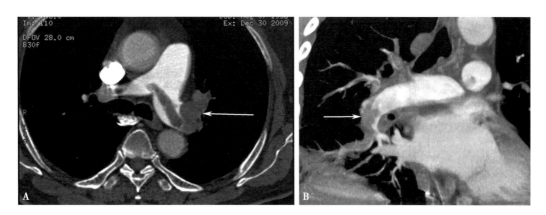

图4-29　急性肺栓塞
　　A.左肺动脉充盈缺损，血管管腔增粗；B.多层重组，右下肺动脉栓塞向远端延续（↑）

（3）漂浮征、蜂窝征、环征、轨道征及鞍状血栓：均为急性或亚急性肺栓塞征象，栓子位于血管中央，根据形态不同可为不同的命名方式。鞍状血栓指骑跨于肺动脉分叉处的充盈缺损（图4-30）。

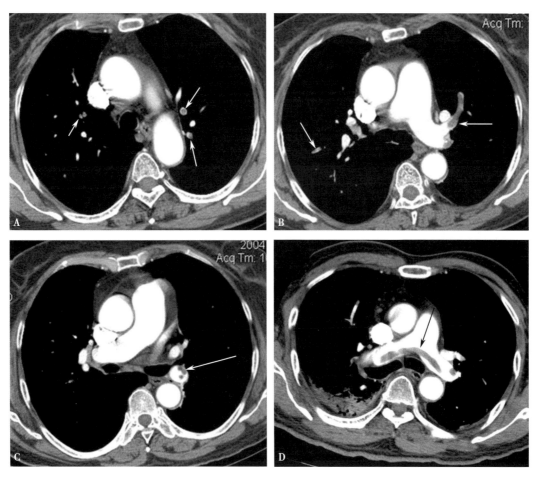

图4-30　急性肺栓塞征象
　　A.环征（↑）；B.轨道征（↑）；C.蜂窝征（↑）；D.马鞍征（↑）

2. 间接征象

（1）"马赛克征"：由于血栓栓塞造成栓塞血管区血流灌注减少，与过度灌注区形成明显密度差，造成"黑白相嵌"现象，称为"马赛克征"。此为非特异征象，小气道病变亦可形成此种征象（图 4-31）。

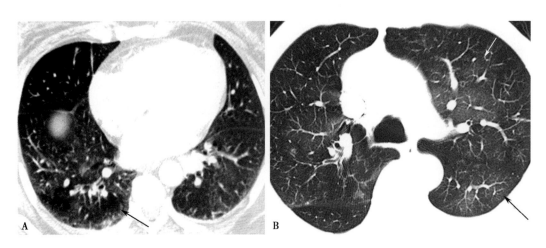

图 4-31 急性肺栓塞
A. 马赛克征，黑白相间（↑）；B. 马赛克征，白箭显示相对灌注较好区域，黑箭显示灌注较差区域，呈黑白相间（↑）

（2）肺梗死：为基底靠近胸膜，尖端指向肺门的近似于三角形阴影。与支气管相通可以中心溶解呈含液、气空腔。陈旧肺梗死可形成斑片瘢痕或索条影（图 4-32）。

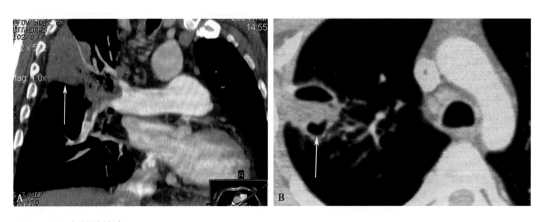

图 4-32 急性肺栓塞
A. 多层重组，右肺上叶肺栓塞，血管闭塞，肺梗死，呈三角形实变影（↑）；B. 横断图像示右肺上叶前段肺栓塞肺梗死，空洞形成（↑）

（3）胸腔积液：可由于肺梗死后胸膜反应所致。右心功能不全所致胸腔积液，多首先发生于右侧胸腔（图 4-33）。

（4）肺不张：栓塞局部的肺组织血流灌注减少，区域性的低氧血症和区域性的低灌注可以导致支气管痉挛，肺泡表面活性物质合成的减少，炎症介质引起的血管通透性增加以及肺水肿改变严重时均可出现肺不张，由于胸痛造成的呼吸表浅也是肺不张形成的原因之一。胸腔积液亦可引起被动性肺不张，双下肺多见，强化明显（图 4-34）。

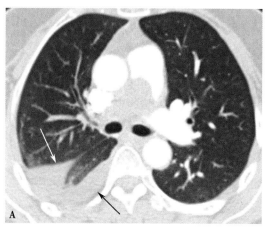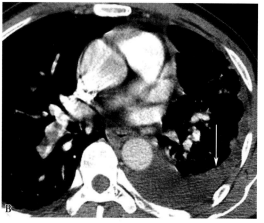

图4-33 急性肺栓塞
A.右侧胸腔积液（黑↑）并斜裂积液（↑）；B.左侧胸腔积液（↑）

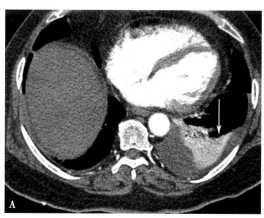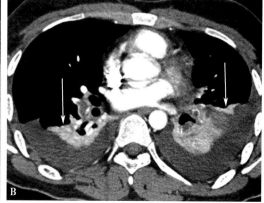

图4-34 急性肺栓塞
A.左下肺不张并胸腔积液；B.双下肺不张并胸腔积液（↑）

（5）肺动脉增宽：主肺动脉正常较同水平升主动脉直径增粗时或绝对值大于29mm，90%患者为肺动脉增宽，如同时合并右室扩大，则一般反映为右心负荷增大或肺动脉高压表现（图4-35）。

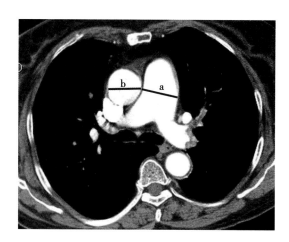

图4-35 急性肺栓塞，主肺动脉增宽大于同水平升主动脉

（6）右心房室扩大：右室最大短轴径大于或等于左室最大短轴径，同时室间隔平直或凸向左室侧，可以认为右室扩大，右房增大在急性或亚急性肺栓塞中并不常见。右心功能不全还可以有心包积液、腔静脉扩张及胸腔积液等征象。CT检出右室增大是急性肺栓塞死亡的独立预测因子（图4-36）。

3. CT评价急性肺栓塞右心功能　急性肺栓塞可以导致急性右心功能不全，CT表现为右心房室增大、上下腔静脉增宽、奇静脉增宽、心包积液、胸腔积液等。其中，右心室增大的诊断标准是根据横断扫描心室最大层面图像，测量左右心室最大横径。当右心室横径（a）：左心室横径（b）>1，定义为右室增大（图4-36，图4-37）。

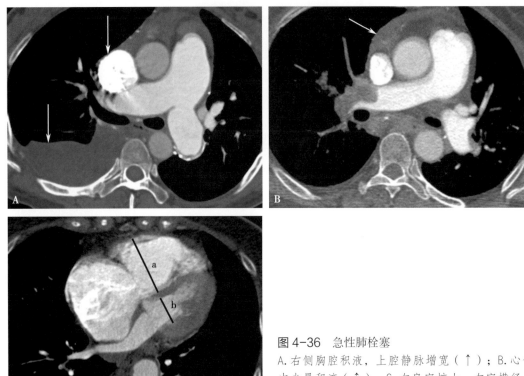

图4-36　急性肺栓塞
A.右侧胸腔积液，上腔静脉增宽（↑）；B.心包内少量积液（↑）；C.右房室扩大，右室横径大于左室，室间隔稍向左室侧弯曲

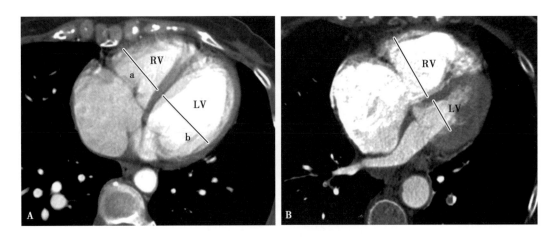

图4-37　CT评价右心功能
A.正常心脏，右室（a）：左室（b）<1；B.急性肺栓塞，右室（a）：左室（b）>1；室间隔平直并轻度左偏，为右室增大的征象

研究显示右心室增大（程度）是 30 天病死率的一个独立预测因素；右心室正常 a : b < 1，无事件转归的阴性预测值为 100%（95% 可信区（CI）下限为 94.5%）。

（三）肺动脉造影

急性肺栓塞较少进行肺动脉造影检查，现在一线手段为 CTPA，明确后静脉溶栓或抗凝是主要治疗手段。肺动脉造影主要用于疑难病例鉴别诊断、危重症肺栓塞动脉内溶栓或碎栓等。

1. 造影技术

（1）入路：股静脉或颈静脉入路，也可以经肘静脉等浅静脉进入，以 5f 猪尾导管进入肺动脉，分别行主肺动脉及左右肺动脉正侧位造影。

（2）对比剂：一般采用碘含量 350mg 以上对比剂，流速 15~20ml/s，总量每次 25~35ml，分别造影。

（3）造影体位：一般有 5 个体位。主肺动脉正位造影，左右肺动脉各进行正侧位造影。正侧位造影对辨别肺动脉分支具有一定的帮助，过去多采用斜位造影，肺动脉分支无重叠，可较好观察，但是分支不同、角度不同，位置难以标准化，故近年多采用正侧位造影。

2. 主要征象（图 4-38，图 4-39）

（1）充盈缺损：充盈缺损是肺动脉造影的直接征象，缺损边缘不规则，亦可呈杵状，可见造影剂自缺损边缘通过。

（2）肺动脉完全堵塞：栓塞肺动脉不显影，局部分支稀少。

（3）灌注期灌注缺损：静脉期栓塞相应部位灌注减低或缺损。

（4）肺动脉高压：导管测压平均压大于 25mmHg，收缩压大于 30mmHg，毛细血管楔压小于 12mmHg。

（5）小循环时间延长：肺动脉造影剂清除时间延长。

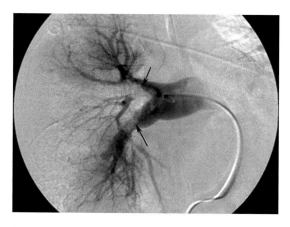

图 4-38　右肺动脉造影示右肺动脉远端及其分支内充盈缺损影（箭头）

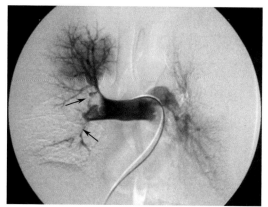

图 4-39　右肺动脉造影示右肺动脉远端充盈缺损影，右下肺动脉基本闭塞（箭头）

（四）磁共振肺动脉造影

磁共振肺动脉造影较少应用于急性肺动脉栓塞，一般为二线检查手段，不能做 CT 肺动脉造影检查时可采用磁共振进行检查。

五、慢性血栓栓塞性肺动脉高压的影像学表现

（一）X线表现

慢性血栓栓塞性肺动脉高压的X线具有一定的特点（图4-40，图4-41，图4-42），典型病例可以提示诊断，对整体心肺情况的判断具有一定意义。

1. 区域性肺纹理稀疏　此征象较急性肺栓塞更常见。由于栓塞肺动脉纤细、闭塞，造成区域性纹理稀少，血管纤细扭曲。

2. 部分纹理扩张迂曲，纹理不对称　未栓塞血管代偿性增粗，扭曲。

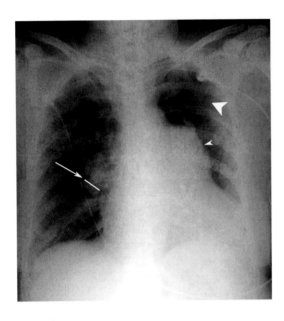

图4-40　慢性肺栓塞，肺动脉段突出（短箭），右下肺动脉增宽（长箭），左上肺区域性肺纹理稀疏（宽箭），右心室增大

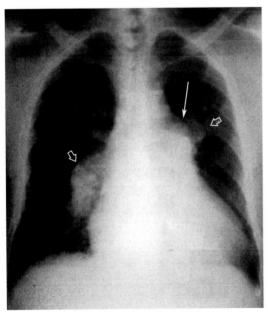

图4-41　慢性肺栓塞患者，肺动脉段增宽（箭头），左肺动脉及右肺动脉增粗（空箭）

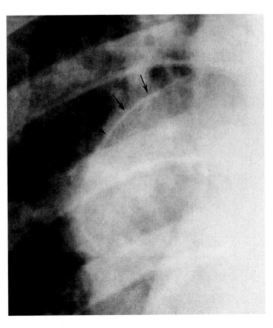

图4-42　与图4-41同一患者，可见肺动脉管壁钙化（黑箭）

3. 肺动脉段突出，右房室增大　慢性肺栓塞继发肺动脉高压可导致肺动脉扩张增粗，右下肺动脉增宽，直径大于1.5cm。晚期可出现"残根征"：肺门动脉扩张，外围动脉纤细稀疏，透视下可见"肺门舞蹈征"。此征象其他原因引起的肺动脉高压亦可存在。

4. 肺内条索影，胸膜下斑片影　一般是梗死后吸收所致或胸膜下梗死灶。

5. 胸腔积液，心包积液　右心功能不全时可出现，以右侧多见。

6. 肺动脉壁钙化　较少见，因长期肺动脉压力升高，致肺动脉粥样硬化改变，使肺动脉管壁出现钙化。

（二）CT肺动脉造影

慢性肺血栓栓塞的CT特征分为血管征象和肺实质征象。血管征象包括直接肺动脉征象（血栓机化的结果）、肺动脉高压所致征象（肺血管阻力持续增加的结果）及体循环侧支的征象（肺动脉血流量持续降低的结果）。肺实质征象包括瘢痕、马赛克灌注征、局灶性磨玻璃影、支气管扩张等。

1. 直接征象（血管征象）

（1）肺动脉征象：肺动脉在CT上显示的征象和传统的血管造影术看到的征象是相似的。

1）完全阻塞：表现为血管直径突然减小和血管段远端完全充盈缺损（截断、闭塞，图4-43，图4-44）。血栓收缩引起血管直径缩小。

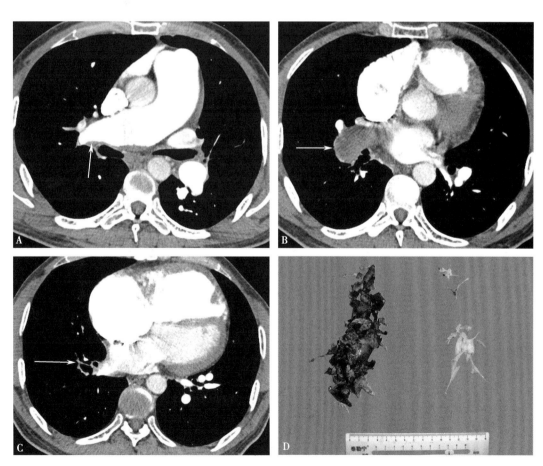

图4-43　慢性肺栓塞

A.肺动脉增宽，右肺动脉附壁充盈缺损；B.右下肺动脉闭塞；C.右下肺动脉分支闭塞，右心增大；D.肺动脉内膜剥脱术后取栓，慢性血栓机化；诊断：慢性肺血栓栓塞性肺动脉高压

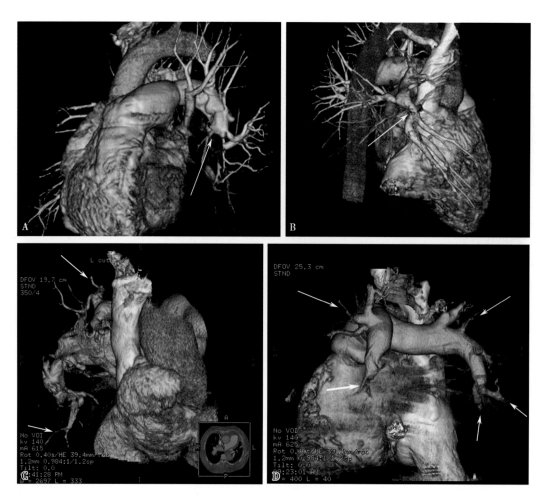

图4-44 容积重现，慢性肺血栓栓塞性肺动脉高压，中心动脉扩张，远端分支明显纤细，迂曲、闭塞（↑）

2）部分充盈缺损：机化的血栓可能导致血管收缩，血栓呈偏心性不规整（图4-45）、带状（图4-46）、网状或蹼样（图4-47）。突然的血管狭窄是由于血栓再通或者由附在血管壁的机化血栓引起，小动脉多见（图4-48）。机化血栓可使动脉壁增厚并内膜表面不规则（图4-49）。动脉内的慢性血栓会显示成周边的新月形充盈缺损影，该充盈缺损影与血管壁形成钝角（图4-45）。带状血栓影像上显示为线状结构，一般长0.3~2cm、宽0.1~0.3cm。它往往沿血液流动方向，顺着血管的长轴（图4-46）。网状血栓又称蹼样血栓，是由多条复杂的带状分支组成的网状结构，显示为细线样结构周围布满造影剂（图4-47）。这些征象经常出现在叶或段动脉，很少出现在主肺动脉。

少数患者可有慢性血栓的钙化（图4-45，图4-49）。钙化血栓可能被周围的造影剂混淆而分辨不清，但钙化一般在血栓内部可资鉴别。在亚段动脉，钙化血栓与肺内钙化的小结节难以区分。然而，它们的管状形状和定位在动脉分支可助于鉴别诊断。

（2）肺动脉高压征象

1）肺动脉改变：梗阻的血管床增加了血管的阻力，导致肺动脉压力升高，进而使中央肺动脉扩张，一般认为主肺动脉大于29mm即为肺动脉增宽（图4-50）。主肺动脉测量部位一般在其分叉扫描平面，垂直其长轴测量（图4-51）。CT上测量的主肺动脉直径与主动脉直径的一般比例大于1:1，特别在小于50岁的患者。相对于在非血栓性肺动脉高压出现的典型的对称的肺动脉的增宽，在CTEPH患者中央肺动脉的直径往往是不对称的（图4-52）。在肺动脉壁可能出现动脉粥样硬化性钙化（图4-53）。迂曲的肺血管可出现在肺动脉高压患者，也可出现在CTEPH患者（图4-54）。

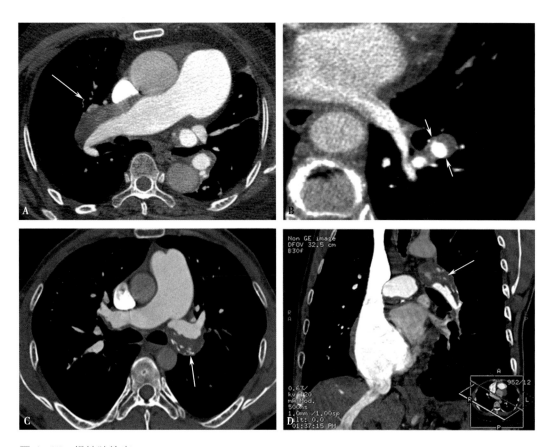

图4-45　慢性肺栓塞

A.右肺动脉附壁充盈缺损（↑）；B.左下肺动脉分支附壁充盈缺损（↑）；C.横断图像显示左下肺动脉附壁血栓，血栓内可见钙化（↑）；D.多层重组，左下肺动脉充盈缺损，血栓内钙化（↑）

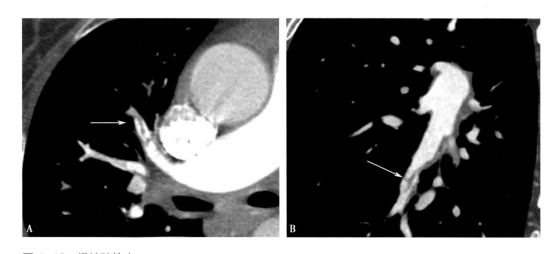

图4-46　慢性肺栓塞

A.右肺上叶前段带状充盈缺损，远端闭塞（↑）；B.多层重组，下肺动脉内带状或网状充盈缺损，蹼样征（↑）

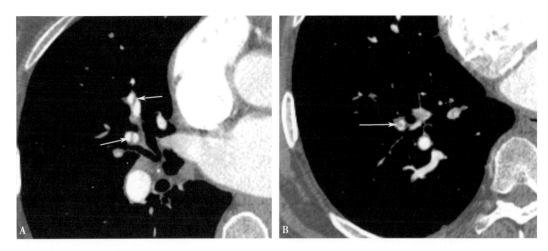

图4-47 慢性肺栓塞，右肺动脉分支带状或网状充盈缺损，蹼样征（↑）

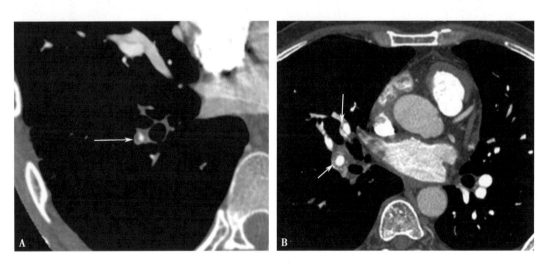

图4-48 慢性肺栓塞
A.右下慢性肺栓塞，腔内壁不规则，血栓再通；B.右下慢性肺栓塞，壁增厚，为血栓再通（↑）

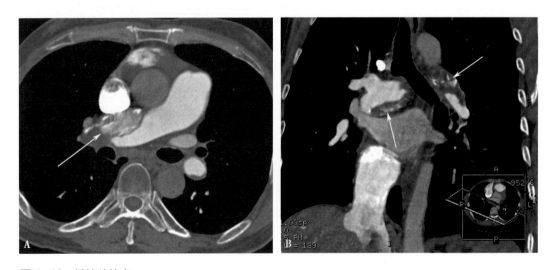

图4-49 慢性肺栓塞
A.横断图像，显示右肺动脉血栓钙化；B.多层重组，显示右肺动脉及左肺动脉内血栓钙化

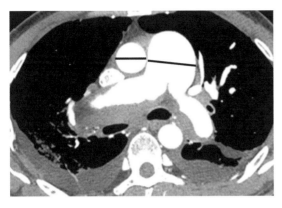

图 4-50 慢性肺栓塞，肺动脉增宽，大于同水平升主动脉

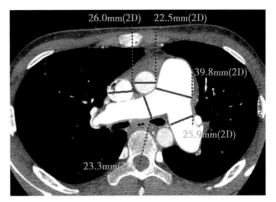

图 4-51 主肺动脉水平测量部位，肺动脉高压，主肺动脉、左右肺动脉及上腔静脉均增宽

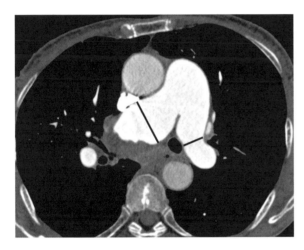

图 4-52 慢性肺栓塞，左右肺动脉增宽不对称

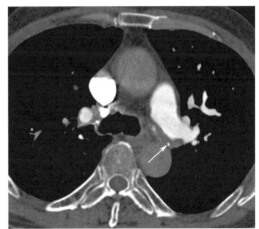

图 4-53 慢性肺栓塞，左肺动脉壁粥样硬化性钙化（↑）

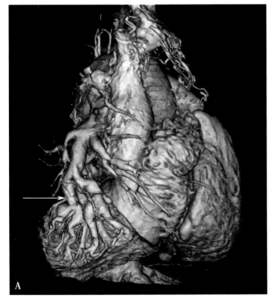

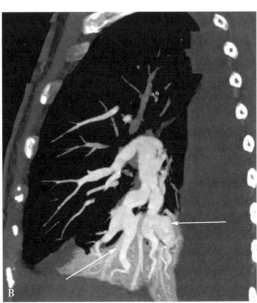

图 4-54 慢性肺栓塞，远端肺血管不规则扭曲

A. 容积重现；B. 多层重组

2）右心的改变：右心负荷的增加导致右心室扩大及右心肥大（右心室心肌厚度大于 4mm）（图 4-55A）。即使没有复发性肺栓塞，右心功能不全也会进行性加重，这是由于非梗阻肺动脉床的高血压血管损伤的发展和梗阻动脉远端血管的病变引起。当右心室直径比左心室直径大于 1∶1，并且室间隔平直或凸向左心室时即认为右心室扩张（图 4-55A）。在 CT 上即使没有心电门控这些征象也可评估。在中轴平面最宽处可测量左右心室腔的短轴，从心室侧壁的内表面至室间隔表面（图 4-55B）。此外，有研究显示在 CTPA 横轴位图像侧测定的胸骨中线与室间隔夹角，称为"中线室间隔夹角"，肺动脉高压患者较正常人群明显增大，同时该角与肺血管阻力（PVR）及右心功能密切相关，当该角越大，提示PVR 越大，右心功能越低（图 4-55C、D）。

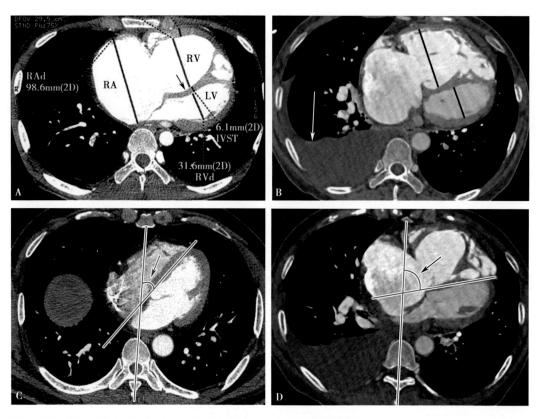

图 4-55　慢性肺栓塞肺动脉高压，横断扫描，右心房室增大
A. 右室增大，室间隔右偏，测量部位示意图；B. 右侧胸腔积液，提示右心功能不全（↑）；C. 左右心室正常室间隔夹角示意图；D. 肺动脉高压患者右室增大，心脏顺钟向转位，室间隔与前后垂直线夹角增大

3）心包改变及其他：重度肺动脉高压患者可出现轻度心包增厚或少量心包积液（图 4-56）。有心包积液意味着预后更差。CTEPH 的患者可有淋巴结增大（图 4-57）。组织学检查提示为淋巴结窦转化为脉管，与不同程度的淋巴结硬化有关。淋巴结类似的病理特征也可出现在由其他原因引起的肺动脉高压患者。由于右心房和右心室压力升高，可造成下腔静脉和肝静脉逆行显影及奇静脉反流（图 4-58）。

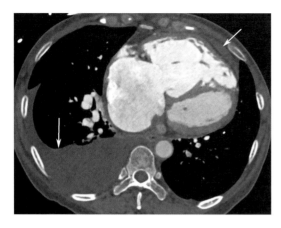

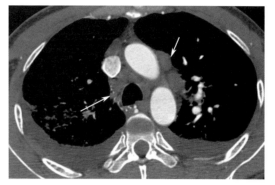

图4-56　慢性肺栓塞，心包少量积液及右侧胸腔积液（↑）

图4-57　慢性肺栓塞，纵隔及主肺动脉窗淋巴结增大（↑）

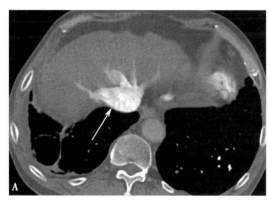

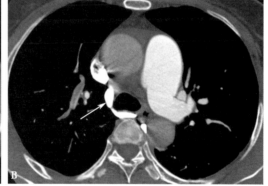

图4-58　慢性肺栓塞，横断扫描
A.下腔静脉扩张并造影剂反流，肝静脉近端显影（↑）；B.奇静脉逆流显影，见高密度造影剂（→）

（3）侧支循环系统：随CTEPH肺血管阻塞的加重，支气管动脉血流可随之增加，且可导致经胸膜的侧支循环（如肋间动脉）进一步开放（图4-59A）。一般情况下，支气管动脉只供应支气管营养而不参与气体交换。然而在病理条件下，由于肺循环血量的显著降低，支气管动脉血量增加并可参与氧气交换。正常支气管动脉血流约是心排血量的1%~2%。在CTEPH患者，支气管血流约是心排血量的30%。异常扩张迂曲的支气管动脉（直径超过2mm）（图4-59B）是肺支气管动脉扩张的特征性CT表现。

最近的一项研究提示，CTEPH（73%）与特发性肺动脉高压（14%）患者相比异常扩大的支气管和非支气管动脉出现频率更高，这些发现有助于鉴别这两种病理状态。最常见的异常非支气管动脉包括膈下（图4-59C）、肋间（图4-59A）和乳内动脉（图4-59D）。

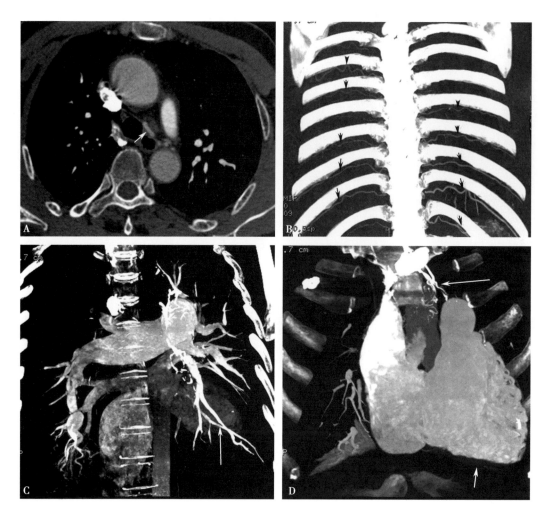

图4-59　慢性肺动脉栓塞肺动脉高压，侧支循环，主要为支气管动脉（A），其余包括肋间动脉（B），膈下动脉（C、D）和乳内动脉（D）等来源（↑）

2. 间接征象（肺实质征象）

（1）肺梗死：CTEPH形成的肺梗死在肺部CT增强扫描后会形成一个肺灌注缺损区，这些梗死灶可形成瘢痕，可显示为实变、楔形阴影（图4-60A）、周边结节（图4-60Bb）、空洞（图4-60C）或不规则边缘线性阴影（条索影）（图4-60D），楔形阴影最有可能是梗死瘢痕的征象；梗死灶可随着时间推移而呈现出线性的实变带。这种实变影常多发，一般无强化，多见于肺下叶，可以有钙化（图4-61）。

（2）马赛克征：CTEPH可出现马赛克灌注征，为灌注降低和增强区域（图4-62）。灌注降低多因阻塞血管远端的灌注不足或血管远端发生病变；灌注增加与未阻塞动脉床的血流重分配有关。马赛克征是非特异的，在由血管疾病引起的肺高压患者身上出现的概率明显高于由心肺疾病引起的肺动脉高压患者。

（3）支气管扩张：2/3的CTEPH患者存在有圆柱形支气管扩张（图4-63）。多见于段及亚段支气管水平，一般伴行肺动脉严重狭窄或完全阻塞。这些肺实质征象虽为非特异性，但是在临床工作中，这些征象仍然被视为诊断CTEPH的有力证据。

3. 急慢性肺栓塞的CT鉴别诊断　典型的急性和慢性肺栓塞较容易鉴别，对单一的段或叶分支鉴别困难，下面列表4-1简单地对两种栓塞进行鉴别。

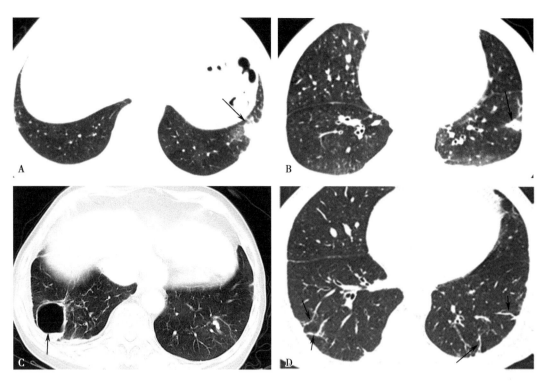

图4-60　慢性肺栓塞，间接征象
A.肺外带楔形阴影；B.结节状梗死灶；C.梗死后空洞形成；D.线状瘢痕形成，条索影（↑）

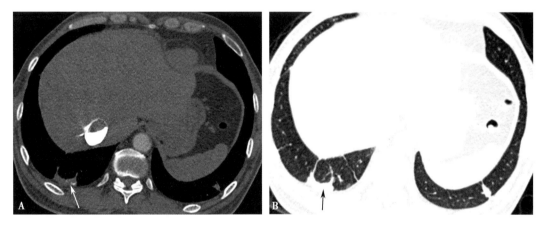

图4-61　慢性肺栓塞，右下肺梗死灶
A.纵隔窗可见带状实变影，内可见钙化；B.肺窗可见条索影（↑）

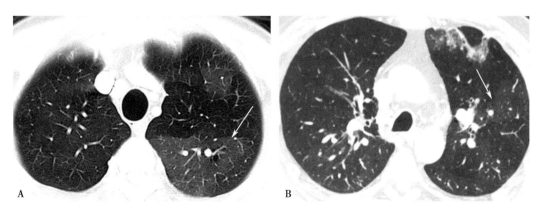

图4-62　慢性肺栓塞，马赛克灌注征，箭头所指为高灌注区域，低灌注区密度较低

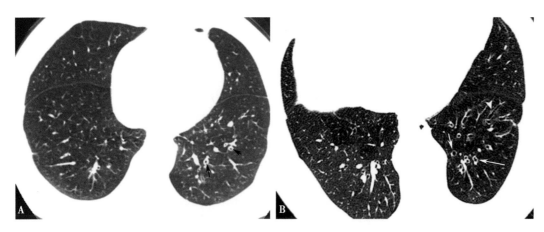

图4-63　慢性肺栓塞，合并轻度柱状支气管扩张，支气管管壁增厚（↑）

表4-1　急性与慢性肺栓塞的鉴别

	急性肺栓塞	慢性肺栓塞或CTEPH
栓子形态	1.中心型，栓子与管壁呈锐角 2.栓子比较规则	1.附壁型，栓子与管壁呈钝角 2.蹼样，不规则形
栓子边界	清楚	不清楚
动脉管径	正常或增粗	变细
远端分支情况	正常，清楚。近端动脉完全闭塞时，远端动脉可因造影剂含量少而显示不清	变细，不清楚，动脉分支管径不成比例
肺动脉增宽	可有肺动脉轻度增宽或正常	肺动脉明显增宽超过29mm，较同水平升主动脉增宽
支气管动脉	不扩张	直径常大于2mm
引起右心功能不全的表现	右心房、室可增大，程度较轻，右室壁不厚	右心房、右心室增大明显，左右室比例明显失调，右室壁增厚

4. CT诊断肺栓塞的假阳性及假阴性的问题　在肺栓塞诊断过程中常遇到假阳性的问题，一般是造影剂充盈不均所致，常发生于单纯肺动脉期（图4-64）。

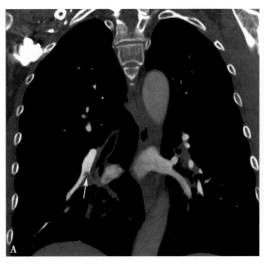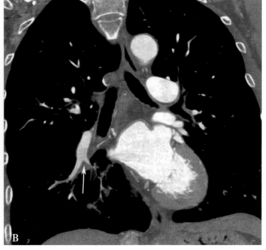

图4-64　肺动脉冠状面重建

A.肺动脉期示右下肺动脉基底段分叉处充盈缺损影（箭）；B.肺动脉—主动脉期示右下肺动脉基底段分叉处充盈缺损消失（箭）

解决办法一：可以进行双期扫描，即肺动脉期和肺动脉—主动脉期，这样的扫描具有两个特点：①可以避免假阳性的问题，对照不确定肺栓塞部位两期，一般可以做出正确诊断；②同时观察主动脉情况，对于疑诊主动脉病变的患者也可以进行鉴别。缺点也比较明显，即放射剂量增加一倍。

解决办法二：扫描时间适当延迟，可以在肺动脉—主动脉期扫描，这样出现假阳性的概率小一点，也可以兼顾主动脉病变。缺点是造影剂剂量可能要比单纯肺动脉期多一些。

当然，肺动脉CT扫描时也会出现假阴性的问题，主要原因是扫描时间过晚，如果观察困难，可能需要重新扫描。

（三）肺动脉造影征象（图4-65~图4-69）

传统法肺动脉造影仍然是肺动脉疾病的检查"金标准"，特别在慢性血栓栓塞性肺动脉高压及鉴别诊断中具有不可替代的作用。

1. 肺动脉内充盈缺损影，为肺动脉栓塞的直接征象，慢性栓子多呈附壁型。堵塞肺动脉时充盈缺损呈杯口状。

2. 肺动脉狭窄，闭塞。

3. 肺动脉高压征象：肺动脉增宽，终末期外围肺动脉可陡然变细，是为"残根征"。

4. 未受累肺动脉增宽，迂曲。

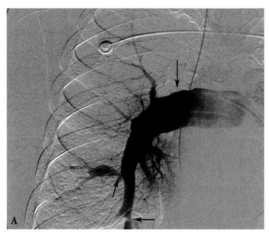
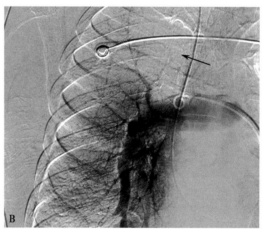

图4-65　肺动脉造影征象

A.肺动脉期，管壁不规则（箭），肺动脉缺支，狭窄（箭）；B.毛细血管期，可见明显灌注缺损（箭）

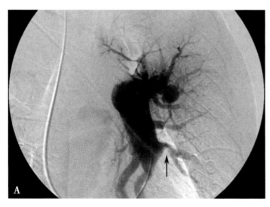
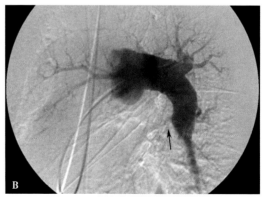

图4-66　肺动脉造影征象

A.左肺动脉正位，显示肺动脉充盈缺损及狭窄（箭），部分分支缺支；B.左肺动脉侧位，显示肺动脉缺支，充盈不良（箭）

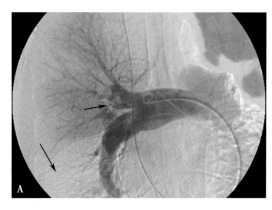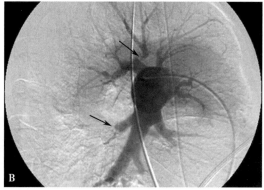

图4-67 肺动脉造影征象
A.右肺动脉正位，肺动脉缺支，充盈缺损（箭），右下肺灌注缺失（箭）；B.右肺动脉侧位，肺动脉狭窄，缺支，充盈缺损（箭）

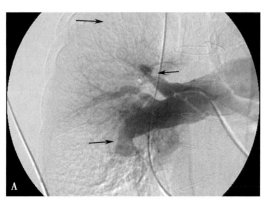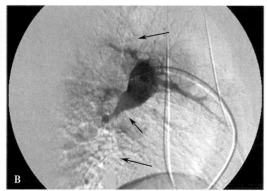

图4-68 肺动脉造影征象
A.右肺动脉正位，充盈缺损，缺支，灌注缺损（箭）；B.右肺动脉侧位，充盈缺损，缺支，灌注缺损（箭）

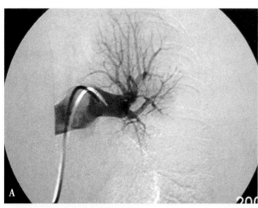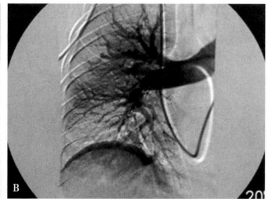

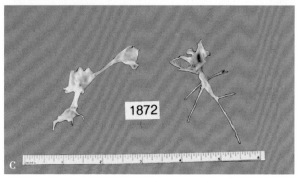

图4-69 慢性肺栓塞手术对照
A.右肺动脉造影；B.左肺动脉造影；C.肺动脉内膜剥脱术剥出的内膜及血栓

5. 远端分支纤细，稀疏。

6. 实质期灌注缺损，以叶、段及亚段为单位。

7. 小循环时间延长，肺动脉分支充盈及排空延迟。

8. 右心导管：肺动脉平均压力大于25mmHg，肺动脉楔压小于12mmHg，全肺阻力大于300dyn·s·cm^{-5}。

（四）磁共振肺动脉造影征象（图4-70~图4-72）

磁共振肺动脉造影一般作为二线检查手段，其征象与CT肺动脉造影相似，但其空间分辨率较差，段以下分支观察受限，细节方面不如CT肺动脉造影。在慢性肺栓塞中，可以鉴别一些疾病，如肺动脉炎、肺动脉肿瘤等，有其优势。

1. 肺动脉的充盈缺损，附壁。

2. 肺动脉狭窄，闭塞。

3. 蹼样征：由于MRPA空间分辨率较差，比较细小的线状或网状充盈缺损较难观察，应予注意。

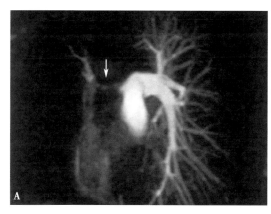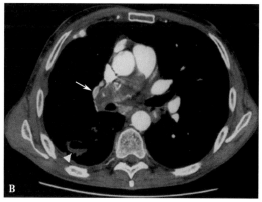

图4-70 磁共振肺动脉造影征象

A.磁共振肺动脉造影示右肺动脉低信号充盈缺损影，肺动脉闭塞（箭）；B.CT示右肺动脉内充盈缺损（箭），血栓内可见钙化

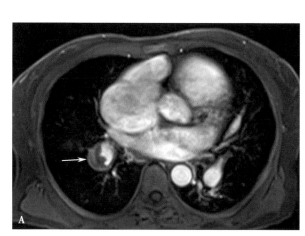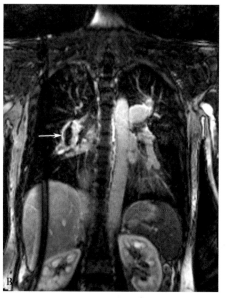

图4-71 磁共振肺动脉造影征象

A.磁共振肺动脉造影示右下肺附壁充盈缺损影（箭）；B.延迟增强管腔内充盈缺损影未见强化（箭）

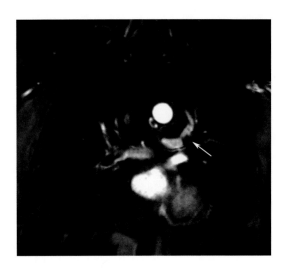

图 4-72　MR 肺动脉造影，示左右肺动脉内附壁充盈缺损影

4. 肺动脉增宽，右室增大。

5. 肺组织灌注成像：堵塞肺动脉区域灌注减低，未堵塞肺动脉区域灌注正常或增加。

6. 其他的一些间接征象。

六、其他易于与肺栓塞混淆的疾病

（一）肺动脉肿瘤

原发肺动脉肿瘤少见，绝大多数为恶性，发展迅速，短时间内导致患者死亡，也有个别良性肿瘤的报道。其临床无特异性，很难与肺血管疾患、尤其是慢性肺动脉血栓栓塞鉴别，常导致误诊，以往很难在术前或生前诊断。随着临床认识的提高和影像技术的发展，使该病的诊断成为可能。

原发性肺动脉干肿瘤是指发生于肺动脉半月瓣或（和）肺动脉干的原发肿瘤，诊断需排除其他组织肿瘤转移。Mandelstamm1923 年首次报道，随后文献报道不超过 200 例，均为肉瘤。由于肿瘤栓塞，其临床症状与肺动脉栓塞类似，常引起误诊而造成病情恶化导致死亡。真正的发病率不详，发病年龄 13~86 岁，60% 在 45~60 岁，临床症状无特异性。肺动脉肿瘤由于症状的隐匿性、非特异性，极难与肺动脉的栓塞性疾病鉴别，50% 以上胸部 X 线片示肺血减少，大多数患者被误诊为肺栓塞行抗凝治疗无效或死亡。

原发性肺动脉肿瘤起源不明，大致可分为源自动脉内膜和动脉中膜外膜两类，绝大部分病例属于前者。有学者认为，来源于肺动脉内膜及内膜下心球的原始细胞，沿血流生长，罕见逆行扩散，但有个例报道这种低分化肉瘤原发于左肺下叶动脉，然后逆行扩散到肺动脉干，一般不侵及动脉壁。肿瘤很少穿透外膜，侵及主动脉、心包及纵隔。78% 的肿瘤有转移，67% 的肿瘤转移至肺，大多数由于瘤栓所致。其他部位转移包括肺门及纵隔的淋巴结；偶尔可转移至其他器官。

早期诊断的关键在于提高对该病的认识和警惕。当疑诊肺动脉血栓栓塞或肺动脉瓣狭窄患者出现下列表现时，应考虑本病的可能：①病程短、进展快，体重呈进行性下降；②无引起肺栓塞的诱因，如深静脉血栓的存在；③影像学出现单侧肺动脉扩张、肺动脉肿物呈分叶状并累及肺动脉瓣、右心室流出道，合并肺内肿块；④经充分抗凝、溶栓治疗后症状无缓解或恶化；⑤PET 检查对鉴别诊断有重要价值。

肺动脉干肿瘤预后很差，手术或诊断后平均存活时间为 10 个月，治疗的关键是早期诊断和外科手术切除，化疗和放疗益处不大，有个例报道手术后附以其他疗法增加生存率，随着临床对该病的逐渐认识，会提高对该病的早期诊断。

（二）原发性肺动脉肿瘤影像学诊断

原发性肺动脉肿瘤容易与急性和慢性肺栓塞混淆，但也具有一定的影像特点，CT 横断扫描是诊断的重要基础。肺动脉多层重组（MPR）或曲面重组（CPR）可以以不同层厚或不同角度显示肺动脉腔内肿瘤范围、形态、与管壁及周围组织器官的关系，有着重要意义。三维重建（容积再现或表面阴影显示）可以直观显示肺动脉，但是对定性诊断帮助不大。平片典型的呈三叶草征，可提示肺血管病变的可能，磁共振成像对肿瘤的诊断具有重要意义，肺动脉造影对肿瘤的诊断帮助有限，难以与肺动脉栓塞区分。

1. 直接征象（图 4-73~ 图 4-79）

（1）主肺动脉、左右肺动脉干及肺动脉分支血管管腔内充盈缺损，晚期可形成肺动脉内巨大肿块；良性肿瘤可表现为息肉状，可带蒂，随心脏舒缩摆动。

（2）病变呈分叶、结节样或（和）分隔现象，沿肺动脉走行呈膨胀性生长，可累及肺动脉瓣、右室流出道。

（3）恶性肿瘤生长发展较快，肺门影分叶增大，平片呈"三叶草"征。

（4）抗凝治疗无效。

（5）远处转移：最常见的为肺和肋骨。

（6）MR 征象：直接征象其形态大致同 CT，亦为肺动脉内充盈缺损影。一般肿瘤呈稍长或等 T1

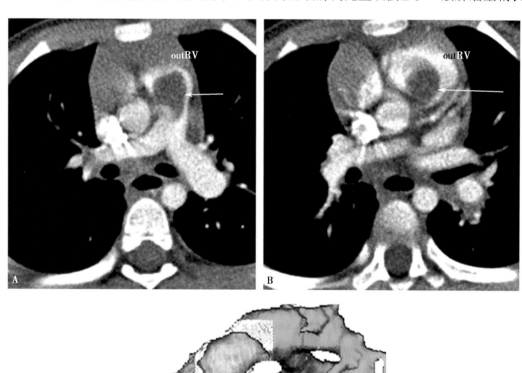

图 4-73 男，3 岁。1.5 岁因肺炎就诊，发现心脏杂音 横断图像 A、B 示主肺动脉根部肿块，界限清楚，CT 值 为 28~-38Hu，在舒张期可部分脱入右室流出道，活动 度良好（outRV↑）；C.表面阴影显示（SSD）示肿瘤 位于主肺动脉可脱入右室流入道（outRV↑）。术后病理： 示良性间叶细胞瘤

稍长 T2 信号，DWI 信号可增高，ADC 值降低，增强扫描可有强化，延迟期强化程度可降低（图 4-79）。

（7）肺动脉造影征象：充盈缺损呈杵状，分叶状；位于主肺动脉及左右肺动脉主干多见，可引起单侧肺动脉不显影，未受累肺动脉正常；肺动脉压力升高幅度较 CTEPH 小（图 4-74）。

2. 间接征象

（1）肺动脉扩张，右房室增大。

（2）双肺实质灌注不均。

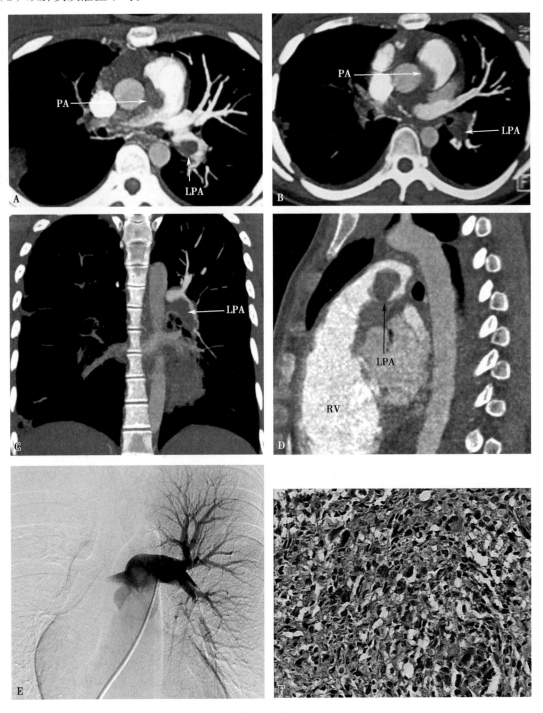

图 4-74　女，21 岁，反复咯血 2 年，胸闷气短 1 年半

A、B. CT 横断图像；C、D. 多层重组示主肺动脉及左右肺动脉内结节状充盈缺损，可见"指压"征，右肺动脉及左下肺动脉闭塞；E. 肺动脉造影示主肺动脉不规则充盈缺损，右肺动脉及左下肺动脉闭塞；F. 术后病理诊断低分化平滑肌肉瘤

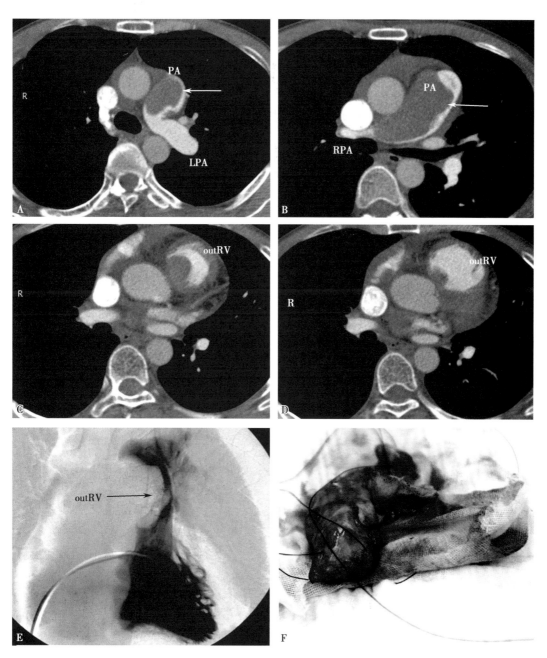

图4-75 男，44岁，因劳力性胸闷、气短2年余，加重1个月并出现双下肢水肿急诊入院

A、B、C、D.CT横断扫描示主肺动脉、右肺动脉干内巨大充盈缺损，膨胀性生长，累及右室流出道（outRV），主肺动脉明显扩张；E.右室造影是右室流出道（out RV）充盈缺损，右室流出道狭窄；F.病理诊断为肺动脉恶性间叶细胞瘤

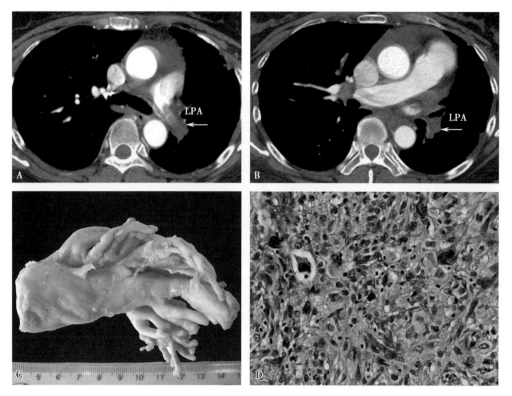

图 4-76　女 40 岁，因胸闷、心悸、气短 3 个月伴咯血 4d 住院

A、B.CT 横断图像示左、右肺动脉起始部可见广泛团块状软组织影，CT 值 20~50Hu，呈膨胀性生长，与肺动脉壁界限不清，血管完全梗阻（↑）；C.病理大体标本示肿瘤沿血管树呈分支状；D.镜下病理诊断间叶细胞肉瘤

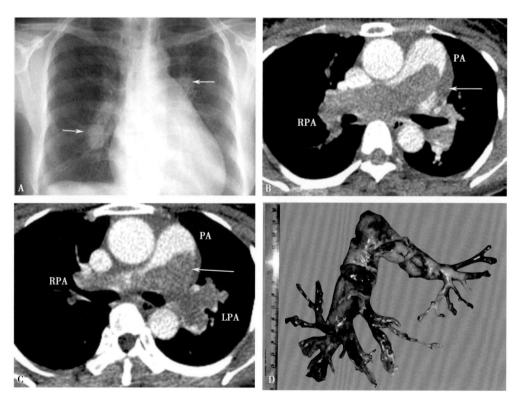

图 4-77　女 39 岁，活动后胸闷气短半年，加重 2 个月，伴咯血 4d 入院

A.X 线平片示肺纹理稀疏、纤细，左肺门圆形结节影，右下肺动脉中段扩张呈杵指状，右房室大；B、C.CT 横断图像示主肺动脉干、左右肺动脉干及右下肺动脉管腔内见巨大充盈缺损，可见分隔，呈膨胀性生长，CT 诊断为原发肺动脉肿瘤（恶性）；D.术后病理肿瘤呈分支状，诊断为肺动脉纤维肉瘤

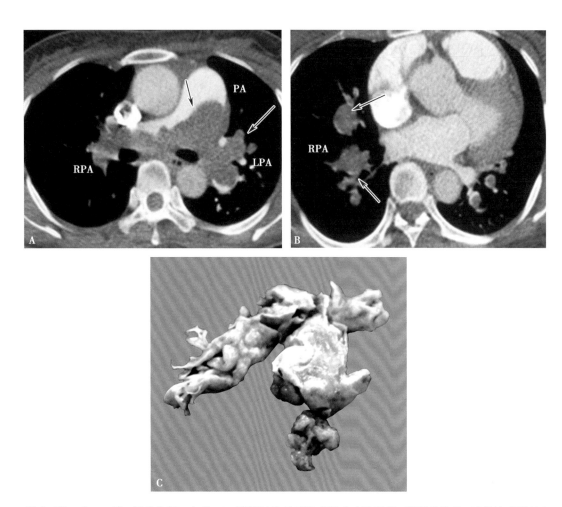

图4-78　女，39岁，活动胸闷3个月，CT横断扫描显示肺动脉内充盈缺损，膨胀性生长，溶栓治疗无效。术后病理诊断为肺动脉原发肉瘤

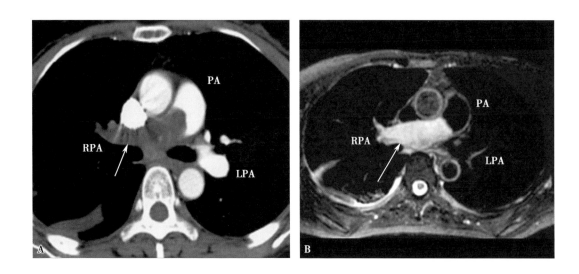

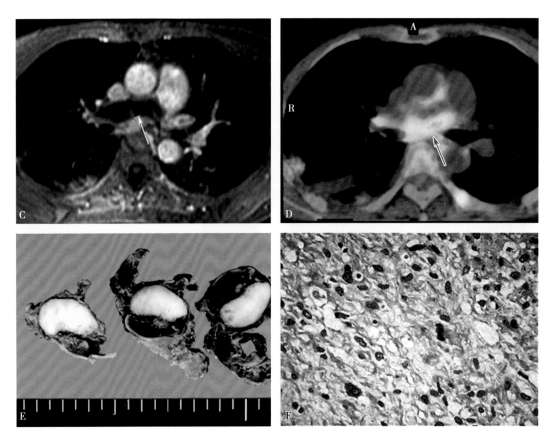

图4-79 女，53岁，劳力性呼吸困难2个月余，偶尔咯血

A. CT横断图像示主肺动脉及右肺动脉内充盈缺损（↑）；B.磁共振T1WI显示主肺动脉及右肺动脉中等信号（↑）；C.增强扫描，管腔内充盈缺损，充盈缺损信号不均匀增强（↑）；D. ^{18}F-FDG PET检查示该病灶呈放射性浓集（↑）；E.手术切除大体标本，白色为瘤体；F.病理证实为原发肺动脉肉瘤

（三）肺动脉肿瘤侵犯及转移瘤影像诊断

1. 肺动脉腔内充盈缺损　肺动脉肿瘤栓塞。CT显示肺动脉腔内充盈缺损征象与常见的肺动脉血栓栓塞无异，鉴别有一定困难。但是肿瘤患者，发现孤立发生的球形栓子，结合病史，应该考虑肺动脉转移瘤的可能。

2. 肺动脉肿瘤浸润　在正常情况下，纵隔内肺动脉干周围包绕脂肪组织。当肺癌或纵隔肿瘤侵犯肺动脉时，其周围的脂肪组织首先受到癌细胞浸润，并出现水肿、增厚，CT表现为脂肪层的模糊或消失中断，为肺动脉肿瘤浸润征象。

3. 恶性肿瘤直接侵蚀肺动脉管壁向腔内生长，造成管腔狭窄、闭塞，呈不规则、鼠尾状。恶性度不同的肿瘤对肺动脉造成的侵犯有差异。

4. 良性、低度恶性或恶性肿瘤尚未侵蚀肺动脉时以压迫移位为主，血管壁无或轻度浸润性改变，血管表现以压迫移位为特点，血管包绕肿瘤时呈现"手握球"征。

有作者将肿瘤与肺动脉的关系分为3种类型：

（1）手握球样：管径变窄或无明显改变，此时癌肿对肺动脉多未侵犯；

（2）枯树枝样：行径上光滑而僵直，呈长管柱状狭窄，肿瘤纵向蔓延，包绕肺动脉；

（3）残根样：多是肿瘤发展到后期的一种表现，是肺动脉受侵的直接征象。

肺癌在生长过程中侵犯肺血管的不同部位和不同程度是常见的现象。在肺癌的诊断和鉴别诊断中，肺血管形态是很有价值的征象，不仅在定性、分期、预后等方面有临床意义，而且术前了解肺癌侵犯肺动脉的部位和范围与选择手术方式、估计手术的难易程度是非常必要的。

肺癌侵犯肺动脉情况分为Ⅲ度，肺癌侵犯中央肺动脉的观察重点：①侵犯的部位。肺癌侵犯仅限于肺叶动脉及其远端，未侵犯上下肺叶动脉的分叉处，不会影响手术；肺癌仅侵犯到上下叶肺动脉分叉处或肺癌侵犯左肺动脉或右肺动脉，需要视情况而定；肺癌与左肺动脉或右肺动脉联系紧密，而且受侵部位与肺动脉主干的距离小于1cm，不能手术。②侵犯的程度。如果肺癌与肺动脉的接触面不大，而且肺动脉的大小、形态、走行及管壁均未见变化，认为肺动脉未受侵犯或侵犯较轻，手术可以使肿瘤与中央肺动脉分离。如果肺癌与肺动脉接触面大，而且肺动脉变细，局部缺损、狭窄、中断，则提示中央肺动脉已经有较重的侵犯，宜根据侵犯的部位决定是否手术。多排螺旋CT对周围肺动脉具有良好的显示能力，能够清晰显示段或亚段肺动脉受侵犯的部位和程度，因此是一种有效的检查方法。

中心肺动脉是肺循环的重要组成部分，肺癌侵犯中心肺动脉在肺癌的诊断及治疗中占有重要的位置。此外，术前正确判断有无肺癌侵犯中心肺动脉及其范围和程度有重要的临床意义（图4-80~图4-82）。

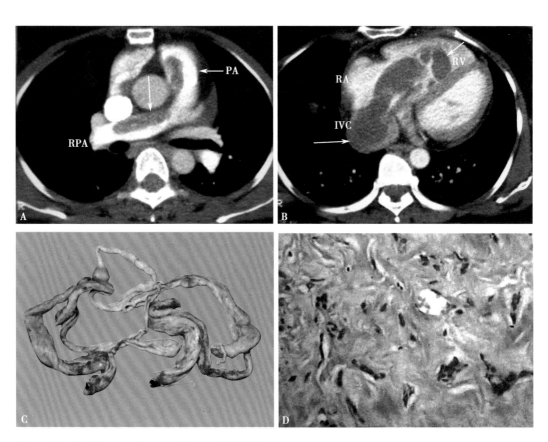

图4-80　患者女，44岁。6年前行子宫肌瘤切除术
A、B.横断图像示下腔静脉右心房内可见充盈缺损影，主肺动脉、左右下肺动脉可见不规则团块状阴影，呈结节条带状（↑），CT诊断平滑肌瘤，腔静脉—右心—肺动脉远位转移；C.手术肉眼见肿瘤成长条带状，包膜完整；D.镜下见平滑肌结构，细胞分化良好，病理诊断为静脉平滑肌瘤

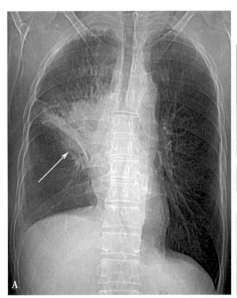

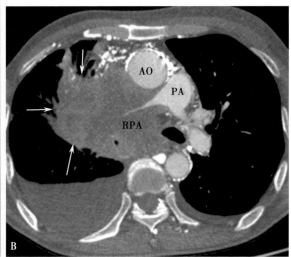

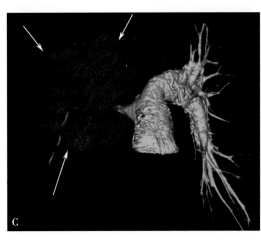

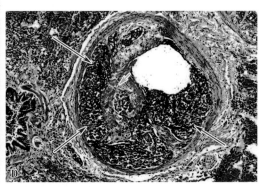

图4-81 男，56岁，中央型肺癌，化疗术后1年，肿瘤复发

A.胸部X线片示右上肺中央型肺癌，上叶不张；B.CT横断图像，巨大肿块包绕右肺动脉，侵及肺动脉呈鼠尾状狭窄—闭塞；C.肿瘤（红色↑）及肺动脉（蓝色）三维重建示中央型肺癌，浸润右肺动脉呈鼠尾状狭窄—闭塞（↑）；D.肺动脉腔内肿瘤栓子（红色↑）

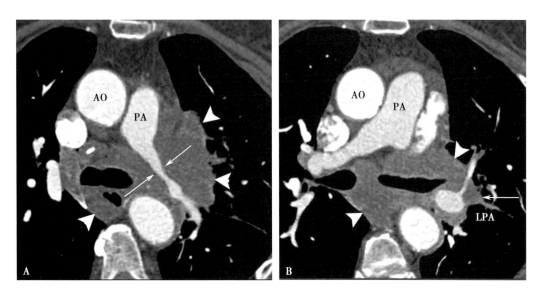

图4-82 女，70岁，左肺中央型肺癌

A、B横断图像示左肺中央型肺癌、纵隔淋巴结转移（▲），浸润主肺动脉—左肺动脉，左肺动脉及分支僵直、不规则狭窄（↑）

（四）大动脉炎累及肺动脉

大动脉炎是亚洲人种常见的一种血管原发性疾病，青年女性多见，男女之比是1：4，发病年龄多为20~30岁。30岁以前发病约占90%。病理特征是以中膜损害为主的非特异性全层动脉炎，血管壁内膜、外膜纤维化，营养血管闭塞，中膜萎缩、破坏。早期血管壁为淋巴细胞、浆细胞浸润，偶见多形核中性粒细胞及多核巨细胞。晚期表现为动脉全层弥漫或不规则增厚及纤维化，引起动脉狭窄或堵塞，可有继发的血栓及粥样斑块。部分病例由于血管内膜增厚，导致管腔狭窄或闭塞，少数患者因炎症破坏动脉壁中层，弹力纤维及平滑肌纤维坏死，而致动脉扩张、假性动脉瘤或夹层动脉瘤。

根据病变部位可分为5型：头臂动脉型、胸—腹主动脉型、混合型（广泛型）、肺动脉型及升主动脉型。大动脉炎病变多见于主动脉弓及其分支，其次为降主动脉、腹主动脉、肾动脉。有50%~80%可累及肺动脉及分支，早期表现为管壁增厚，慢性期可出现肺动脉壁钙化，管腔狭窄或闭塞，最终可致肺动脉高压。部分病例肺动脉受累可早于主动脉。累及肺动脉的大动脉炎又称"肺动脉型"大动脉炎，可以累及主干—叶—段分支为主；以右肺动脉更为常见，占50%~70%。

X线表现与一般的肺栓塞等难以鉴别，CTPA及MRPA具有比较明显的特点，肺动脉造影是诊断此病的重要手段，CT及MR特点（图4-83~图4-86）如下：

1. 管壁特点　受累动脉管壁在活动期明显增厚，后期管壁由增厚逐渐变为不规则，出现钙化；随年龄增长，有动脉硬化性斑块形成，管壁不规则。MRPA延迟强化在活动期可以有较为明显的延迟强化（图4-84，图4-86），晚期可强化不明显，此时需根据形态学改变进行诊断。

2. 管腔特点　早期管腔可以无变化；随着病变发展管腔狭窄、闭塞；部分可见管腔不规则扩张（动脉瘤），可呈"串珠样"改变；可继发血栓形成；主要以狭窄闭塞为主要特点，呈鼠尾状变细是其特征性改变，可与慢性肺栓塞进行鉴别。

3. 累及肺动脉范围　累及肺动脉主干—叶—段以上大中血管，右侧多于左侧。右肺上叶动脉最易受侵犯。

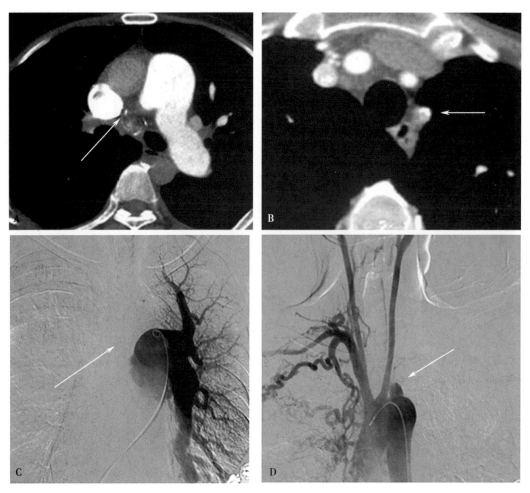

图4-83　大动脉炎累及肺动脉患者

A. CT示右肺动脉闭塞；B. CT示左锁骨下动脉闭塞；C.造影右肺动脉未显影，左肺动脉增粗迂曲；D.体动脉造影示左锁骨下动脉闭塞，右肺可见大量体肺侧支形成

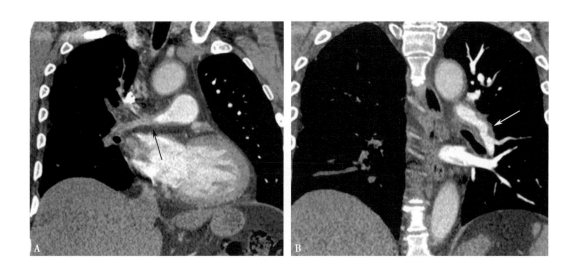

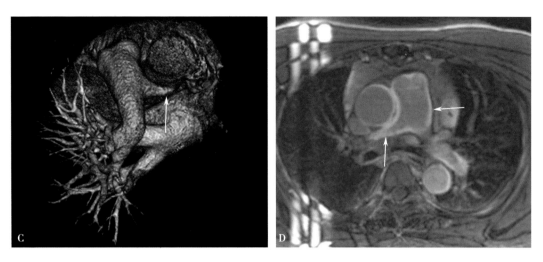

图 4-84 肺动脉炎患者

A.CT 冠状面重建示右肺动脉鼠尾状狭窄，闭塞；B.CT 冠状面重建示左肺动脉管壁增厚并不规则；C.VR 图示肺动脉狭窄闭塞（箭）；D.肺动脉 MR 增强扫描，延迟增强可见主动脉及肺动脉管壁弥漫性延迟强 化，为大动脉炎累及肺动脉表现

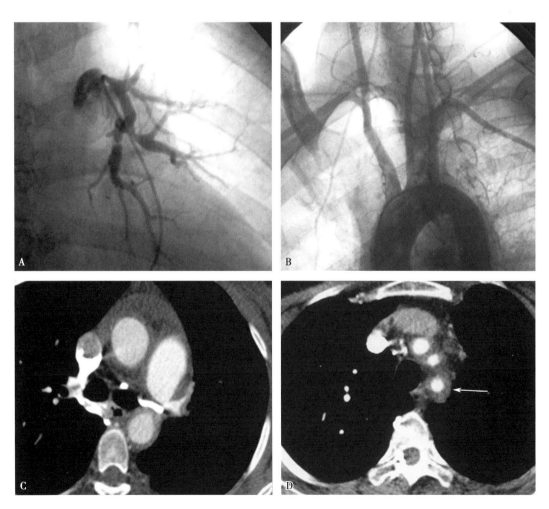

图 4-85 大动脉炎累及肺动脉

A. 肺动脉造影示肺动脉纤细、狭窄，部分呈串珠状改变；B.头臂动脉未见明显狭窄；C.CT 示左肺动脉 狭窄；D. CT 示头臂动脉管壁增厚，为大动脉炎累及肺动脉表现

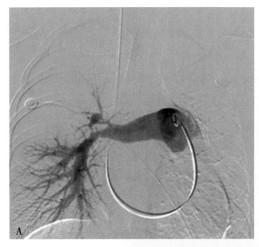
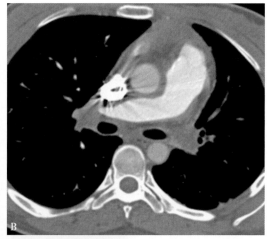
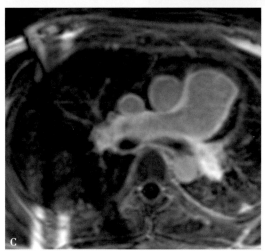

图 4-86 肺动脉炎患者
A.肺动脉造影示肺动脉狭窄，闭塞；B.CTPA 检查示肺动脉逐渐狭窄并管壁增厚；C.MRPA 延迟增强示肺动脉管壁明显延迟强化

肺动脉造影征象（图 4-83，图 4-85，图 4-86）

1. 肺动脉狭窄为主，可有狭窄后扩张，狭窄呈鼠尾状变细，远端可闭塞。可仅累及一侧。
2. 分支纤细并不规则。
3. 肺动脉缺支。
4. 无受累肺动脉代偿性扩张，扭曲。
5. 体动脉可有受累，特别是头臂动脉狭窄者高度怀疑大动脉炎。
6. 肺动脉高压，晚期可出现重度肺动脉高压。

（五）非特异性肺动脉狭窄

非特异性肺动脉炎是指非特异性细菌性肺炎引发肺动脉炎，造成肺动脉狭窄。如右肺中叶综合征，长期病变可以引发右肺动脉或延及下肺动脉的局限性狭窄。支气管扩张合并感染后，长期病变，继发肺动脉非特异性炎症，肺动脉狭窄或闭塞。

非特异性细菌性肺炎可以累及肺动脉（外围为主），造成肺动脉狭窄或（和）闭塞、发育不全，可继发肺动脉高压。其影像学表现（图 4-87，图 4-88）如下：

1.肺窗显示肺实质病变，肺不张，支气管扩张。

2.增强扫描管腔特点：不张肺组织的肺动脉管腔不同程度狭窄，严重者可见闭塞。狭窄多为局限性，亦可见狭窄后扩张。

3.累及范围：与不张肺组织相关的肺动脉受累，狭窄以肺叶或肺段动脉开口近心段多见。自幼肺炎肺不张可见相应肺动脉发育不全（普遍均匀变细）。

4.长期的慢性肺病也可导致肺动脉狭窄、闭塞、稀少。

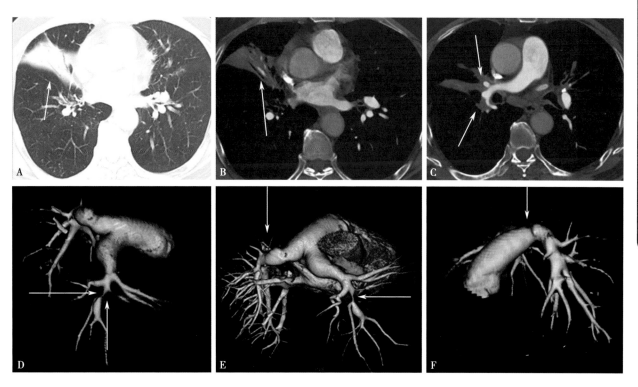

图4-87 右肺中叶综合征，肺动脉狭窄
A、B、C.横断图像，A.肺窗示右肺中叶综合征，右肺中叶实变不张；B、C.右肺中叶动脉及下叶动脉开口部局限性重度狭窄，并存狭窄后扩张（↑）；D、E、F.三维重建示右肺动脉发育小、开口部狭窄，下叶动脉开口部狭窄

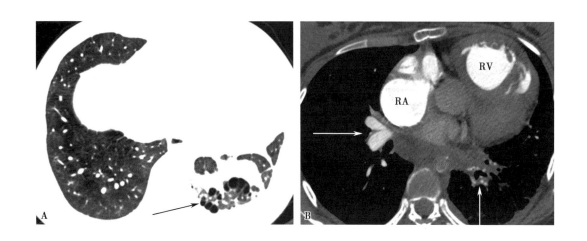

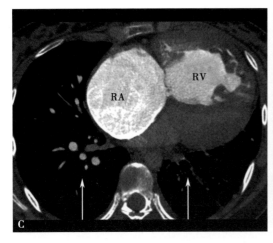
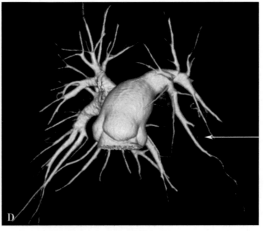

图4-88　女，19岁，先天性心脏病自幼左侧肺炎

A、B、C.横断像，A.肺窗示左下肺实变，基底段容积缩小；B、C.增强扫描左下肺动脉发育细小（↑），
右心房室增大；D.三维重建：左下肺动脉发育细小（↑）

（六）贝赫切特综合征

贝赫切特综合征（Behcet syndrome），又称白塞病（Behcet's disease，BD），是以血管炎为主要病理基础的慢性多系统疾病。该病与HLA-B51强关联，感染或异常自身免疫应答（尤其是细胞免疫）参与发病。临床上以口腔溃疡、生殖器溃疡、眼炎及皮肤损害为突出表现，又称为口—眼—生殖器综合征。贝赫切特综合征累及心血管特点为淋巴细胞、浆细胞浸润，弹力纤维破坏。

（1）侵犯心脏瓣膜、心内膜炎，累及主动脉瓣、二尖瓣造成瓣叶脱垂、关闭不全；累及房间隔瘤并发血栓形成。

（2）累及血管病变特点：①动脉炎，呈现淋巴细胞、浆细胞浸润，弹力纤维破坏；动脉瘤形成——真性、假性、游走性、多发性、重复性为其特点，占48%。②静脉炎，急性血栓性静脉炎，占20%；③肺动脉炎，主动脉及肺动脉为该病动脉最易受累的部位，动脉瘤、血栓形成（主要侵犯大、中型肺动脉），贝赫切特综合征是肺动脉瘤形成的最常见原因，动脉瘤常伴原位血栓形成。

影像学征象（图4-89，图4-90）：

1. X线显示肺内肿瘤样病变，与肺动脉关系密切，累及体动脉系统可有相应的体动脉表现。

2. CT的肺窗显示肺实质，肺动脉瘤样扩张，肺野球形病灶（动脉瘤形成）。

3. 增强扫描管腔特点：主干瘤样扩张，分支动脉瘤形成，腔内不同程度附壁血栓。

4. 累及范围：肺动脉主干，左右肺动脉，肺叶—段分支受累。可以是单发、多发或游走性或复发性。

5. MRPA征象与CT类似，延迟强化可在瘤体管壁可见延迟强化。

6. 肺动脉造影显示动脉瘤形成，部分分支阻塞等。

（七）慢性纵隔炎所致肺动脉狭窄

慢性纵隔炎又称纤维素性纵隔炎、硬化性纵隔炎、特发性纵隔纤维化等，是发生在纵隔内的罕见、良性疾病，以纤维组织和细胞外胶原浸润为主要组织学特征。常由组织胞质菌病感染（北美洲常见）或原发肺结核所致。起病缓慢，在纵隔形成致密的纤维组织。其他如曲霉菌、毛霉菌、放线菌、隐球菌感染，还可见于放疗后、创伤、药物中毒、自身免疫（结节病、贝赫切特综合征）等，均可引起纵隔纤维化。部分病例同时可发现腹膜后纤维化、硬化性胆管炎、慢性纤维素性甲状腺炎、眼眶炎性假瘤。此外，部分患者的病因不明。

累及范围：前中纵隔的上中部，侵犯大血管、腔静脉、肺动脉；同时可以累及食管、气管、支气管致发生狭窄或梗阻。少数患者可同时发生颈部纤维化和腹膜后纤维化，造成输尿管狭窄。

慢性纵隔炎累及肺动脉包括两种情况：①造成同源性肺动脉炎，纵隔炎同时浸润肺动脉，如结核性纵隔炎，造成结核性肺动脉炎，肺动脉有干酪性病变，检出朗汉斯巨细胞，后期出现管壁钙化、管腔狭窄或（和）闭塞。②慢性纵隔炎纤维化包绕肺动脉，造成不同程度狭窄或闭塞。

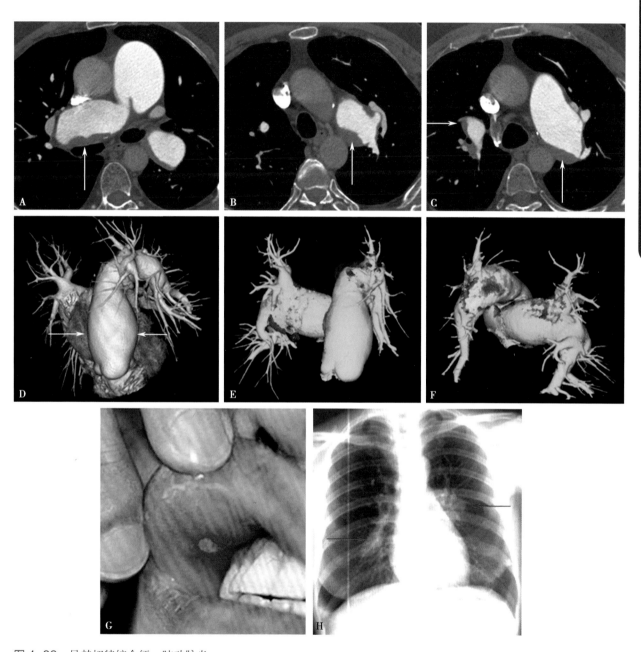

图4-89　贝赫切特综合征，肺动脉炎

A、B、C.横断图像，主肺动脉瘤样扩张，左右肺动脉瘤样扩张，不规则附壁血栓（↑）；D、E、F.三维重建主肺动脉及左右肺动脉瘤样扩张，红色为附壁血栓（↑），波及肺叶分支；G.贝赫切特综合征口腔溃疡；F.胸部X线片显示两肺门肺动脉瘤样扩张。CT诊断：肺动脉瘤累及主肺动脉、左右肺动脉及叶分支，附壁血栓形成，病原性质考虑为贝赫切特综合征

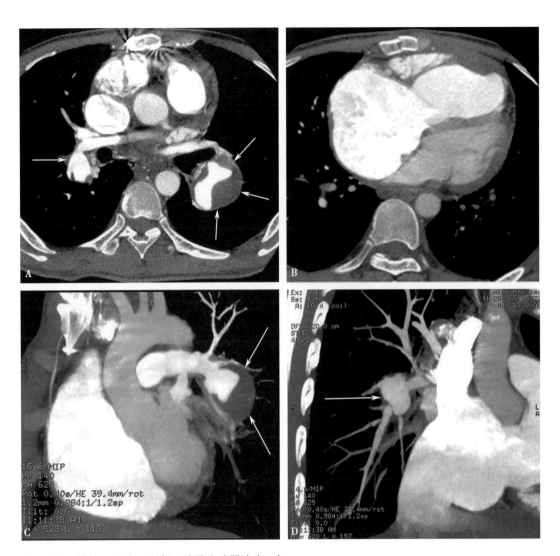

图4-90 男性，28岁，反复口腔及生殖器溃疡5年

A、B.横断图像，左、右下肺动脉动脉瘤中等量附壁血栓形成（↑）；C.多层重组（左前斜位）示左下肺动脉动脉瘤中等量附壁血栓形成（↑）；D.多层重组（右前斜位）示右下肺动脉动脉瘤少量附壁血栓形成（↑）。CT诊断：左右肺动脉瘤，附壁血栓形成，病原性质为贝赫切特综合征

慢性纵隔炎与肺动脉病变影像诊断（图4-91~图4-95）：

1. X线　显示纵隔增宽，肺门增大，肺纹理可不对称等非特异性改变。

2. 胸部平扫及增强扫描　显示纵隔增宽，纵隔胸膜增厚，器官间（如大血管、气管、食管之间）低密度脂肪间隙消失，代之以中等密度结缔组织，常可见斑点状钙化灶，增强呈不同程度强化。主动脉、肺动脉外形不规则，粗细不均，管壁钙化，大气管、食管狭窄。如果以肺动脉受累为主，可以出现肺动脉高压征象，右心房室扩大。

3. MRPA　纤维组织水分含量较少，中国人主要病变以结核所致为多，所以常见钙化，T1信号呈低信号，T2亦呈以低信号为主，增强扫描有强化，延迟期纵隔内软组织信号亦可有增强，证明为纤维结缔组织。

4. 肺动脉造影　肺动脉造影以多发狭窄为主，一般为局限性细颈样狭窄，主要以肺门周围为主。纵隔炎亦常有仅一侧肺门受累的，其基本征象不变，狭窄远端血管一般正常，可与肺栓塞等鉴别。

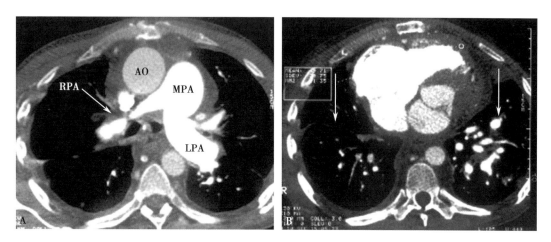

图 4-91　缩窄性心包炎术后纵隔炎

A.B. 横断图像，右肺动脉被纵隔纤维化包围狭窄（A↑）；右侧肺血少（B↑），左侧肺血多（B↑）；左侧肺动脉高压，右心房扩大

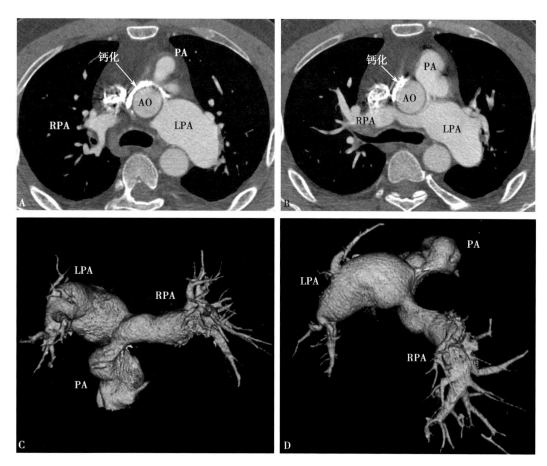

图 4-92　男 34 岁，慢性纵隔炎（结核性）肺动脉、主动脉受累，肺动脉高压

A、B. 横断扫描纵隔增宽，纵隔胸膜增厚，主动脉与肺动脉间低密度脂肪间隙消失，代之以中等密度（结缔组织），主动脉、主动脉及左右肺动脉外形不规则，粗细不均，管壁钙化。主肺动脉及右肺动脉狭窄为著，左肺动脉瘤样扩张；C、D. 肺动脉三维重建示主肺动脉及右肺动脉粗细不均，不规则狭窄，左肺动脉瘤扩张

PA. 主肺动脉；LPA. 主肺动脉；RPA. 右肺动脉；AO. 升主动脉

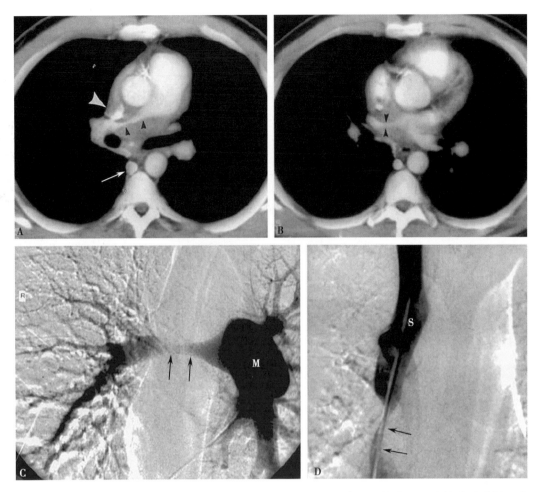

图4-93　男34岁，纤维素纵隔炎（组织胞浆菌感染）右肺动脉、肺静脉及上腔静脉干受累，肺动脉高压（引自 Rossi SE[1]，McAdams HP，Rosado-de-Christenson ML，et.al Fibrosing mediastinitis，Radiographics.2001 May-Jun；21（3）：737-57.）

A、B. 横断面扫描中纵隔内脂肪间隙消失，代之以软组织密度影，包绕右肺动脉干（A黑短箭头）、上腔静脉（A白箭头）及右肺静脉（B黑箭头），导致肺动脉高压，奇静脉反流（A白细箭头）；C、D. 肺动脉造影示右肺动脉干明显细颈样狭窄（C黑长箭头），主肺动脉干增宽（M），上腔静脉明显狭窄（D黑长箭头）

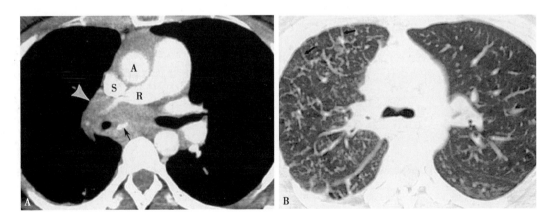

图4-94　女36岁，纤维素纵隔炎（组织胞浆菌感染）右肺动脉及上腔静脉干受累，肺动脉高压（引自 Rossi SE[1]，McAdams HP，Rosado-de-Christenson ML，et.al Fibrosing mediastinitis，Radiographics.2001 May-Jun；21（3）：737-57.）

A. 横断扫描中纵隔右肺门区及气管隆凸下脂肪间隙消失，代之以不规则软组织密度影，包绕右肺动脉干（A白短箭头）及右肺静脉（未显示），软组织内可见点状钙化（A黑细箭头）；B. 肺窗显示右肺小叶间隔增厚，提示肺淤血

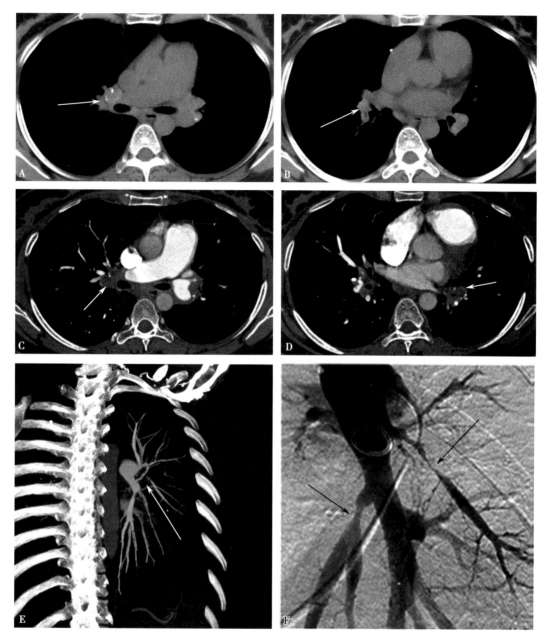

图4-95 男41岁，纤维素纵隔炎（结核菌）双下肺动脉受累（引自 McNeeley MF,Chung JH,Bhalla S et. al Imaging of granulomatous fibrosing mediastinitis. AJR Am J Roentgenol.2012 Aug；199（2）：319-27.）A、B.横断面扫描双肺门及气管隆凸下脂肪间隙消失，代之以不规则软组织密度影，软组织内可见点状钙化；C、D.纵隔窗显示双肺门不规则软组织密度影，累及双下肺动脉干近段；E.CT肺动脉造影肺动脉冠状重建显示左下肺基底段肺动脉细颈样狭窄（白箭头）；F.肺动脉造影显示左下肺基底段肺动脉细颈样狭窄（黑箭头）

小结：

1. CT 是诊断肺栓塞的首选检查方法，在急性肺栓塞的诊断中具有非常重要的地位。

2. MRPA 是二线检查手段，但是对肺动脉炎性病变及肿瘤性病变的诊断具有重要作用，对肺动脉疾病的鉴别诊断具有较高指导价值。

3. 肺动脉造影是肺血管疾患的诊断"金标准"，不仅可以获得形态学表现，也可以获得血流动力学资料，是慢性血栓栓塞性肺动脉高压术前必需进行的检查之一，对鉴别诊断也具有重要意义。但是不能观察管壁，有创性及技术要求较高为其缺点。

4. 胸部平片可以观察大体心肺情况，可提示肺血管病的可能性，对确定诊断意义不大。

（马展鸿）

第5讲

心脏超声在肺血栓栓塞症诊断中的应用

一、概述

肺血栓栓塞（pulmonary thromboembolism，PTE）是肺栓塞（pulmonary embolism，PE）最常见的类型，深静脉血栓形成（deep vein thrombosis，DVT）和 PTE 在发病机制上存在相互关联，是同一种疾病病程中两个不同阶段的不同临床表现，因此把它们作为整体理解，通称为静脉血栓栓塞症（venous thromboembolism，VTE）。DVT 不同阶段的临床症状可有可无，症状的出现取决于血栓栓塞程度、侧支循环、血管闭塞及再通情况，另外一个重要因素则是患者对于血栓的耐受程度。下肢深静脉超声探查能够及时发现下肢深静脉血栓，治疗结束后定期复查超声可以及时提示静脉血栓栓塞再发，降低患者罹患致死性 PTE 的危险。有研究认为，急性肺血栓栓塞症是临床上一种危重心肺疾病，超声心动图对其病变程度、治疗效果及评估预后有重要作用，已经普遍应用于临床。

二、PTE 影像学诊断

PTE 影像学诊断包括以下几个检查：

（1）超声心动图：超声心动图特殊征象；

（2）核素检查：肺灌注/通气显像不匹配，肺灌注充盈缺损；

（3）CT/MRI：肺段以上肺动脉内充盈缺损；

（4）CTPA：肺血管内造影剂充盈缺损。

（5）PTE 的超声诊断主要有以下技术：经胸超声心动图（TTE），经食管超声心动图（TEE），右心声学造影（RHC），实时三维超声心动图（RT3DE），组织多普勒超声（TDI）及斑点追踪技术（STE）。

三、超声心动图诊断 PTE 主要征象

PTE 诊断标准切面主要包括以下切面：心尖四腔切面（the apical four-chamber view）；心尖五腔切面（the apical five-chamber view）；胸骨旁左心长轴切面（the parasternal long-axis view）；胸骨旁短轴切面（the parasternal short-axis view）；剑突下下腔静脉长轴切面（the subcostal long-axis view of the inferior vena cava）。

在实际临床工作中，PTE 有哪些超声征象，我们要如何解读 PTE 超声征象呢？

（一）右心扩大（right heart enlargement）

急性 PTE 患者由于右心负荷增加，引起右心腔内径增大，主要参考指标有右室 / 左室前后径比值 >0.5，右室 / 左室横径比值 >1.1；右房 / 左房横径比值 >1.1；左心室收缩末期和舒张末期径的减小，以舒张末期减小为著（图 5-1，图 5-2）。

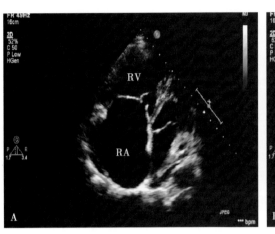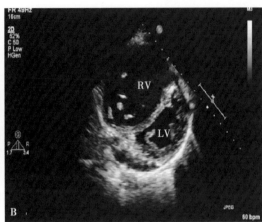

图 5-1　PTE 超声心动图征象 – 右心扩大
A. 心尖四腔心切面显示右心扩大；B. 左室短轴切面，左室受压呈 "D" 型改变
RV，右心室；RA，右心房；LV，左心室

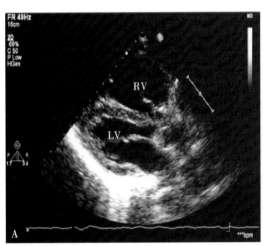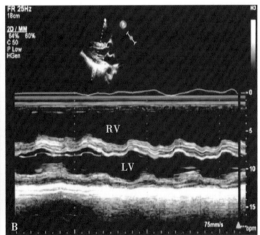

图 5-2　左室长轴切面显示右心扩大
A. 胸骨旁左室长轴切面，示右室扩大；B. M 型显示右室扩大，右室 / 左室前后径比值 >0.5
RV，右心室；RA，右心房；LV，左心室

（二）右室壁运动幅度减低（RV wall motion reduce）

正常情况下，右室前壁运动幅度 >5mm，右室游离壁运动幅度 >8mm。PTE 患者右室壁基底部至游离部运动幅度减低，甚至消失。观察右室壁要点：在胸骨旁左室长轴切面观察右室前壁厚度 / 运动幅度，在肋下切面观察右室游离壁厚度 / 运动幅度（图 5-3，图 5-4）。

（三）肺动脉增宽（pulmonary artery widened）

正常情况主肺动脉 MPA < 30mm，左右肺动脉分支 LPA&RPA < 20mm。PTE 患者 MPA>30mm，

LPA&RPA>20mm。CTEPH 患者 MPA 会出现明显扩张的情况（图 5-5）。

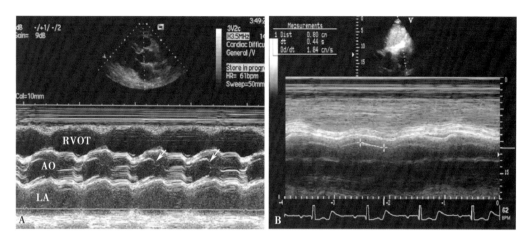

图 5-3　正常人右室壁厚度及运动幅度测量图像
A. 胸骨旁左室长轴切面；B. 肋下切面
RVOT，右室流出道；AO，主动脉；LA，左心房

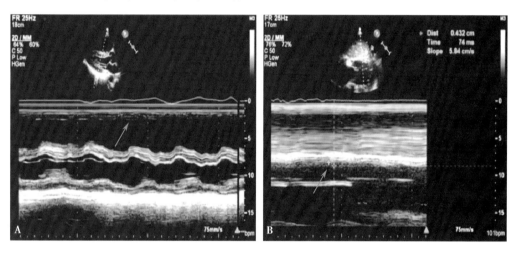

图 5-4　PTE 右室壁运动幅度减低
A. 胸骨旁左室长轴切面；B. 肋下切面（箭头所示）

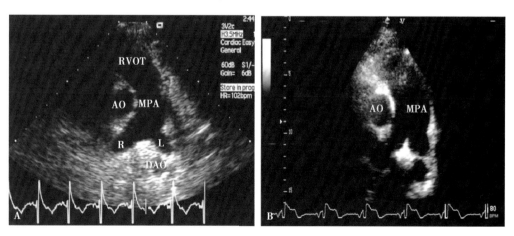

图 5-5　肺动脉测量图像
A. 正常人；B. PTE 患者
MPA：肺动脉主干；RVOT，右室流出道；AO，主动脉；DAO，降主动脉

（四）下腔静脉增宽，吸气塌陷率减小（the size and respiratory variation of the inferior vena cava have been used to predict right atrial pressure）

正常情况下腔静脉深吸气出现明显的塌陷，吸气塌陷率>80%（图5-6）。当下腔静脉内径>2.1cm和（或）吸气塌陷率<50%，提示右房压升高。根据2010版ASE指南，对于右房压的评估参照以下方法：

1. 正常　IVC直径≤2.1cm且吸气塌陷率>50%，即3mmHg（范围0~5mmHg）。
2. 升高　IVC直径>2.1cm且吸气塌陷率<50%，即15mmHg（范围10~20mmHg）。
3. 中间值　IVC直径和塌陷率不适合此标准的情况下，可取中间值8mmHg（范围5~10mmHg）。

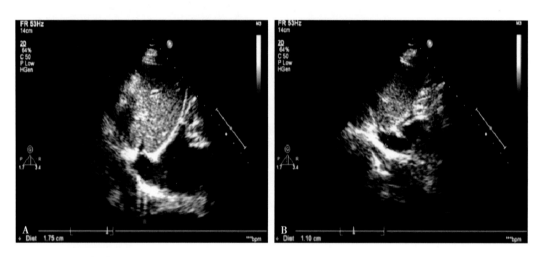

图5-6　下腔静脉内径及吸气塌陷率测量
A. 最大内径（Max D）；B. 最小内径（Min D）
吸气塌陷率＝（Max D-Min D）/Max D x 100%

（五）三尖瓣反流速度增大（tricuspid regurgitation jet velocity increase）

PTE患者会出现三尖瓣反流速度增大的情况。我们知道，超声无创评估肺动脉收缩压是根据简化Bernoulli方程。在无右室流出道及肺动脉狭窄的情况下，肺动脉收缩压近似等于右室收缩压，即SPAP ≈ RVSP=4（TRvelocity）2 + PRA，如图5-7所示。肺动脉舒张压及平均压的无创评估公式较多，应根据患者具体情况选择合适的计算公式，如图5-8所示。根据简化Bernoulli方程RVSP通过三尖瓣反流峰值流速加估计的右房压准确算出：RVSP = 4 × V^2+ 右房压，其中，V指三尖瓣反流峰值流速（以m/s为单位），右房压根据IVC直径和呼吸变化率来估计。肺动脉瓣或右室流出道无梗阻时，SPAP等于RVSP。如果RVSP升高，应排除右室流出道或肺动脉瓣水平梗阻，尤其是先天性心脏病或肺动脉瓣术后的患者。因为简化的Bernoulli方程忽略了完整方程中的惯性因素，有时可能低估右房室间的压力阶差。由于速度测量存在角度依赖性，建议多切面探查，取三尖瓣反流最大速度。从技术上讲，多数患者均能获得边缘完整的满意信号。建议多普勒扫查速度为100mm/s。如果信号微弱，可以使用振荡盐水或血液盐水对比增强，但不论是否使用造影剂应避免高估频谱范围，测量容易辨认的形态完整的频谱。

我们在临床工作中经常会遇到超声估测肺动脉收缩压与有创检查右心导管之间测值存在差异的情况，如何分析和看待超声估测SPAP产生误差原因？低估SPAP主要原因包括：Doppler角度过大；右房

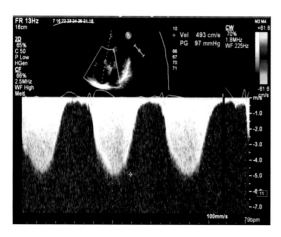

图 5-7　肺动脉收缩压测量

根据简化的 Bernoulli 方程，SPAP ≈ RVSP=4（三尖瓣反流速度）^{2}+ 右房压

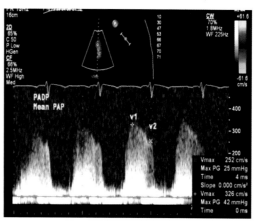

图 5-8　肺动脉舒张压及平均压测量

PADP = 4×（肺动脉舒张末期反流速度 V2）^{2}+ 右房压

Mean PAP=4×（肺动脉反流早期速度 V1）^{2}+ 右房压

压估计过低；心导管—多普勒的非同步测量；吸气相测量及右心功能不全。高估 SPAP 主要原因包括：三尖瓣反流频谱不完整；右房压估计过高；合并隔瓣后室缺；心导管—多普勒的非同步测量。那么，是不是超声评估 SPAP 不准确？临床上怎么看待这一问题？关于这一问题，2010ASE 指南建议是使用多种有效的方法评估肺血流动力学适合大部分人群。利用三尖瓣反流估测 SPAP 是可靠的。肺动脉高压或心衰的患者，可用三尖瓣反流的平均压差或肺动脉反流来估测 PADP。如果 SPAP>35~40mmHg，且存在其他临床因素，应进一步确定是否存在肺动脉高压（表 5-1）。

表 5-1　三尖瓣反流程度评估方法

	最大反流面积与反流束基底部宽度三尖瓣反流面积 右房面积比例与三尖瓣环宽度比例
轻度	≤ 20% ≤ 1/3 ≤ 4cm^2
中度	>20%，≤ 40% >1/3，≤ 2/3>4cm^2，≤ 10cm^2
重度	>40% >2/3>10cm^2

2009 ESC/ERS PH 诊断和治疗指南

A. 无 PH：TRV ≤ 2.8m/s，SPAP ≤ 36mmHg（假设 RAP 5mmHg），没有额外 PH 超声心动图征象；

B. 可疑 PH：TRV ≤ 2.8m/s，SPAP ≤ 36mmHg，存在额外 PH 超声心动图征象，或 TRV 在 2.9~3.4m/s 并且 SPAP 为 37~50mmHg，有或没有额外 PH 征象；

C. PH：TRV>3.4m/s 和 SPAP>50mmHg，有或没有额外 PH 征象。

超声评估肺动脉收缩压注意事项：多切面观察三尖瓣反流速度；推荐联合使用彩色血流多普勒；可以应用右心声学造影技术增加三尖瓣反流频谱的完整性；寻找其他符合"临床和 echo"PH 的征象；静息 SPAP 的正常生理范围依赖于年龄和 BMI，并且在年龄 >50 岁或体重指数 >30kg/m^2 中，SPAP 可能高达 40mmHg。

（六）肺动脉血流频谱改变（change of pulmonary flow spectrum）

"指拳征"是指右室流出道前向血流频谱收缩中期切迹，是PTE较为敏感的征象。肺动脉血流速度明显减低，血流加速时间缩短：ACT < 80ms；右室射血前期缩短：RPEP < 300ms；ACT与RVET比值减低：ACT/RVET < 40%（图5-9，图5-10，图5-11）。

（七）血栓（thrombus）

右心系统内血栓形态各异。肺动脉内血栓常为大块，从主干延续至一侧或双侧肺动脉分支。右肺动脉主干血栓易于显示，左肺动脉因显示较短，血栓不易显示。血栓需与右心系统肿瘤相鉴别（图5-12，图5-13）。

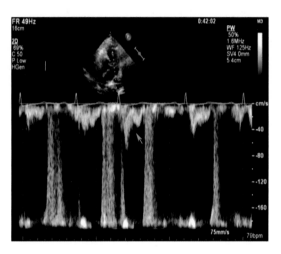

图5-9 "指拳征"

右室流出道前向血流频谱收缩中期切迹，是PTE较为敏感指标

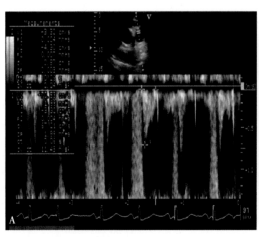
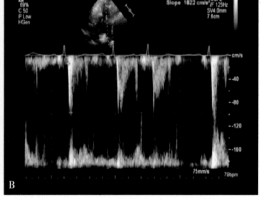

图5-10 ACT测量示意图

A. ACT=60ms；B. ACT=46ms

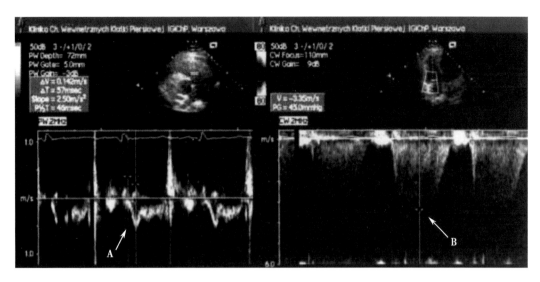

图 5-11 60/60 征

右室加速时间 ≤ 60ms + 三尖瓣反流压差 ≤ 60mmHg

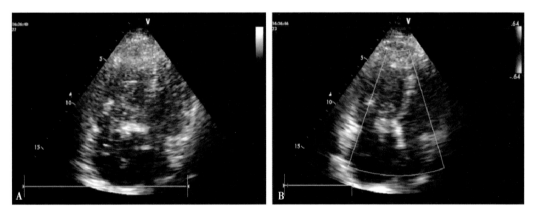

图 5-12 急性肺栓塞患者,呼吸心跳骤停,超声心动图探查可见心脏停搏,右心腔内大量血栓

A. 右房及右室可见血栓填充;B. 彩色多普勒无血流

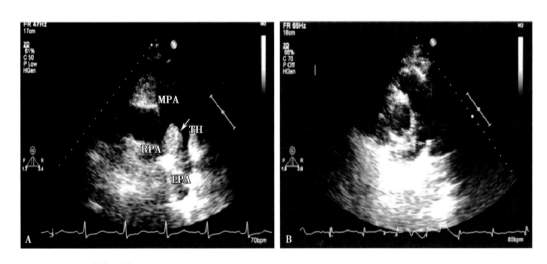

图 5-13 肺动脉血栓

A. 肺动脉主干可见血栓;B. 肺动脉分叉处可见血栓

血栓需与右心系统肿瘤、赘生物等相鉴别,下面通过病例分享来加深了解。

病例1,患者女,65岁,临床考虑 PE(图 5-14,图 5-15,图 5-16)。

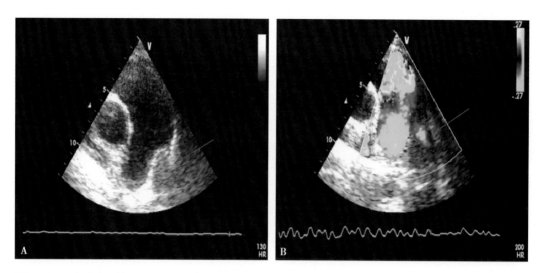

图 5-14　肺动脉长轴切面
A. 左肺动脉内中强回声占位；B. 左肺动脉起始处窄束血流

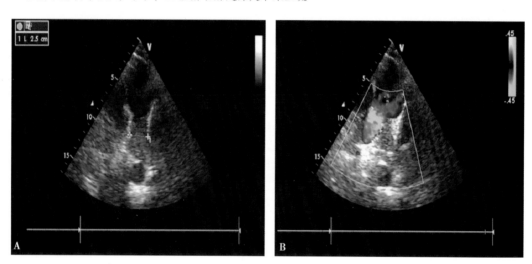

图 5-15　溶栓治疗后复查
A. 左肺动脉内仍可见中强回声占位；B. 左肺动脉起始处未见明显血流

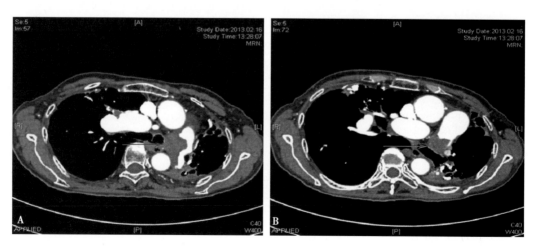

图 5-16　CTPA 图像
A 和 B. 左肺动脉干偏心性软组织密度充盈缺损影，仅见左肺上叶少许肺动脉纤细显示，其余分支未见显示

病例2，患者男，81岁，咳嗽、气促（图5-17，图5-18，图5-19）。

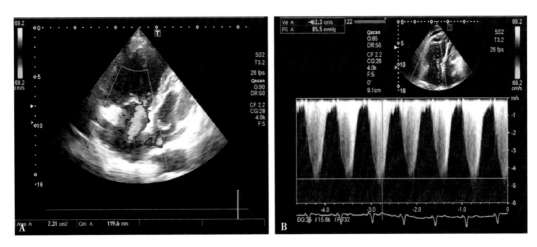

图5-17　超声心动图图像

A. 三尖瓣中度反流；B. 三尖瓣反流压差 =85.5mmHg

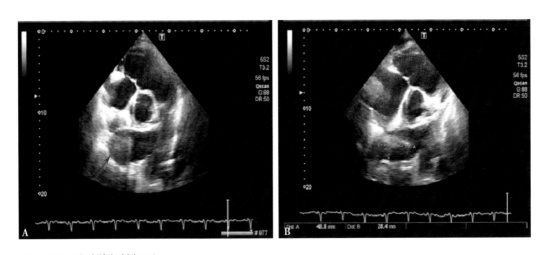

图5-18　肺动脉长轴切面

A. 右肺动脉内可见团块状中等回声（箭头）；B. 异常团块大小约 48.8×28.4mm

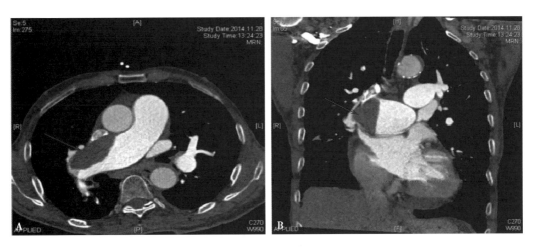

图5-19　CTPA图像

A 和 B. 右肺动脉干、中间段及下叶基底段可见条状附壁充盈缺损，右肺中叶肺动脉未见显示，右肺下叶外基底段可见附壁充盈缺损。考虑 CTEPH，肺通气 / 灌注不匹配病例3，患者，男，39岁，间断发热7个月，查体：心脏可闻及收缩期杂音（图5-20~图5-24）。

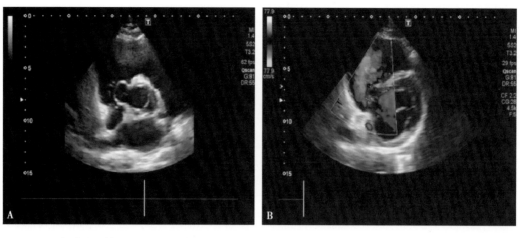

图5-20 大动脉短轴切面示室间隔缺损

A. 室间隔缺损并膜部瘤形成；B. 室水平左向右分流

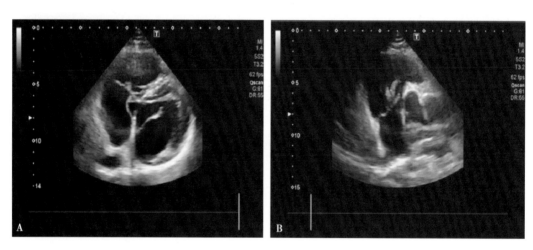

图5-21 超声心动图示三尖瓣赘生物（A和B）

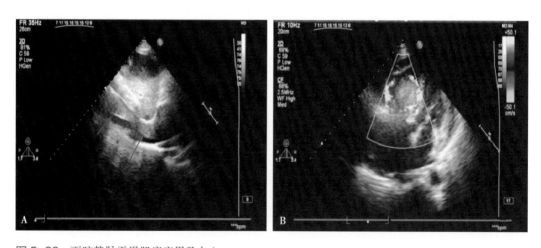

图5-22 下腔静脉平滑肌瘤病累及右心

A. IVC内条索状占位延伸至右房开口处；B. 心腔内占位病变，CDFI显示右室内仅存环形血流

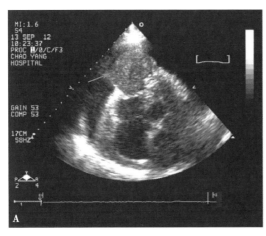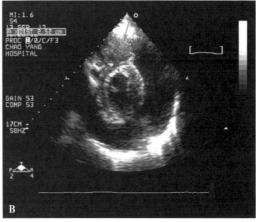

图 5-23　右室心尖占位——肺癌转移

A. 右室心尖部位占位病变（箭头）;B. 大量心包积液

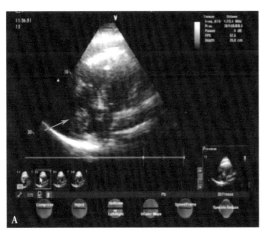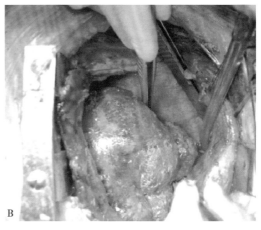

图 5-24　心包恶性平滑肌肉瘤累及右心房

A. 超声显示右房占位（箭头），大量心包积液；B. 术中瓷白色肿物覆盖心包

（八）室间隔运动异常

左室短轴切面"D"型改变。室间隔偏向左室侧，运动平直，收缩期运动幅度减低，室壁增厚率减小，与右室前壁及左室后壁运动不同步（图 5-25）。

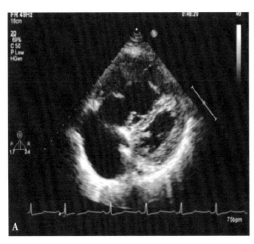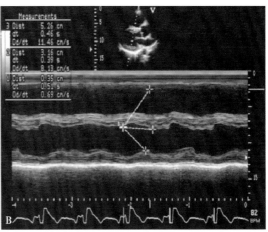

图 5-25　PE 时室间隔运动异常

A. 左室短轴"D"型改变；B. 室间隔与左、右室壁运动不同步

（九）卵圆孔（PFO）重新开放

肺动脉高压患者右房压力升高，可以造成卵圆孔重新开放，患者可能出现矛盾性栓塞的情况。在临床工作中，应用右心声学造影技术判断卵圆孔开放，经食管超声心动图显示卵圆孔分流情况（图5-26~图5-30）。

右心声学造影技术是一项在临床应用非常广泛的技术。右心声学造影技术的原理为用于右心声学造影的小气泡直径多较大（10~100μm），在经过肺循环的微血管床时被滤过或受压破灭，所以经静脉注射右心声学造影剂时，"理论上"左心系统无微小气泡出现。肺毛细血管前微小肺动脉—静脉短路。右心声学造影技术在肺动脉高压中的应用主要包括：检出心内分流，肺水平分流；改善多普勒血流信号；显示心内膜及结构。目前应用右心声学造影剂主要有维生素 B_6 + 碳酸氢钠（常用）及生理盐水 9ml（90%）+ 空气 1ml（10%）（推荐）。右心声学造影注意事项包括：

1. 次数 不宜过多，一般在 5 次之内；

2. 间隔时间 应在 5min 以上；

3. 路径 一般取左肘静脉穿刺；

4. 切面 探头应固定于最佳观察切面；

5. 增强造影效果 咳嗽、瓦尔萨尔瓦动作、深吸气；

6. 造影结束 观察患者 10min 以上，无不适可离开，局部避免皮下气肿。

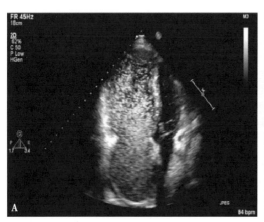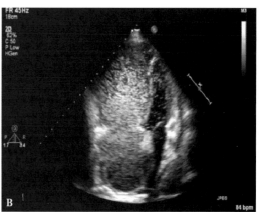

图 5-26 CTEPH 伴卵圆孔开放

A. 经肘静脉注射声学造影剂，右心房、室顺序显影后经过 2~3 个心动周期后左心房水平出现造影剂气泡；B. 嘱患者咳嗽后，分流气泡增加

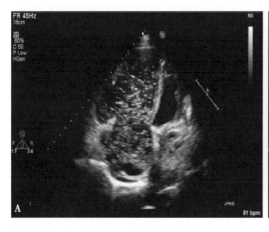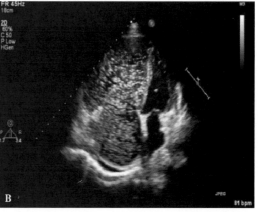

图 5-27 PH 伴肺动 - 静脉水平分流

A 和 B. 经肘静脉注射声学造影剂，右心房、室顺序显影后经过 5~6 个心动周期后左心腔内出现较暗淡造影剂小气泡

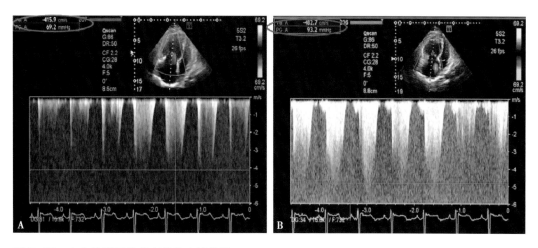

图 5-28　右心造影后改善多普勒血流信号

A. 右心造影前测量三尖瓣反流速度；B. 部分三尖瓣反流频谱较难获得时，可通过声学造影增强血流频谱的清晰度，以便精确估测 SPAP

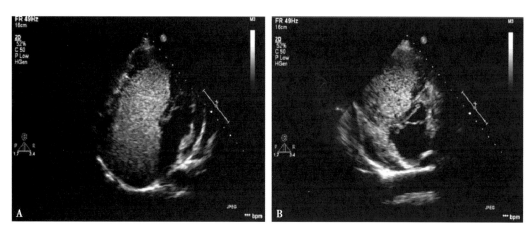

图 5-29　显示心内膜及心腔结构 TTE 图像显示不佳 PH 患者

A 和 B. 协助显示心内膜以便了解心腔内径及右心功能，观察心腔内血流动力学变化

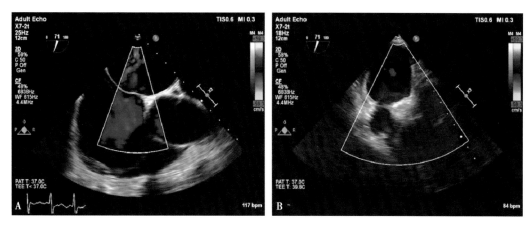

图 5-30　经食管超声心动图显示卵圆孔未闭

A. 卵圆孔未闭患者；B. PTE 患者卵圆孔再开放

四、PTE 患者右心功能评价

有研究认为，右心功能决定了肺动脉高压患者病情的严重程度、生存状况，是其预后的重要因素。尽管肺动脉病变程度及范围对 PAH 具有意义，但右心功能决定了 PAH 患者病情的严重程度、生存状况及预后。无论哪种类型 PAH，患者最终均进展为难治性右心衰竭，右心功能是影响 PAH 患者预后的重要因素。右心室对于心肺疾病患者的发病率和病死率发挥重要作用。然而，系统评价右心室功能却没有达成一致。部分原因是由于对左心功能评价的过度关注，同时缺少能用于右心成像的超声技术。寻找切实可行评价右心功能的方法，在右心衰竭出现之前对亚临床右心衰竭的发生和严重程度进行评价就显得非常重要了。随着超声心动图对右心室功能评价能力的提高，评价 PAH 对右心功能的影响也成为可能。右心室评估难点在于右心室形状不规则、心尖部肌小梁较多、心内膜显示不清，常规二维超声对右心室的评价价值有限。2010 年 ASE 推荐常规的超声心动图诊断应纳入如下几项简单且重复性好的指标，包括 FAC、TAPSE、脉冲组织多普勒 S'及 MPI。联合使用一种以上的右室功能测量方法，如 S'和 MPI，对区分功能正常与否更为可靠。强烈建议在常规超声心动图检查及报告中至少纳入上述量化检查方法中的一项，尤其在右室功能不全或右室功能可能受到影响时格外重要。更先进的技术，如 IVA、应变及应变率目前不推荐作为常规检查，在有经验的实验室可作为特殊的临床和研究应用。

1. 三尖瓣环收缩期位移（TAPSE）（图 5-31，图 5-32）

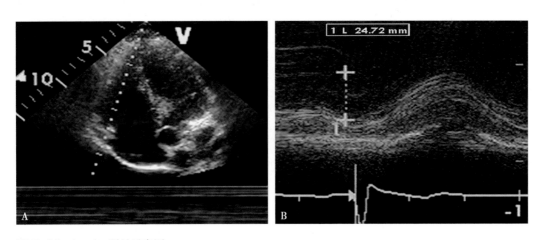

图 5-31 TAPSE 测量示意图

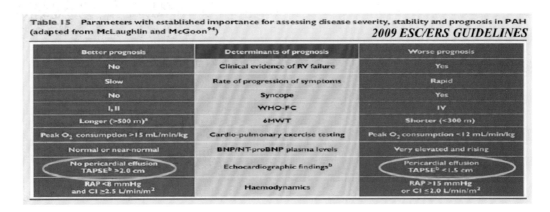

图 5-32 2009 ESC/ERS 指南
TAPSE<1.5cm 提示肺动脉高压患者预后不佳

2. 右室面积变化分数（RVFAC）（图 5-33）

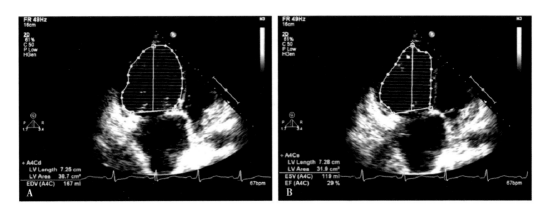

图 5-33　RVFAC 测量示意图
EDA: 38.7cm²，ESA: 31.9cm²。FAC =（EDA-ESA）/ EDA =（38.7-31.9）/38.7=0.175=17.5%

右室心肌做功指数（RIMP/Tei index）（图 5-34）

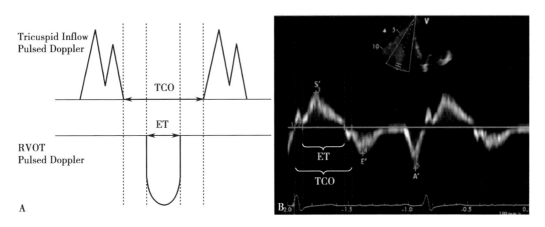

图 5-34　RIMP 测量示意图，RIMP=（IVRT + IVCT）/ET
A.脉冲多普勒法测量示意图，上限值为 0.40；B.组织多普勒法测量示意图，上限值为 0.54

3. 右室射血分数（RVEF）——RT3DE

右室射血分数参考低限值 45%（图 5-35）

组织多普勒（TDI）

（1）脉冲成像：三尖瓣瓣环及游离壁基底段 s'，参考值下限为 10cm/s。

（2）彩色编码组织多普勒：三尖瓣瓣环 s' 正常值 8.5~10cm/s，游离壁基底段 9.3~11cm/s

4. 斑点追踪技术（STE）

不受运动方向与声束夹角的影响，是评价右心室功能的新方法。右心室壁较薄，右心室心肌主要由心外膜下的纵形心肌及心内膜下的环形心肌组成，而纵形心肌在右心室的收缩与舒张过程中起主要作用，因此二维 STE 对右心室功能的研究主要为长轴方向上的心肌运动。应变反映心肌的主动收缩及舒张变形能力，不受心脏整体运动及周围邻近组织的被动牵拉，也不受参数改变的影响，具有相对独立性。右室游离壁整体长轴应变>-20%（绝对值 < 20%）认为异常（图 5-37）。

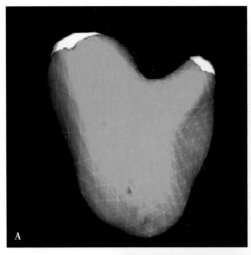

图 5-35　RT3DE 测量 RVEF 示意图

A. 动态模型；B. RVEDV，RVESV 和整体 RVEF；C. 右室时间容积曲线

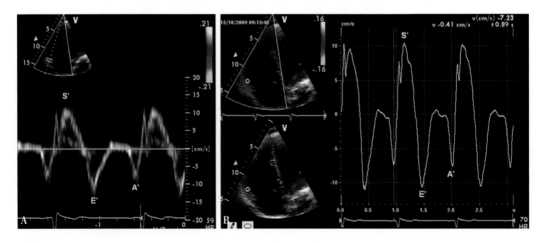

图 5-36　彩色编码组织多普勒测量三尖瓣环游离壁基底段 s' 示意图

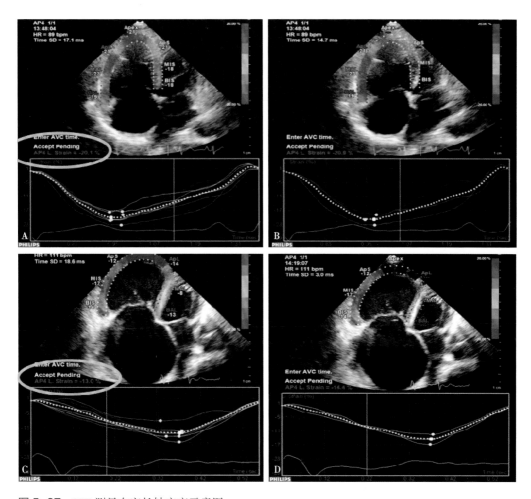

图 5-37　STE 测量右室长轴应变示意图

A. 正常人右室整体长轴应变测量；B. 正常人右室游离壁整体长轴应变测量；C. PH 患者右室整体长轴应变减低；D. PH 患者右室游离壁整体长轴应变减低

五、心肺联合超声在诊断 PTE 中的应用

心肺联合超声在评估肺栓塞方面的应用，近年来逐渐受到关注。肺超声特点：经济、易操作、可床旁进行、重复性好、准确性好、无放射性。

病例 1（图 5-38，图 5-39）

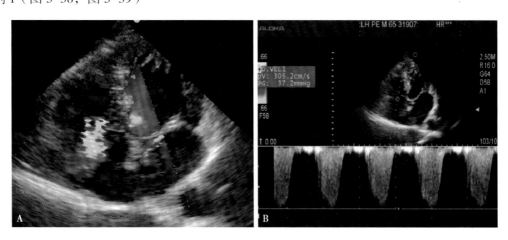

图 5-38　三尖瓣反流及反流压差测量

A. 三尖瓣中 - 大量反流；B. SPAP：47mmHg

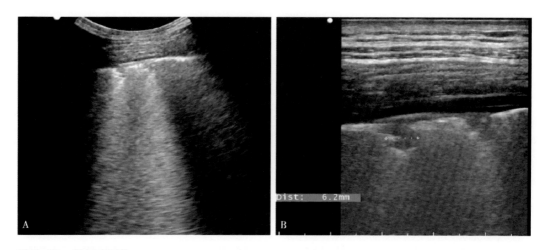

图 5-39　肺超声图像
A.凸阵探头（B 线凸显）；B.线阵探头，胸膜下多发类圆形低回声

病例 2（图 5-40，图 5-41，图 5-42）

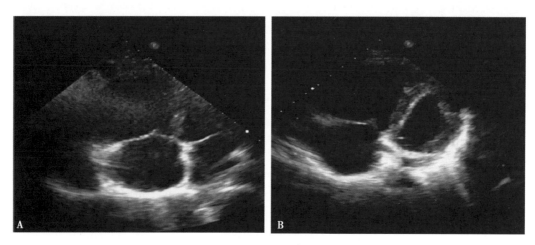

图 5-40　Echo 显示右心扩大
A.心尖四腔心切面右心扩大；B.心室短轴切面右心扩大

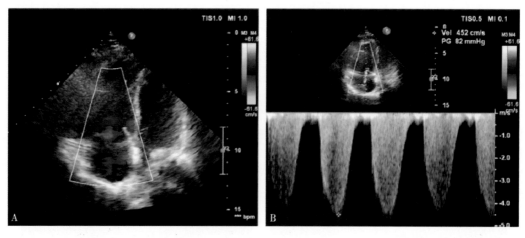

图 5-41　三尖瓣反流及反流压差测量
A.三尖瓣轻－中度反流；B.SPAP：92mmHg

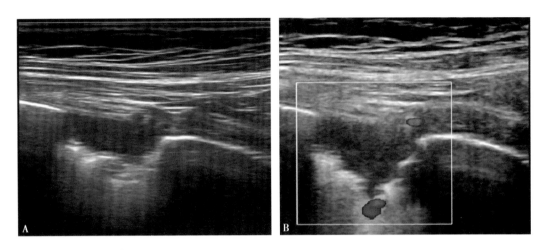

图 5-42　肺超声图像
A. 胸膜下楔形低回声，尖端指向肺门；B. 其内未见血流信号

病例 3（图 5-43，图 5-44，图 5-45）

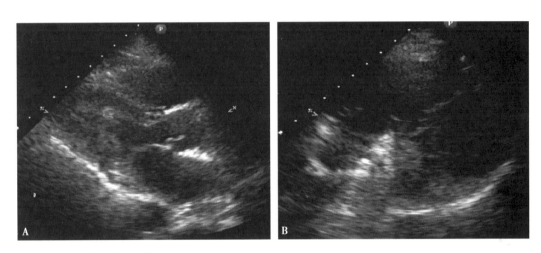

图 5-43　超声心动图图像
A. 胸骨旁长轴切面；B. 胸骨旁短轴切面

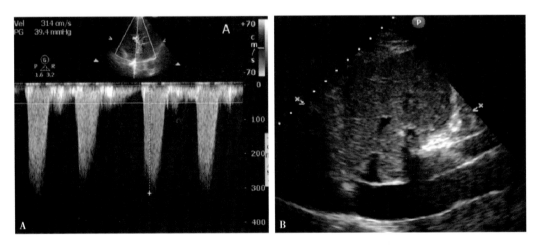

图 5-44　超声心动图图像
A. SPAP：49mmHg；B. 下腔静脉增宽，吸气塌陷率减低

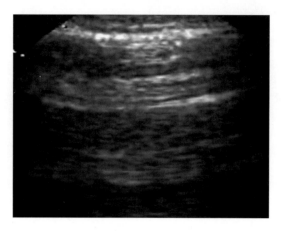

图 5-45　肺超声图像
肺超声未见明显异常

SESAME 原则（Sequential Emergency Scanning Assessing Mechanism Or Origin of Shock of Indistinct Cause）：在 BLUE 方案和 FALLS 方案之后，继续检查外伤患者有无大量腹腔出血或检查下肢静脉增加肺栓塞诊断信息，此外，检查心脏排除心脏压塞还能够发现室颤、房室传导阻滞或心跳停止。值得我们注意的是，肺超声对于周围型肺栓塞能够探查，中央型肺栓塞则很难显示（图 5-46，图 5-47）。

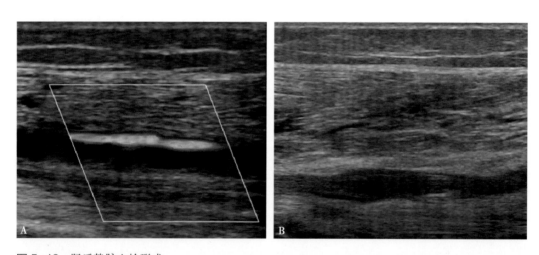

图 5-46　胫后静脉血栓形成
A. 彩色血流多普勒显示，管腔充盈欠佳，可见窄束血流通过；B. 管腔内可见中低回声填充

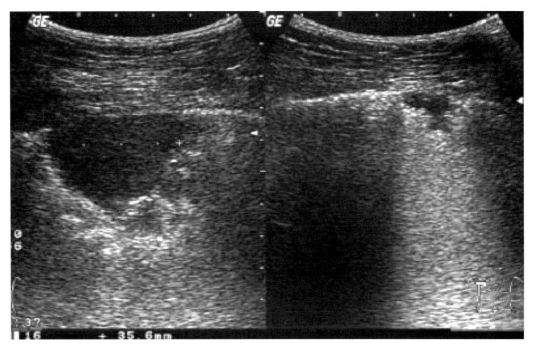

图 5-47　肺超声提示周围型肺栓塞
可见胸膜下楔形低回声，尖端指向肺门

六、结语

（一）超声心动图在 PTE 诊治过程中的作用

1. 有助于临床对急性 PTE 的分型；
2. 若心脏结构正常，肺动脉正常或轻度升高，提示血栓栓塞范围小或程度较轻；
3. 监测 PTE 病情进展情况；
4. 动态观测可疑 PTE 患者右心结构及功能改变情况。

（二）对于超声心动图诊断 PTE 主要诊断参数进行梳理

1. 右室横径 >40mm，长径 >50mm，前后径 >35mm；
2. 右室 / 左室前后径比值 >0.5；
3. 右室 / 左室横径比值 >1.1；
4. 右房 / 左房横径比值 >1.1；
5. 右室前壁运动幅度 < 5mm，右室游离壁运动幅度 < 8mm；
6. 主肺动脉内径 >30mm，左、右肺动脉内径 >20mm；
7. 下腔静脉最大径 >21mm，吸气塌陷率 < 50%。

（三）诊断 PTE 及评价右心功能参数

1. 肺动脉前向血流 ACT < 80ms，PEP < 300ms；

Table 8A Echocardiographic probability of pulmonary hypertension in symptomatic patients with a suspicion of pulmonary hypertension

Peak tricuspid regurgitation velocity (m/s)	Presence of other echo 'PH signs'ᵃ	Echocardiographic probability of pulmonary hypertension
≤2.8 or not measurable	No	Low
≤2.8 or not measurable	Yes	Intermediate
2.9-3.4	No	
2.9-3.4	Yes	High
>3.4	Not required	

PH = pulmonary hypertension.
ᵃSee Table 8B.

Table 8B Echocardiographic signs suggesting pulmonary hypertension used to assess the probability of pulmonary hypertension in addition to tricuspid regurgitation velocity measurement in Table 8A

A: The ventriclesᵃ	B: Pulmonary arteryᵃ	C: Inferior vena cava and right atriumᵃ
Right ventricle/left ventricle basal diameter ratio >1.0	Right ventricular outflow Doppler acceleration time <105 msec and/or midsystolic notching	Inferior cava diameter >21 mm with decreased inspiratory collapse (<50 % with a sniff or <20 % with quiet inspiration)
Flattening of the interventricular septum (left ventricular eccentricity index >1.1 in systole and/or diastole)	Early diastolic pulmonary regurgitation velocity >2.2 m/sec	Right atrial area (end-systole) >18 cm²
	PA diameter >25 mm.	

PA = pulmonary artery.
ᵃEchocardiographic signs from at least two different categories (A/B/C) from the list should be present to alter the level of echocardiographic probability of pulmonary hypertension.

图 5-48   2015ESC/ERS 肺动脉高压诊断和治疗指南提示肺动脉压力升高的征像

2. 右室流出道前向血流 ACT < 60ms；

3. ACT/RVET < 40%；

4. 三尖瓣反流估测 SPAP>50mmHg；

5. 右室面积变化分数 < 35%；

6. 右室射血分数 < 45%；

7. TAPSE < 17mm；

8. RIMP>0.54；

9. GLS 绝对值 < 20%。

超声心动图在 PTE 诊断中的价值：不同研究 PE 的超声诊断标准不同，右室几何形态特殊，缺乏独特的超声参数可以快速、可靠地提示右室结构和功能。阴性预测价值 40% ~50%，阴性结果不能排除 PE。右室功能不全由其他心肺疾病引起。60-60 征 和 McConnell 征，在 PE 中有相对高的阳性预测价值，排除右室心肌梗死引起的右室游离壁运动减低或消失。TAPSE 可能是有帮助的。PE 时会出现右室壁应变的异常，但缺乏特异性，并且血流动力学稳定的 PE 患者，应变可正常。活动的右心血栓可证实 PE 的诊断，与右室功能不全和早期病死率高相关，不推荐作为血流动力学稳定、血压正常的疑似 PE 患者的诊断检查（not high-risk）。疑似 PE 的患者（high-risk）缺乏右室后负荷过重或功能不全的征象，可排除因肺栓塞引起血流动力学不稳定。

（四）超声心动图在 PTE 预后评估中的价值（图 5-49）

1. 超声心动图

（1）发现 ≥ 25% PE 患者合并右室功能不全；

（2）不良预后的独立预测因子；

（3）参数多样，难以标准化。

2. 可用于 PE 危险分层的超声心动图异常结果

（1）右室扩大，右室 / 左室内径增大；

（2）右室游离壁运动减低；

（3）三尖瓣反流速度增加；

（4）TAPSE 减低。

3. PE 患者病死率增加

（1）心房水平右向左分流（通过卵圆孔）。

（2）右心血栓。

Table 8　Imaging and laboratory tests[a] for prediction of early[b] mortality in acute PE

Test or biomarker	Cut-off value	Sensitivity, % (95% CI)	Specificity, % (95% CI)	NPV, % (95% CI)	PPV, % (95% CI)	OR or HR (95% CI)	No. patients	Study design (reference)	Remarks
Echocardiography	Various criteria of RV dysfunction	74 (61–84)	54 (51–56)	98 (96–99)	8 (6–10)	2.4 (1.3–4.3)	1249	Meta-analysis[226]	RV dysfunction on echocardiography or CT was one of the inclusion criteria in two randomized trials investigating thrombolysis in normotensive patients with PE.[252, 253]
CT angiography	RV/LV ≥1.0	46 (27–66)	59 (54–64)	93 (89–96)	8 (5–14)	1.5 (0.7–3.4)	383	Meta-analysis[226]	
	RV/LV ≥0.9	84 (65–94)	35 (30–39)	97 (94–99)	7 (5–10)	2.8 (0.9–8.2)	457	Prospective cohort[228]	

图 5-49　2014ESC 急性肺栓塞诊断和治疗指南，预测急性肺栓塞早期死亡率的因素

（李一丹）

参考文献

［1］Malenfant S, Neyron AS, Paulin R, et al.Signal transduction in the development of pulmonary arterial hypertension.Pulm Circ, 2013, 3 (2): 278–293.

［2］Chang SA, Kim HK, Lee SC, et al.Assessment of left ventricular mass in hypertrophic cardiomyopathy by real-time three-dimensional echocardiography using single-beat capture image.J Am SocEchocardiogr, 2013, 26 (4): 436–442.

［3］Biswas M, Sudhakar S, Nanda NC, et al.Two- and three dimensional speckle tracking echocardiography: clinical applications and future directions.Echocardiography, 2013, 30 (1): 88–105.

［4］Jing Z, Jianchang C, Weiting X, et al.Comparison of left atrial function in healthy individuals versus patients with non-ST-segment elevation myocardial infarction using two-dimensional speckle tracking echocardiography.Cardiovasc J Afr, 2013, 24(5): 154–160.

［5］Lawrence GR, Wyman WL, Jonathan A, et al.Guidelines for the echocardiographic assessment of the right heart in adults: a report from the American Society of Echocardiography Endorsed by the European Association of Echocardiography, a registered branch of the European Society of Cardiology, and the Canadian Society of Echocardiography ［J］.J Am SocEchocardiogr, 2010, 23 (7): 685–713.

［6］Galiè N, Hoeper MM, Humbert M, et al.Guidelines for the diagnosis and treatment of pulmonary hypertension: the Task Force for the Diagnosis and Treatment of Pulmonary Hypertension of the European Society of Cardiology (ESC)and the European Respiratory Society(ERS), endorsed by the International Society of Heart and Lung Transplantation (ISHLT) ［J］.Eur Heart J, 2009, 30 (20): 2493–2537.

［7］Lang RM, Badano LP, Mor-Avi V, et al.Recommendations for cardiac chamber quantification by echocardiography in adults:

an update from the American Society of Echocardiography and the European Association of Cardiovascular Imaging[J].J Am SocEchocardiogr,2015,28(1):1-39.

[8] Galiè N,Humbert M,Vachiery JL,et al.2015 ESC/ERS Guidelines for the diagnosis and treatment of pulmonary hypertension: The Joint Task Force for the Diagnosis and Treatment of Pulmonary Hypertension of the European Society of Cardiology(ESC) and the European Respiratory Society(ERS):Endorsed by:Association for European Paediatric and Congenital Cardiology(AEPC), International Society for Heart and Lung Transplantation(ISHLT).Eur Respir J,2015 Oct,46(4):903-975.

第6讲

静脉血栓栓塞症的下肢超声检查

近年来，彩色多普勒超声在诊断深静脉血栓（deep venous thrombosis，DVT）上得到广泛运用，已经逐步取替血管造影，成为深静脉血栓诊断及鉴别诊断的首选影像学检查方法。引起肺血栓栓塞症（pulmonary thromboembolism，PTE）血栓的主要来源是 DVT，因此，对于 DVT 的正确认识、早期诊断、早期治疗，对 PTE 的防治有重要意义。

一、下肢静脉解剖

下肢静脉分为深、浅静脉两组。下肢有浅、深两个筋膜室。位于皮肤与肌肉筋膜之间的皮下组织称为浅筋膜室，位于深筋膜深层的组织称为深筋膜室。浅静脉及穿通静脉引流浅筋膜室的血流，深静脉引流深筋膜室的血流。穿通静脉是穿出肌肉筋膜，连接浅深静脉的短静脉，交通静脉是连接浅静脉之间或者深静脉之间的静脉。

（一）浅静脉

细小的浅静脉引流皮肤乳头下和皮下组织中网状静脉丛的血液，它们相互汇合最后组成隐静脉的属支。大隐静脉起源于足背静脉网内侧，经内踝前方、下肢内侧上行，穿过卵圆窝，汇入股静脉。在入股静脉之前的 5~7cm 一段中，有 3~7 个属支，其中最多见的 5 支分别为腹壁浅静脉、旋髂浅静脉、阴部外浅静脉、股外侧浅静脉和股内侧浅静脉。大隐静脉于小腿呈双支型者占 25%，在大腿约 8% 分为 2 支。小隐静脉起自足背静脉网的外侧，经外踝后沿小腿后外侧上行，在腘窝穿过深筋膜汇入腘静脉。大、小隐静脉之间的交通支主要位于膝部附近。

（二）深静脉

在足底，足底趾深、跖深静脉组成足底深静脉弓，在内踝后侧形成胫后静脉；在足背，足背趾深、跖深静脉汇入足静脉，形成胫前静脉。胫后静脉、胫前静脉和腓静脉各有 2 支，并相互有丰富的吻合支，各与相应的动脉伴行，然后各自的双支汇成 1 支，最后汇成腘静脉。比目鱼肌静脉和腓肠肌静脉也将肌肉静脉丛中的血液引入腘静脉或胫后静脉，它们是小腿肌肉静脉丛血栓的好发部位。在收肌管开口处，腘静脉延续上行为股静脉。在腘静脉和股静脉段，常有长度不等的双支存在。

股静脉远侧段于股动脉外侧上行，近侧段则跨越股动脉而处于其内侧。于腹股沟韧带下方约 7~8cm 处，股静脉与股深静脉汇合形成股总静脉。股总静脉位于相应动脉的内侧，并于腹股沟韧带上行延续为髂外静脉。大隐静脉在腹股沟浅静脉汇合处流入股总静脉,于此下方有股总静脉的2支属支,即旋股外侧静脉和旋股内侧静脉。在大腿远侧段,于股深静脉和股静脉或腘静脉之间,常有1支交通静脉,其存在率为80%,当深静脉闭塞时,这是一支重要的侧支通道。深浅静脉之间的交通是通过穿通静脉实现的。

在下肢深、浅静脉和交通支静脉内都有瓣膜存在。大隐静脉进入股静脉附近,小隐静脉汇入腘静脉的开口以及穿通静脉内均有较坚强的瓣膜存在。这些瓣膜呈单向开放,保持血流从远端向近端或由浅向深部流动。若瓣膜发生功能不全,则血液逆流而出现浅静脉曲张、下肢肿胀、皮肤营养不良及色素沉着。

二、下肢深静脉血栓形成的病因及病理

一般认为深静脉血栓与3个因素有关,即血流迟缓、静脉壁损伤和血液的高凝状态。DVT的诱因众多,常见的高危因素有:

(一)原发性危险因素

1. 年龄因素　DVT的发生率随着年龄的增长而升高,当年龄超过60岁后,发病率急剧增加。

2. 性别　女性妊娠期增大的子宫影响下肢静脉回流以及妊娠、产褥期凝血和纤溶系统的生理变化等,均是导致DVT的高危因素,故认为女性的特殊因素增加了DVT的发生风险。

3. 地域及民族差异　不同民族、地域的人群,其DVT的发病率存在差异。种族及地域之间DVT发病率存在差异的原因尚不清楚,可能与遗传因素有关,特别是与凝血因子V-Leiden变异有关。

4. 解剖学因素　急性髂股静脉血栓常见于左下肢,其原因与左髂静脉受右髂动脉压迫造成的狭窄有关,即髂静脉卡压综合征。

5. 遗传相关因素　与DVT相关的遗传因素主要与原发性高凝状态有关,包括抗凝血酶Ⅲ、蛋白C和蛋白S缺乏;活化蛋白C抵抗现象;高半胱氨酸血症;纤维蛋白原异常;凝血因子V-Leiden变异等。

(二)获得性危险因素

1. 手术与创伤　手术或创伤与DVT发病的关系密切,是重要的高危因素。①手术:手术时间过长;手术对组织、血管壁的损伤;麻醉或体外循环等致血流缓慢;血容量减少;手术致凝血和纤溶系统失衡;术后制动等均与DVT的发病有关。②创伤:严重的创伤造成组织破坏和血管壁损伤;创伤、失血、缺氧作为应激原激活凝血系统;创伤后的制动及血容量相对不足使血流减慢,这些因素均与创伤后血栓形成有关。

2. 肢体制动、瘫痪及麻痹　制动包括病理状态或正常情况下的被动制动两种情况。前者如骨折、严重创伤后的绝对卧床休息;后者如"经济舱综合征"。

3. 静脉内留置导管　静脉内留置导管是DVT重要致病原因,尤其是中心静脉插管和起搏器。

4. 恶性肿瘤　在DVT患者中19%~30%患有恶性肿瘤,而恶性肿瘤患者中的15%可发生DVT。

5. 内科疾病　长期以来对内科疾病所致的DVT缺乏足够重视,现经研究发现DVT的发生与诸多内科疾病相关,如急性心肌梗死和心内除颤、脑卒中和肢体偏瘫、慢阻肺及严重肺部感染、炎症性肠病、系统性红斑狼疮、激素替代疗法、肥胖、糖尿病、高血压、高脂血症等。

6. 下肢感染及局部病变　下肢的感染(细菌或真菌等)及局部病变(如烧伤、冻伤、淋巴管炎等)均可影响下肢静脉回流,从而增加患者DVT发生的风险。

7. 血管相关性疾病　DVT的发生多有血管病变的基础,一些血管相关性疾病,如腹主动脉瘤、血栓闭塞性脉管炎、血栓性浅静脉炎、下肢静脉曲张等与DVT的相关性被越来越多的流行病学资料所证实。

8. DVT既往史　具有DVT既往病史者具有较高的再发风险,尤其当合并其他危险因素者。曾发生

DVT 的同一静脉或邻近静脉，因纤溶系统受损造成纤维蛋白沉积物是血栓再发的危险因素，23%~26%的 DVT 患者有既往血栓病史。

按照血栓的组成，静脉血栓有 3 种类型：红血栓，最为常见，组成比较均匀，血小板和白细胞散在性分布在红细胞和纤维素的胶状块内；白血栓，基本由纤维素、白细胞和成层的血小板组成，只有极少量红细胞；混合血栓，由白血栓组成头部，板层状的红血栓和白血栓构成体部，红血栓或板层状的血栓构成尾部。静脉血栓形成引起静脉回流障碍，其程度取决于受累血管的大小和部位以及血栓的范围和性质。

三、下肢深静脉血栓的临床表现

下肢深静脉血栓形成可发生在下肢深静脉的任何部位。血栓阻塞远端静脉压升高，毛细血管瘀血，内皮细胞缺氧，使毛细血管渗透性增加，阻塞远端肢体出现肿胀，站立位明显，患肢肿胀是下肢深静脉血栓最常见的症状，但应注意有些患者肿胀可能不明显，尤其注意与下肢手术后的水肿鉴别。深部静脉血栓形成后，其症状轻重不一，取决于受累静脉的部位、阻塞的程度和范围。

临床常见的下肢深静脉血栓有小腿肌肉间静脉丛血栓、髂股静脉血栓及髂静脉血栓。小腿肌肉间静脉丛血栓多见于外科手术尤其是下腹部手术后，因病变范围较小，所激发的炎症反应程度较轻，大多数患者临床症状并不明显，易被忽略，少部分患者可有腓肠肌痛、腓肠肌压痛和 Homan 征阳性，即直腿伸踝时腓肠肌疼痛。髂股静脉血栓及髂静脉血栓左侧多见，可能与右髂总动脉跨越左髂总静脉，对左髂总静脉有一定压迫有关，骨科手术后常见的血栓是髂股静脉血栓。髂股静脉及髂静脉一般起病急，局部疼痛，压痛；腹股沟韧带以下患肢肿胀明显；浅静脉扩张，尤其腹股沟部和下腹壁明显。无论髂股静脉血栓逆行扩展或小腿肌内静脉丛血栓顺行繁衍，当整个下肢深静脉系统受累时，深静脉几乎全部处于阻塞状态，同时引起动脉强烈痉挛者，称为股青肿。疼痛剧烈，整个肢体广泛性明显肿胀，皮肤紧张、发亮、呈发绀色，有的可发生水疱，皮温明显降低，足背、胫后动脉搏动消失。全身反应明显，体温常达 39℃以上，可出现休克及肢体静脉性坏疽。还有部分患者可全无下肢深静脉血栓症状，而以肺栓塞表现成为第一症状。因为文献记载 70%~90% 的肺栓塞栓子来源于下肢深静脉，而这些患者中没有下肢深静脉血栓症状者不在少数，因此，对于无明显原因出现突发呼吸困难者，尤其有 DVT 高危因素者，如手术、长期卧床、长时间飞行等应注意检查下肢深静脉。

四、下肢深静脉彩色多普勒超声检查

（一）彩色超声仪

1. 仪器设备　用于下肢静脉彩色多普勒超声检查的彩色超声仪以中高档仪器为佳：

（1）良好的空间分辨率；

（2）较好的动态范围；

（3）多普勒超声对低速血流敏感。

2. 探头　下肢静脉一般采用线阵探头，5~10MHz，浅静脉可用更高频率线阵探头；肥胖患者或者肿胀明显患者，宜选用 3.5~5.0MHz 凸阵或扇扫探头。

3. 预设条件　可使用仪器设定的检查静脉条件。为了保证低速血流不被滤除，不应该把壁滤波调得过高；彩色多普勒速度范围宜低，便于低速血流的显示；彩色增益调节原则是一般先调整彩色增益较大出现血流外溢，再调小增益至噪声刚好消失为宜。

（二）下肢深静脉彩色超声检查

下肢深静脉彩色超声检查应包括股总静脉、股浅静脉、股深静脉近心端、腘静脉、胫前静脉、胫后静脉、腓静脉及小腿肌间静脉丛（腓肠肌间静脉及比目鱼肌间静脉）。当发现股静脉血栓时应向上检查髂外静脉、髂内静脉近心段及髂总静脉。由于小腿深静脉血栓多无明显临床病症，因此下肢深静脉彩色超声检查不仅要注意大腿的检查，更应该重视小腿，而小腿肌间静脉应作为常规检查。

1. 体位 根据患者情况及病变部位取相应体位，如立位、平卧位、坐位、俯卧位、半卧位等。立位及坐位有利于静脉管腔的充盈，便于超声检查，但由于多数患者为高龄、病情重或者手术后，我院患者一般采用仰卧位，躯干抬高 45°~60°，下肢屈膝，外旋、外展状态，充分暴露自腹股沟区域至踝关节处。大腿和腹股沟区的超声探查比较容易，股浅静脉的下 1/3 段有时因走行于收肌管内，无论探头是从大腿前方加压或是后方加压均难以压瘪，此时彩色多普勒可以用来检查此段静脉情况。俯卧位检查腘静脉时可以适当抬高小腿，膝关节略弯曲，利于腘静脉管腔显示得更加清晰。

2. 探头频率 一般选用线阵探头，频率 5~10MHz。探头频率越高，分辨率越高。但随着分辨率增高，穿透力减低，应根据患者的具体情况选择探头频率。如果患者体型肥胖，尤其下肢过粗、肿胀，血管位置过深，用高频线阵探头难以显示深部静脉，可选用低频率线阵探头甚至凸阵或者扇扫探头，反之则选用较高频率探头。对髂静脉，腹壁较薄者可采用低频线阵探头，否则可选用凸阵或扇扫探头。选择探头的原则是首先保证超声穿透力，然后尽量选择频率较高探头以提高超声显像分辨力。彩色多普勒检查时可适当降低 Scale，壁滤波为 50~100Hz。取样容积 2~4mm，放置血管中央，声束与血流方向夹角 <60°。

3. 检查步骤 检查静脉时嘱受检者平静呼吸，放松受检肢体。首先将探头置于准备检查血管的体表标志处，以动脉为参照，利用二维超声或彩色多普勒识别，清晰地显示该血管的切面图像。

（1）股静脉：检查侧下肢外展并外旋30°，另一侧可伸直位；或者双膝关节略弯曲，双侧髋关节外旋外展约30°。从腹股沟开始，先横切，确定股总静脉和股动脉的位置关系，继而纵扫，向上观察髂外静脉，向下沿下肢静脉的走行由近向远侧肢体检查（图6-1~图6-4）。在腹股沟下方股总静脉前内侧显示大隐静脉汇入处，观察大隐静脉瓣膜并判断有无反流（图6-5，图6-6）。在股动脉分叉下方数厘米显示股浅、深静脉分叉，然后分别显示股浅静脉、股深静脉近心端（图6-7~图6-10）。在检查静脉短轴时，适当加压可见静脉被压瘪（图6-11）。在检查股部血管时，最好自上而下顺序加压。股浅静脉远心端位置深在，注意探头向内后方移动，有时检查相对困难。

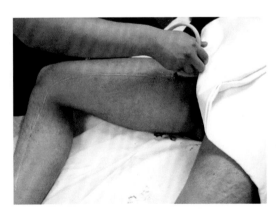

图6-1 腹股沟下方股静脉长轴探查

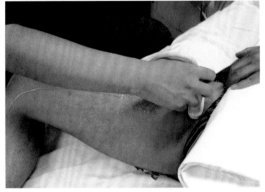

图6-2 腹股沟下方股静脉短轴探查

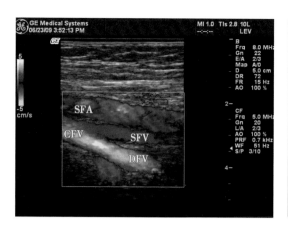

图6-3 股静脉长轴彩超图像

SFA- 股浅动脉；DFV- 股深静脉；SFV- 股浅静脉；
CFV- 股总静脉

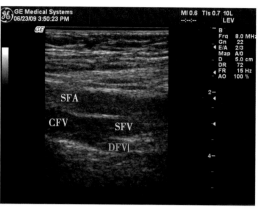

图6-4 股静脉长轴二维超声图像

CFV- 股总静脉；SFV- 股浅静脉；DFV 股深静脉；
SFA- 股浅动脉；

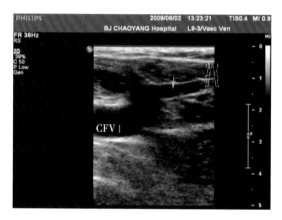

图6-5 大隐静脉汇入股总静脉长轴二维超声图像

CFV- 股总静脉 箭头- 大隐静脉

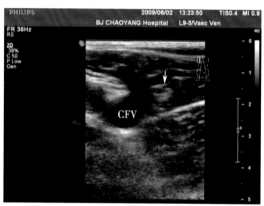

图6-6 大隐静脉汇入股总静脉短轴二维超声图像

CFV- 股总静脉 箭头- 大隐静脉

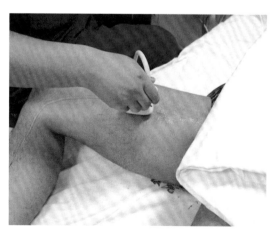

图6-7 股骨中段股浅静脉长轴探查

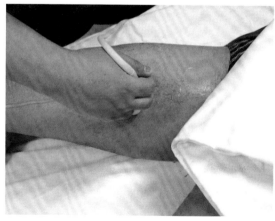

图6-8 股骨中段股浅静脉短轴探查

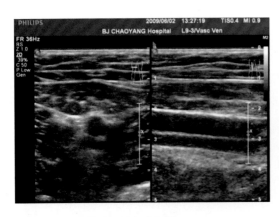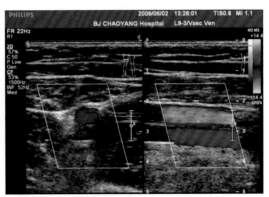

图6-9 股浅静脉二维超声图像
左图－股浅静脉短轴；右图－股浅静脉长轴

图6-10 股浅静脉彩超图像
左图－股浅静脉短轴；右图－股浅静脉长轴

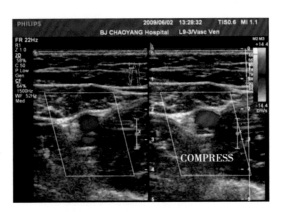

图6-11 股浅静脉加压彩超图像
左图－常规超声血管；右图－加压静脉压瘪

（2）腘静脉：患者采取同样位置，在腘窝处检查腘静脉长轴及短轴，并应用加压超声观察血管能否被压瘪（图6-12~图6-16）。注意，此时腘静脉位于浅层而腘动脉位于其深层。若采取俯卧位，为使腘静脉充盈，可适当抬高小腿，一般采用将检查侧足踝部交叉放在另一侧小腿上方或者在检查侧足踝部垫一小枕。

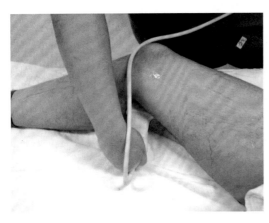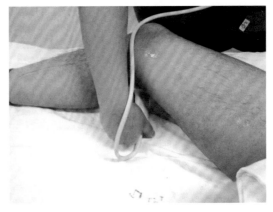

图6-12 腘窝处探查腘静脉长轴

图6-13 腘窝处探查腘静脉短轴

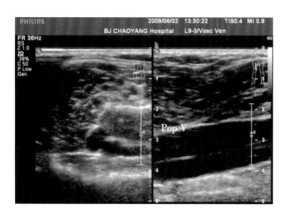

图 6-14　腘静脉二维超声图像

左图－腘静脉短轴；右图－腘静脉长轴

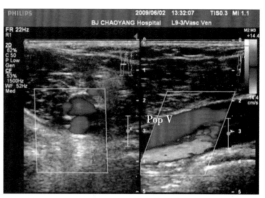

图 6-15　腘静脉彩超图像

POPV－腘静脉

（3）小腿深静脉：胫前静脉宜从胫骨的外侧方扫查。胫后静脉、腓静脉可从胫骨前内侧扫查。检查小腿时，患者仍采用仰卧位，检查侧下肢外展外旋从胫骨前内侧探查胫后静脉，在胫后静脉后方紧贴腓骨探查腓静脉。在此位置，在小腿肌肉松弛时还可以探查小腿肌肉间静脉；然后，小腿直立足底平放置于检查床，小腿与检查床约成45度~60度，于胫骨前外侧检查胫前静脉。可以自上而下检查，亦可自下至上检查。可先横切找到所要检查的静脉，再纵切显示其长轴切面，常常以伴行的动脉作为标记，在其两侧显示伴行的静脉。应注意采用短轴加压探查，长轴彩色血流结合多普勒超声探查。正常小腿的胫后静脉及

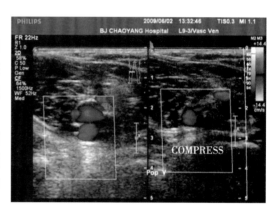

图 6-16　腘静脉加压彩超图像

COMPRESS－加压，加压后腘静脉被压瘪

腓静脉自发性低速血流信号可以不显示，可以人工挤压远端肢体，增强其血流信号的显示。如果病情允许，也可以采用俯卧位探查小腿静脉。

1）胫后静脉：成对的胫后静脉应从胫骨前内侧进行探查，自膝关节内下方一直到踝关节内侧（或者自下而上），在胫后动脉两侧可显示与其伴行的两条胫后静脉（图6-17~图6-20），加压探查显示胫后静脉可被压瘪。

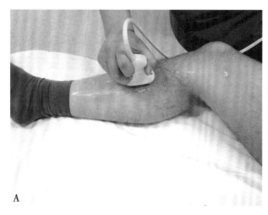

A

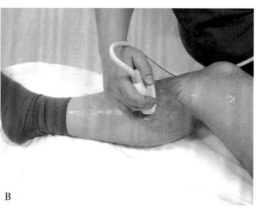

B

图 6-17　膝关节内下探查胫后、腓静脉

A. 长轴；B. 短轴

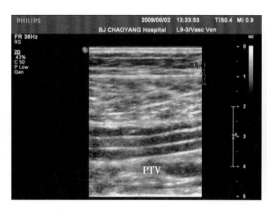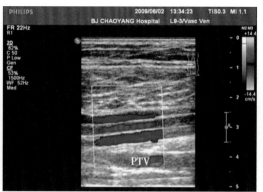

图 6-18　胫后静脉近心段长轴彩超图像

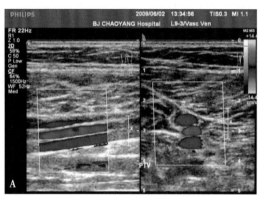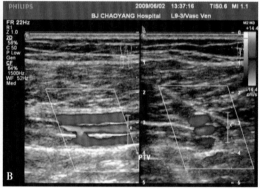

图 6-19　胫后静脉近心段彩超图像（A）；胫后静脉近心段加压彩超图像（B）

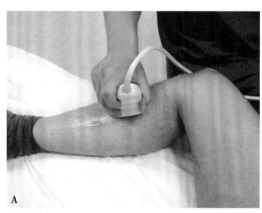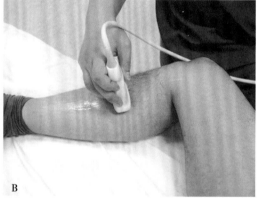

图 6-20　胫后静脉近心段低频探头探查胫后静脉长轴（A）；胫后静脉近心段低频探头探查胫后静脉短轴（B）

　　2）腓静脉：在胫骨前内侧探查胫后静脉时，在胫后静脉深层可显示成对的腓静脉，腓静脉与动脉伴行。如小腿较粗患者或者腓静脉位置深者，应选用频率较低的线阵探头甚至凸阵或者扇扫探头（图6-21，图6-22），或者在小腿后外侧探查腓静脉（图6-23~图6-25）。

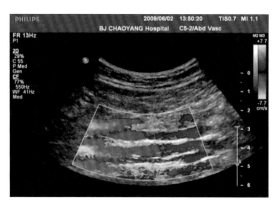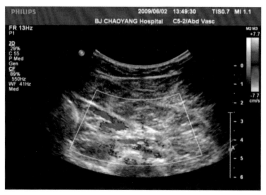

图 6-21 胫后静脉、腓静脉长轴低频探头彩超图像　　图 6-22 胫后静脉近心段、腓静脉低频探头彩超图像

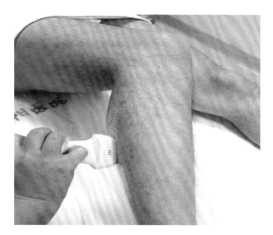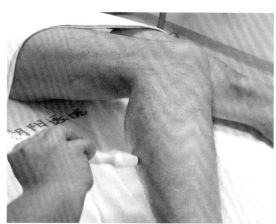

图 6-23 小腿后外侧探查腓静脉长轴　　　　　图 6-24 小腿后外侧探查腓静脉短轴

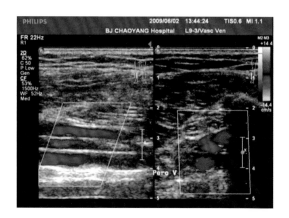

图 6-25 腓静脉彩超图像

左图－腓静脉长轴；右图－腓静脉短轴

3）胫前静脉：在胫骨前外侧探查胫前静脉，常常与胫前动脉伴行，单纯胫前静脉血栓少见，从膝关节外下胫骨外侧探查直到外踝水平（患者自下而上），并注意短轴探查时加压观察。

4）小腿肌间静脉丛：下肢外展外旋屈膝，小腿肌肉松弛时探查小腿肌间静脉丛。小腿肌间静脉丛包括腓肠肌间静脉与比目鱼肌静脉，是小腿深静脉血栓的好发部位，超声医师应掌握小腿肌间静脉丛的位置并重视该部位的检查，一般无自主血流，可挤压远端肢体或者短轴探查加压观察血管能否被压瘪来判断有无血栓。在探查胫后静脉时稍后方在腓肠肌及比目鱼肌内探查肌间静脉丛（图6-26~图6-28）。

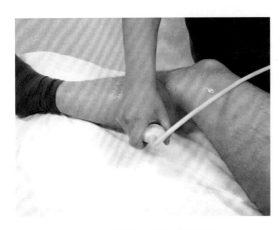

图6-26 小腿后内侧探查肌间静脉长轴

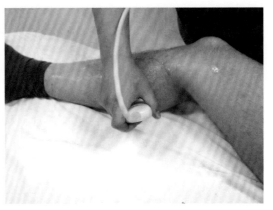

图6-27 小腿后内侧探查肌间静脉短轴

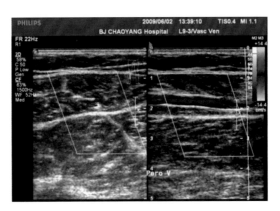

图6-28 腓肠肌肌间静脉彩超

左图－肌间静脉短轴；右图－肌间静脉长轴

5）穿静脉：穿静脉分为两类。一类是直接连接在深、浅静脉之间并沟通两者的一组静脉；另一类则通过肌肉内静脉连接深、浅静脉。穿静脉多位于大腿远心段和小腿。小腿中远段有3支重要穿静脉，连接大隐静脉属支后侧弓静脉和胫后静脉。下肢深静脉彩超穿静脉检查并非常规。但应注意，正常情况只是浅静脉血流流入深静脉，因此探查要注意血流方向，在下肢深静脉血栓时有时可见反流。

4. 下肢深静脉超声检查注意事项

（1）熟悉下肢静脉的解剖走行及解剖定位。常规应进行患侧与健侧对比检查。注意利用伴行动脉来确定相应静脉并与伴行动脉相鉴别，小腿应注意显示两条静脉。注意静脉血管的解剖变异和静脉之间的穿静脉。

（2）超声探查一般从血管的近心端，沿血管的解剖走行寻找血管长轴（小腿可以从远心端开始）。若血管不易探测时，可先横扫，应用彩色超声及频谱多普勒超声确定静脉和相伴动脉的位置，在动脉两侧寻找伴行的两支静脉，同时应用连续两点探头加压，观察静脉能否被压瘪。正常小腿胫、腓静脉可不显示自发性血流信号，需挤压远端肢体来显示增强的血流。

（3）尽量多使用耦合剂，保持探头与皮肤的良好接触，检查时手法要轻柔，用力要适当，压力过大时会造成血流速度加快的假象；对于表浅静脉探查及腹股沟区血管时更要注意，使血管不受外来压力的影响。

（4）在DVT急性期加压或挤压试验要慎用，以免血栓脱落导致PTE，一旦确认急性血栓避免多次对血管施压,应在尽可能短的时间内结束检查,告知患者病情并迅速进行临床处置,以预防肺栓塞的可能。

5. 注意探头的使用及仪器的调节　患者肢体粗壮、肢体水肿或者腹壁较厚者探查髂血管时，线阵探头深度不够可选择凸阵或者扇扫探头，提高穿透率。聚焦点应根据检测血管的深度进行调节，取样框角度和彩色多普勒增益要适当。血流方向与声束方向夹角过大，血流不易显示，造成血流中断的假象，可采用能量多普勒或改变声束方向获得较好图像。

6. 小腿肌间静脉丛应高度重视　超声医师对大中静脉的探查比较重视，解剖也比较熟悉，但常常忽视小腿肌间静脉丛，对于妇科、外科手术后患者早期要特别注意小腿肌间静脉丛检查，早期除外血栓。

7. 室内温度要适宜，并且注意患者检查的私密性

（三）正常下肢深静脉超声表现

主要观察静脉血管走行、解剖结构、血管腔内回声、有无血栓和静脉瓣功能。通过彩色血流来确定血管内血流的充盈程度和血流的性质、方向以及有无自发性血流。频谱多普勒可获得各项血流参数，并可进行定量分析，进一步分析血流性质及方向等。要注意频谱及形态的观察，有时通过异常频谱及形态可以提示静脉存在梗阻以及梗阻大致部位。

1. 二维超声表现

（1）正常下肢静脉管腔显示清晰，腔内血流为无回声，高分辨超声仪可显示流动的红细胞，一般为较低回声。静脉壁很薄，有时显示困难，无搏动性，内膜平整光滑，连续性好（图6-4）。

（2）管径大小可受呼吸及体位的影响，深吸气或乏氏试验时，内径增宽，尤以股静脉明显；立位检查静脉的内径比卧位检查时宽，卧位时血管内径变小。从近心端至远心端血管内径逐渐变细，下肢主要深静脉内径稍宽于相伴行的动脉。若静脉内径明显宽于伴行动脉时(2倍以上)且管径不随呼吸而改变，则有血栓可能。

（3）可压缩性：采用横切扫查，探头加压后,可使静脉管腔压瘪或消失,这对血栓的诊断有确诊价值,对于小腿肌间静脉丛血栓的诊断尤其重要。静脉瓣对防止静脉反流有重要价值。静脉瓣多见于股总静脉、大隐静脉等，多数为双瓣，瓣膜随着血液流动而出现相应的改变，即静脉向心回流时，瓣膜贴伏在静脉内膜，而当血液反流时，瓣膜又随之"被打开"避免过度反流。当血流缓慢时，在瓣膜及血管壁间可见堆积的红细胞，多为较低回声。

2. 彩色多普勒超声表现　正常下肢深静脉呈现单一方向的回心血流，静脉腔完全被血流充盈，颜色与动脉血流相反，呈蓝色，且随呼吸而呈亮、暗交替变化（图6-3）。深吸气或乏氏试验时，静脉内无血流信号显示。远心端肢体加压或运动时，近心端血流信号增强。胫、腓静脉可无自发血流，挤压远端肢体时，其内可出现血流信号；小腿肌间静脉丛无自发血流，挤压远端肢体时，有时见血流信号。挤压小腿放松后或乏氏试验无反流或仅有少量反流，证明深静脉瓣关闭良好。深吸气时血流信号消失表明检查部位到腔静脉是开放的，即无明显静脉梗阻。

3. 脉冲多普勒表现　正常下肢深静脉多普勒表现有以下几个特征，即自发性、期相性、乏氏反应、挤压肢体远端时血流增强及单向回心血流。

（1）自发性：大中静脉（如股总静脉、股浅深静脉、腘静脉等）内存在血流信号，小静脉内（如胫、腓静脉，肌间静脉丛等）缺乏自发血流信号，首先注意仪器的调节，避免由于仪器调节不当出现假象。

（2）期相性：又称为呼吸期相性，指血流速度、血流量随呼吸而相应变化（图6-29），即吸气时，下肢深静脉血流速度减低；呼气时，下肢深静脉血流速度增加。当静脉血流失去期相性变为连续性血流频谱时，应特别注意除外检查部位近段（或者远端）有无梗阻，此时静脉频谱的分析和判断对诊断有重要价值。

（3）乏氏试验：乏氏试验是指深吸气后憋气，下肢静脉（大中静脉明显）静脉内径明显增宽，血流信号减少、短暂消失甚至出现短暂反流。乏氏试验用于判断检查部位至胸腔的静脉系统开放情况，严重的静脉梗阻才引起异常的乏氏试验。

（4）血流信号增强：挤压远端肢体，正常下肢静脉出现短暂血流信号增强、多普勒频移加快（图6-30），说明检查部位与被压迫处之间的静脉开放；如果血流信号没有增加，应注意检查部位远端静脉存在梗阻。

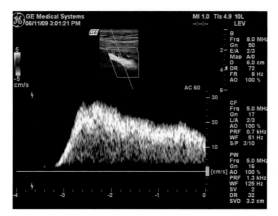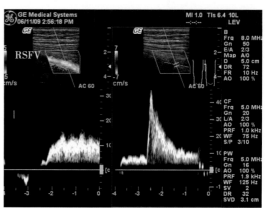

图6-29　正常股浅静脉期相性血流
吸气时流速减低；呼气时流速增加

图6-30　正常股浅静脉挤压远端血流加速
左图－平静状态流速；右图－加压后流速短暂增加

（5）单向回心血流：由于静脉瓣膜防止反流的作用，正常下肢静脉血流频谱为单一方向的回心血流。站立位、挤压远端肢体放松后或者做乏氏试验时，在观察单一回心血流同时，可见少许反向血流信号，一般持续时间小于0.5s。如果反流时间大于1.0s，可考虑下肢深静脉瓣膜功能不全，当反流时间介于0.5~1.0s时，应结合临床综合判断。应特别注意的是，检查评价深静脉瓣膜功能时应采用站立位，不宜采用平卧位。

（四）下肢DVT超声诊断标准

1. 主要诊断标准

（1）静脉腔不能被压瘪：静脉腔内有血栓时，探头加压后，管腔不能被压瘪或部分压瘪，这是超声诊断深静脉血栓最可靠而快捷的征象，尤其对股静脉及腘静脉血栓有确诊价值（图6-31）。Lensing报道该征象诊断DVT特异性可达99%，敏感性为100%。压迫时应注意加压适当，正常情况探头加压到相邻动脉轻微被压瘪，而其伴行的静脉完全被压瘪；否则应考虑血栓。加压时应注意不宜过度加压，对于漂浮的新鲜血栓，应避免加压，以免血栓脱落形成肺栓塞。对于过度肥胖、肢体肿胀明显及部分位置加压困难者，应变换体位或者应用彩色多普勒超声检查避免假阳性。

（2）静脉腔内实性回声：静脉腔内有强弱不等实性回声是诊断下肢深静脉血栓的又一可靠指标，对血栓有确诊价值。新鲜血栓多表现为无回声，随着时间延长，可表现为低回声、中强回声（图6-32）。

但应注意，有时近段血管极新鲜血栓，远端血管内可出现极低速血流，移动非常缓慢，酷似急性血栓。但随着时间延长，可见血流缓慢蠕动，静脉管腔内径未超过动脉两倍以上，通过加压试验显示血管能被压瘪，这可能为血栓前的典型征象（图 6-33~ 图 6-37）。

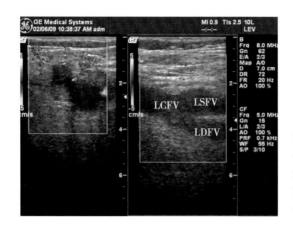

图 6-31　股静脉急性血栓图像
管腔不能压瘪 左图 - 管腔不能压瘪；
右图 - 管腔内血流消失
LCFV- 左侧股总静脉；LSFV- 左侧股浅
静脉；LDFV- 左侧股深静脉

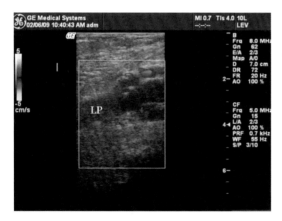

图 6-32　腘静脉急性血栓
腘静脉内充满无回声，血流消失
LP- 腘静脉

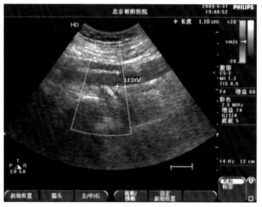

图 6-33　左髂总、髂外静脉急性血栓
髂总、髂外静脉内见低回声
LEIXV- 髂外静脉

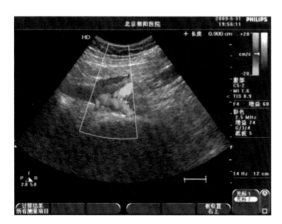

图 6-34　同一患者，右侧髂血管图像

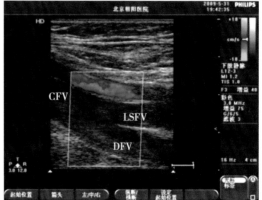

图 6-35　同一患者股静脉彩超
彩超未见血流信号
CFV- 左侧股总静脉；LSFV- 左侧股浅静脉；
DFV- 左侧股深静脉

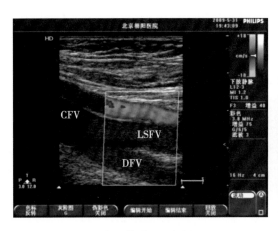

图 6-36 同一患者股静脉 30 秒彩超
持续观察 30 秒彩超未见血流信号，但二维超声见缓慢血流蠕动

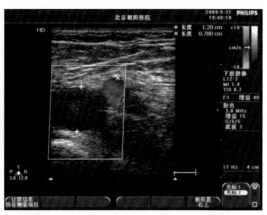

图 6-37 同一患者股动静脉彩超
股静脉（+..+）内径 1.2cm；股动脉（*...*）内径 0.78cm，且能被压瘪

（3）彩超显示静脉腔内血流信号充盈缺损：由于彩色多普勒影像影响因素较多，采用此指标诊断血栓要慎重，最主要的是避免血流充盈不佳造成的假象。一方面，应降低探头频率，提高彩色多普勒分辨率；另一方面，变换体位或者挤压远端肢体使回心血流速度增加可避免误诊。静脉腔完全栓塞时，脉冲和彩色多普勒在病变处不能探及到血流信号（图 6-38）。挤压远侧肢体后血流不增加，则提示血栓在检查的部位或其远侧。静脉为部分栓塞时，彩色多普勒显示病变区血流变细，即血流充盈缺损。挤压远侧肢体后可见细小血流通过。脉冲多普勒在非栓塞部位取样时可探及到血流信号，但频谱异常，即不随呼吸运动变化，而变为缺乏随呼吸变化连续性血流频谱。

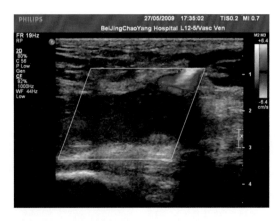

图 6-38 股总静脉急性血栓
血栓呈无回声，血栓段未见血流

（4）下肢深静脉慢性血栓时由于血管的纤维化，声像图难以显示静脉结构，彩色多普勒检查也不能显示血流信号。另外，可见病变静脉周围有侧支循环静脉形成。

2. 次要诊断标准

（1）深吸气或深呼气后，静脉内径变化不明显。

（2）静脉壁波动消失。

（3）高频探头检查显示静脉内缺乏呈雾状流动的血流。

（4）正常情况下，下肢主要静脉的内径稍宽于伴行的动脉。如果其内径明显宽于动脉时（超过2倍以上时），则有血栓形成可能，尤其是急性血栓，但应注意除外假象。

（5）正常情况下，挤压检查部位的远侧肢体下肢静脉回流加速。无这种变化说明检查部位或其远侧有梗阻。延迟的或微弱的静脉血流加速也是远侧梗阻的征象，它可以是不完全性梗阻或是侧支循环建立。同时，血栓没有引起静脉梗阻的情况下，仍有血流加速征象。静脉侧支增多，挤压不增加血流。

（6）血栓部位（部分梗阻）或其远侧段静脉血流呈连续性，不随呼吸变化，对乏氏试验反应减少或缺乏。

（7）静脉瓣固定，不运动，回声增强。

（五）下肢 DVT 不同阶段的超声特征

1. 急性血栓　指血栓形成在2周内，为新鲜血栓，与静脉壁附着不紧，要避免用力挤压患肢，防止血栓脱落形成肺栓塞。

（1）血栓形成后到数天之内表现为无回声，以后逐渐变为低回声（图6-31，图6-32）。

（2）血栓处静脉管腔明显扩张，一般超过伴行动脉的2倍以上。

（3）血栓处管腔不能被压瘪。

（4）血栓在管腔自由漂浮，这是极新鲜血栓的诊断依据，要特别注意肺栓塞，应该尽可能早地结束检查并避免加压。

（5）血栓段静脉完全无血流信号或探及少量血流信号。静脉完全闭塞时，血栓远段静脉频谱呈连续性或频谱消失，乏氏试验反应减弱或消失。

2. 亚急性血栓　指血栓形成在2周到数月，血栓开始溶解吸收、缩小。

（1）血栓回声逐渐增强。

（2）静脉管径也随之回缩，甚至恢复到正常大小（图6-39）。

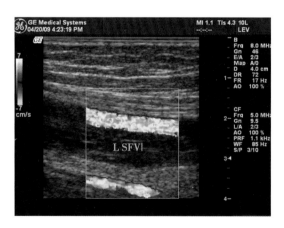

图 6-39　股浅静脉亚急性血栓
血栓回声稍强 LSFV- 股浅静脉

（3）血栓处静脉管腔不能完全压瘪。

（4）血栓缩小、附着静脉壁上。

（5）血流部分恢复。

3. 慢性血栓机化 急性血栓发作后数月至数年的血栓。血栓内含成纤维细胞，并机化成纤维组织，钙化纤维化，不能自行溶解，对治疗无明确反应。

（1）血栓回声进一步增强，与静脉壁广泛粘连、紧密地附在管壁上，使管壁不规则增厚、凹凸不平（图6-40）。

（2）静脉腔有不同程度的血流再通，有时可见所谓"轨道征"（图6-41）。

（3）静脉管径明显小于正常。

（4）血栓机化的同时，静脉瓣也被破坏，失去正常阻止静脉反流的功能。静脉瓣增厚、固定，造成反流和扩张。

（5）血流异常包括反流、侧支静脉循环形成。

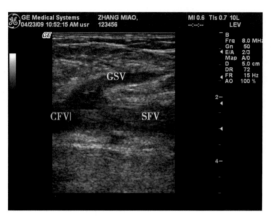

图6-40 股静脉慢性血栓机化
血栓回声明显增强、管壁增厚、与血栓界限不清

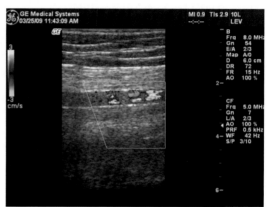

图6-41 股浅静脉慢性血栓血流再通
管腔血流再通呈轨道样

（六）鉴别诊断

1. 正常下肢深静脉误为静脉血栓 仪器调节不当、图像质量差以及探头挤压静脉造成异常影像而把正常静脉误认为静脉血栓；如探头用力过大、深部小静脉缺乏自发性血流信号，容易把周围肌肉、脂肪及浅表软组织误认为是静脉血栓（图6-35~图6-37）。

2. 急性与慢性血栓鉴别 急、慢性血栓主要从管腔大小，血栓回声，稳定性等几方面鉴别，不能仅仅根据血栓回声的情况诊断急性、亚急性与慢性血栓，应该综合分析判断。

3. 动脉与静脉血栓鉴别

（1）动脉、静脉结构不同：动、静脉壁的回声不同，动脉壁呈三层结构，较厚；而静脉壁为一线状结构，回声或难以显示。

（2）临床表现不同：静脉血栓有肢体水肿和发绀，皮温如常或升高，动脉搏动存在；动脉血栓肢体瘪缩，温度降低，皮肤苍白，动脉搏动消失。

4. 静脉血栓与淋巴水肿 淋巴水肿急性发作期一般无痛苦，超声检查静脉血流通畅，水肿可很快累及部分及整个肢体，晚期淋巴水肿呈橡皮样，易与静脉血栓鉴别。

5. 小腿肌肉间血管扩张与血栓 正常小腿肌肉间静脉不同的人前后径差异较大，有时前后径可超过1.0cm；同一人左右侧也有差异，不能以肌肉间静脉扩张作为是否有血栓的依据，应注意加压探查。肌肉间静脉扩张且静脉能被压瘪，可除外血栓，否则可确诊血栓（图6-42，图6-43）。

6. 浅静脉与深静脉血栓　浅静脉位于浅筋膜内,没有伴行动脉,常在皮下触及条索结构,常无肢体肿胀(图6-44,图6-45);深静脉位于深筋膜下,与相应动脉伴行,常有远端肢体肿胀。

7. 其他　静脉血流缓慢通过加压或者延长检查时间可见血液蠕动来鉴别;外伤后血肿、抗凝或溶血药物治疗后自发性血肿等通过寻找血肿的近远端与静脉无关,肌肉撕裂可见肌纤维连续性中断(图6-46,图6-47),另外血肿随时间变化可以鉴别;腘窝囊肿有较特征性的超声表现。外压性静脉狭窄临床表现有时与DVT相似,超声在静脉走行可见导致静脉受压的原因,常见的有肿瘤、血肿、解剖变异等;另外,去除病因后血流异常表现也会消失。

(七)彩色多普勒超声对下肢深静脉血栓诊断的评价及问题

1. 彩色多普勒超声是下肢深静脉血栓首选的检查方法　彩色多普勒超声既能获得血管壁、血管腔和血管周围结构的二维图像,又可动态观察血流状态和侧支循环情况,可判断血栓部位,确定病变范围,了解管腔阻塞程度,评价疗效,弥补X线造影的不足。既无损伤,又可以多次反复检查。文献报道彩色多普勒超声检出下肢DVT的敏感性88%~98%,特异性97%~100%,准确性97.8%。

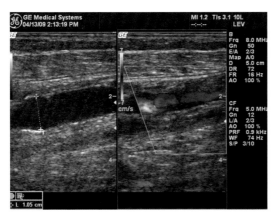

图6-42　正常小腿肌肉间静脉彩超

左图肌肉间静脉宽约1.05cm;右图-加压后变瘪,并见血流信号

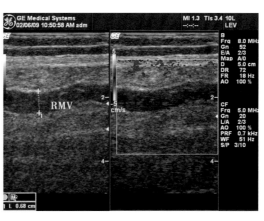

图6-43　小腿肌肉间血栓

左图-肌肉间静脉;右图-未见血流且不能压瘪

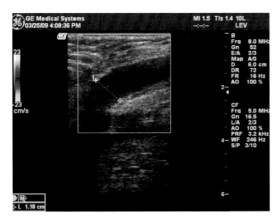

图6-44　大隐静脉近段急性血栓

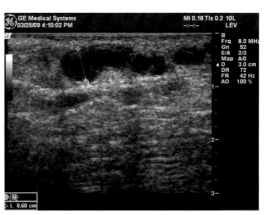

图6-45　大隐静脉远段急性血栓

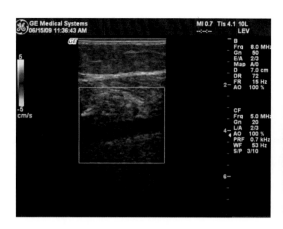

图 6-46　小腿肌肉间撕裂图像
酷似肌间静脉血栓，注意血肿浅层见肌间静脉

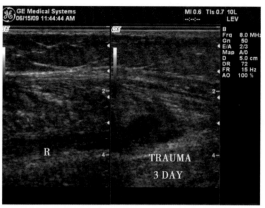

图 6-47　同一患者
血肿远端与肌肉撕裂延续

2. 下肢深静脉的彩色多普勒超声检查应作为 PTE 的常规检查

（1）下肢深静脉血栓是 PTE 的主要原因，对于 PTE 患者及疑诊患者应常规检查下肢深静脉。

（2）高危人群下肢深静脉彩超宜早不宜迟。对于有形成下肢深静脉血栓高危因素患者，尤其是妇科、骨科等手术患者，不能等出现临床症状后才作下肢深静脉彩超检查。我院一组妇科手术后患者研究发现，术后 3~4d 发生下肢深静脉血栓最多见；另一组资料显示，妇科手术后下肢深静脉血栓患者仅有 18.2%患者有下肢肿胀、腓肠肌痛、腓肠肌压痛等症状。

（3）小腿肌间静脉丛检查应作为常规下肢深静脉的探查，不仅要注意大中静脉，还要注意小腿深静脉，尤其是小腿肌间静脉丛。我院一组妇科手术后患者研究显示，妇科术后早期下肢深静脉血栓以孤立性小腿深静脉血栓为主（95%），而孤立性小腿深静脉血栓中又以比目鱼肌静脉受累最为常见（55.6%），其次为腓肠肌静脉（38.9%），再次为腓静脉（14.8%）及胫后静脉（11.1%），胫前静脉血栓罕见。因此超声逐段探查小腿肌间静脉丛的血流通畅情况非常重要，特别注意比目鱼肌静脉在手术后早期是否有血栓形成。

要点提示：下肢深静脉血栓与肺栓塞有重要相关性，70%~90%肺栓塞栓子来源于下肢深静脉血栓。彩色多普勒超声是下肢深静脉血栓首选的检查方法，不仅能获得血管壁、血管腔和血管周围结构的二维图像，又能动态观察血流状态和侧支循环情况，可判断血栓部位，确定病变范围，了解管腔阻塞程度，观察血栓再通情况，评价疗效，弥补 X 线造影的不足。静脉管腔不能被压瘪、管腔扩张、管腔内出现异常回声、管腔内血流信号显示是超声诊断下肢深静脉血栓的直接征象，而通过患肢血流频谱失去期相性、乏氏试验消失或者减弱、挤压远端肢体血流速度加快消失或减弱等来间接判断是否存在静脉梗阻。对易形成下肢深静脉血栓高危患者下肢静脉超声检查时，要注意小腿肌间静脉丛，对手术后患者早期探查更是如此。另外，彩色多普勒超声还可以鉴别引起下肢肿胀的常见其他原因，如肿瘤压迫静脉、外伤或者自发血肿、蜂窝织炎（脓肿）等。

（郭瑞君）

参考文献

［1］田卓平，张培华．下肢静脉系统的新命名．中国现代普通外科进展，2005．

［2］唐杰，温朝阳．腹部和外周血管彩色多普勒诊断学．第 3 版．北京：人民卫生出版社，2007．

［3］李治安，李建国，刘吉斌．临床超声影像学．北京：人民卫生出版社，2003．

［4］Dauzet M，Laroche JP，Deklunder G，et al.Diagnosis of acute lower limb deep venous thrombosis with ultrasound：trends and controversies.J Clin Ultrasound，1997.

［5］张培华 . 临床血管外科学 . 北京：科学出版社，2003.

［6］刘玉珍，张震宇 . 妇科手术后下肢深静脉血栓形成的临床研究 . 中华妇产科杂志，2006.

［7］王辰，翟振国 . 肺血栓栓塞症 – 深静脉血栓形成的预防策略 . 中国全科医学，2005.

［8］ATS.The diagnostic approach to acute venous thromboembolism clinical practice guideline.Am J Respir Crit Care Med，1999.

［9］张柏根，薛冠华 . 深静脉血栓形成的病因及高危因素 . 中国实用外科杂志，2003.

［10］万圣云，徐同纬 . 下肢深静脉血栓形成的病因及诊断的研究进展 . 当代医学，2009.

第7讲

急性肺血栓栓塞症的溶栓治疗

急性肺血栓栓塞症（acute pulmonary thromboembolism，APTE）是一种可以治疗和康复的疾病，经过积极治疗，血栓栓塞开通后，血流动力学显著改善，右心功能衰竭可以逆转，关键是如何根据临床实际情况选择适当的治疗措施，既能有效开通血管，改善患者症状和血流动力学，又减少出血风险。

急性肺血栓栓塞症的治疗包括一般的对症处理和针对血栓的特殊治疗。患者一旦被确诊为急性肺栓塞，则应根据实际情况对患者进行一般处理，如监测呼吸、心率和血压，如有胸痛、咳嗽等进行对症处理，并保持大便通畅、血压稳定。对于氧合障碍者予以氧疗，必要时进行无创通气，保证氧合，尽量避免影响血流动力学的操作。对于合并血压下降甚至休克者，应用升压药物但禁止大量补液。但最根本的治疗是针对血栓栓塞的处理，初始治疗可以选择溶栓治疗、单纯抗凝治疗、介入治疗和外科手术治疗。介入治疗和外科手术治疗多是在患者出血风险很大的情况下采用，大多数临床采用的治疗方法是溶栓治疗或抗凝治疗，急性肺栓塞的初始治疗是单纯抗凝治疗还是溶栓后再抗凝治疗是临床决策中富有挑战的话题。

一、急性肺栓塞初始治疗方案选择

关于初始治疗是溶栓还是单纯抗凝治疗已经争论了30余年，纵观溶栓治疗PTE的历史发展可以看出：溶栓治疗可以使造成血管栓塞的血凝块减少或清除，血栓的开通率明显优于单纯肝素抗凝治疗，但出血风险增加。近期荟萃分析共纳入了15个随机对照研究，共2057例患者，结果表明：与应用肝素单纯抗凝治疗相比，溶栓治疗可以显著降低全因死亡率，但是剔除大面积肺栓塞后，这种显著性消失；溶栓治疗可以显著降低死亡和进一步加强治疗的联合终点、PE相关的死亡和复发；溶栓治疗发生大出血或致命性颅内出血显著增加。我国"十五"科技攻关研究提示：大面积和次大面积PTE患者应用尿激酶12h和2h溶栓、r-tPA 50mg和100mg溶栓治疗的疗效相似，但r-tPA 50mg组出血风险较低，提示降低溶栓药剂量可能兼顾疗效和减少出血副作用，为临床决策提供了有效选择。对于血流动力学稳定的PTE患者而言，其致死的主要原因是PTE复发，因此如果溶栓治疗能够降低PE的复发率，才有可能降低血流动力学稳定PE的病死率。而许多随访研究表明：溶栓治疗和单纯肝素抗凝治疗的患者的PE复发率类似。因此目前无证据表明在血流动力学稳定的患者采取溶栓治疗。目前已基本达成共识：急性大面积PTE（高危患者）进行溶栓治疗可以有效地开通血管，降低病死率，而血流动力学稳定的非大面积肺栓塞（低危患者）仅需要抗凝治疗，对于其中存在右心功能不全而无休克的急性PTE患者（中危患者）进行溶栓治疗还是抗凝治疗尚无定论。

对于次大面积肺栓塞患者采取溶栓治疗还是单纯抗凝治疗已成为急需解决的热点问题。近 10 年来，对于该问题的争论一直没有停止过。赞成溶栓治疗者认为：溶栓治疗可以迅速溶解或部分溶解血栓，恢复肺组织的灌注，减小肺动脉阻力而降低肺动脉压力，改善右心室功能，可能提高患者的生存率，同时防止肺动脉高压的形成和提高患者生活质量。而不赞成溶栓治疗的理由也很充分：①溶栓剂导致的血流动力学改善持续时间很短，大多数患者经过数天单纯抗凝治疗后即可出现等同于溶栓治疗的效果；②溶栓治疗存在的出血风险高，溶栓治疗的并发症，尤其是颅内出血增加、重症监护的时间增加，各种化验检查的花费增加；③除大面积肺栓塞外，溶栓治疗没有降低肺栓塞患者的住院病死率和长期病死率，而且肺脏的供血复杂，肺栓塞时，支气管动脉可以进行肺脏灌注，从而使得不必要进行溶栓治疗。因此二者的争论各执其理，近年来关于次大面积肺栓塞溶栓治疗还是单纯抗凝治疗的讨论一直是许多期刊和会议关注的议题。目前国际指南对于此类患者治疗的推荐意见是采用 "wait and see" 的态度，即先进行规范抗凝治疗治疗，密切观察患者病情演变，如果患者病情不改善或甚至病情恶化，需要考虑溶栓治疗。

因此患者一旦确诊为急性肺血栓栓塞症，就要对其进行临床分型或危险分层，以利后续正确的临床决策。急性肺血栓栓塞症溶栓治疗的临床适应证包括：急性大面积（高危）肺栓塞和急性次大面积（中危）肺栓塞抗凝治疗后病情不缓解甚至恶化的患者。

二、急性肺血栓栓塞症溶栓治疗的药物选择

肺血栓栓塞症的溶栓治疗最早开始于 20 世纪 70 年代，链激酶（1977 年）和尿激酶（1978 年）首先被 FDA 批准用于急性肺栓塞的溶栓治疗，当时溶栓治疗多采用 24h 持续点滴的方案，超过 1/4 患者大出血，因此当时大多数医师认为溶栓治疗是不切实际的，多抵制溶栓治疗。20 世纪 80 年代中后期，急性心肌梗死溶栓治疗的效果导致大家重新审视急性 PE 的溶栓的潜在好处，而且随后出现了第二代、第三代溶栓药，开展了一系列的临床试验，应用短时程溶栓方案，结果出血发生率显著降低，逐渐找到了比 20 年前更安全、速度更快、花费更少的溶栓方案。

1. 溶栓时间窗的选择　考虑到血栓形成 5d 后纤维蛋白溶解作用消失，因此早期的溶栓治疗选择的患者均为发病 5d 内的患者，后来的研究设计均按 5d 要求入组患者，结果进行亚组分析时提示 0~2d 和 3~5d 的患者溶栓效果一致。于是引发对更长时间窗的探讨，后续研究将入组患者溶栓时间窗放到 14d，结果发现 0~5d 和 6~14d 溶栓效果一致。于是就将溶栓时间窗定为 14d。目前公认的观点是 48h 内溶栓最好，一般定在 14d 以内。当然必须在确诊肺栓塞的情况下尽早开展溶栓治疗，溶栓治疗越早，效果越好。

2. 溶栓药物　使已形成的血栓发生溶解的药物称为溶栓药。溶栓药作用血栓的靶点是纤维蛋白，因此理想的溶栓药应该具有高度的溶纤能力和对纤维蛋白的专一性。不仅能迅速、彻底地溶解血栓，降低血管再栓塞，又只溶解血栓中的纤维蛋白，而对循环中的纤维蛋白没影响或影响很小。当然半衰期长、副作用小、价格低廉的溶栓药物更是理想。历经 40 余年的发展，已研究出了 3 代溶栓药物：第 1 代溶栓药为链激酶和尿激酶，它们是外源性纤溶酶原激活剂，其特征是溶栓作用较强，但缺乏纤维蛋白特异性，又称为纤维蛋白非特异性溶栓药物。由于它们无选择地降解纤维蛋白，易造成严重出血；另外，链激酶还可以引起过敏反应。第 2 代溶栓药物包括组织型纤溶酶原激活物（t-PA）、单链尿激酶型纤溶酶原激活物（scu-PA）、茴香酰纤溶酶原—链激酶复合物（APSAC），它们对纤维蛋白的选择性较高，具有纤维蛋白特异性，又称为纤维蛋白特异性溶栓药物，因而出血等不良反应较少。正在研究中的第 3 代溶栓药物包括各型 t-PA 的突变体（作用时间延长或亲和力加强）、导向性（抗体型、基因重组型、磁型）溶栓药物等。溶栓药的作用机制是通过激活体内的纤溶酶原形成纤溶酶，纤溶酶可以降解纤维蛋白（血

栓的基质）、纤维蛋白原和一些凝血因子。而亲纤维蛋白的 t-PA 主要是激活纤维蛋白结合的纤溶酶原，溶解作用局限于纤维蛋白，而对血循环中的纤维蛋白原影响较小，所以溶血栓效果较非纤维蛋白特异性的 UK 和 SK 好。UK 进入血循环后立即激活与纤维蛋白原结合的纤溶酶原产生纤溶酶使纤维蛋白原溶解，因此，UK 对血液中纤维蛋白原水平的影响较明显，同时纤溶酶也溶解一些凝血因子，如因子 V、因子Ⅷ。溶栓药可以降低纤维蛋白原，降低凝血因子以及 FDP 的作用等而可使止血功能受损而易发生出血（表 7-1）。

表 7-1　常见溶栓药物的比较

	尿激酶	链激酶	阿替普酶	瑞替普酶	替奈普酶
抗原性与过敏反应	无	有	无	无	无
纤维蛋白原消耗	明显	明显	轻度	中度	极小
用法	负荷量 4400U/kg，静注 10min，而后以 2200U/（kg·h）持续静脉滴注 12h；或 2h 溶栓方案：20 000U/kg 持续静脉滴注 2h	负荷量 250 000 U，静注 30min，随后以 100 000U/h 持续静脉滴注 24h。用药前需肌内注射苯海拉明或地塞米松，以防止过敏反应	50~100mg 持续静脉滴注 2h	10MU + 10MU，分两次静脉注射，每次取 10MU 溶于 10ml 注射用水中，缓慢推注 2min 以上，两次间隔为 30min	单次静脉推注（5s），如体重在 60~90kg 范围内，体重每增加 10kg，剂量增加 5mg，剂量范围为 30~50mg

三、溶栓治疗禁忌证

溶栓治疗的最大风险是出血，尤其是颅内出血，可造成致死性危害，因此必须识别溶栓治疗的禁忌证。临床上溶栓治疗的绝对禁忌证：活动性内出血和近期自发性颅内出血。对于大面积 PTE，因其对生命的威胁极大，上述绝对禁忌证亦应被视为相对禁忌证，在征求家属知情同意的情况下可以考虑溶栓治疗。相对禁忌证：2 周内的大手术、分娩、器官活检或不能以压迫止血部位的血管穿刺；2 个月内的缺血性卒中；10d 内的胃肠道出血；15d 内的严重创伤；1 个月内的神经外科或眼科手术；难于控制的重度高血压（收缩压 >180mmHg，舒张压 >110mmHg）；近期曾行心肺复苏；血小板计数低于 100 000/mm³；妊娠；感染性心内膜炎；严重肝肾功能不全；糖尿病出血性视网膜病变；出血性疾病等。上述临床情况需要结合临床实际具体分析，如因为急性大面积肺栓塞所致的心肺复苏需要溶栓治疗，否则血栓不开通，任何复苏措施都很难奏效。积极控制血压，应用降压药物使血压控制到合理水平也可为溶栓创造条件，同时也可保证溶栓治疗安全实施。

四、溶栓治疗的副作用

溶血栓药的主要副作用是出血。发生出血的原因包括：①纤维蛋白原减少；②凝血因子减少；③FDP 的作用，UK、SK 对全身纤溶系统的影响较明显，因此出血问题较多见。为减少出血并发症，用药前应充分评估出血的危险性与后果，必要时应配血，做好输血准备。溶栓前宜留置外周静脉套管针，以方便溶栓中取血监测，避免反复穿刺血管。应用溶栓药前后测定纤维蛋白原水平、FDP 和凝血酶时间可以了解是否存在纤维蛋白原下降水平（低于 1g/L）伴有的出血危险。

溶栓治疗的其他副作用还有：栓子脱落再发栓塞、发热、过敏反应、低血压、恶心、呕吐、肌痛、头痛等。造成栓子脱落再发栓塞的原因可能有患者未制动和骑跨血栓，因此严格要求溶栓患者从溶栓开始制动 24h。过敏反应多见于使用链激酶患者。头痛需要警惕脑出血发生的可能。

五、溶栓治疗注意事项

高度怀疑 APE 即可开始低分子量肝素抗凝治疗，然后完善检查，明确是否肺栓塞。溶栓前一定要确诊 PE，除非紧急情况无条件确诊，但又高度怀疑，为挽救生命并征得家属同意后可谨慎溶栓。溶栓前需要完善常规化验：血常规、血型、凝血功能（APTT、Fbg）、心肌酶、TnT、肝肾功能、电解质、动脉血气、BNP。严密观察生命体征：血压、呼吸、心率、心律等，平稳控制血压。并进行对症处理：止咳、止痛、便秘的处理。溶栓前需要根据病史和实验室检查评估是否存在溶栓禁忌证，并对家属进行知情谈话和签字，根据患者病情和经济情况选择溶栓药物。需要注意的是，尿激酶可通过胎盘，因此妊娠妇女确需溶栓治疗时不能选择尿激酶，可选用阿替普酶。另外，二代、三代溶栓药血栓开通的速率显著快于一代溶栓药，因此在紧急情况下需要快速开通血栓时应选择二代或三代溶栓药。溶栓前对于外伤者，尤其是头部外伤者，需要对其穿刺、破损部位进行包扎，并留置外周静脉套管针，避免溶栓中反复穿刺血管取血检查。

溶栓过程中严格要求患者制动，直至溶栓后 24h。溶栓结束后 4~6h 测定 APTT，如 APTT 在基础值 1.5~2 倍以内，即给予低分子量肝素。若溶栓前应用低分子肝素，在下一次给低分子肝素时使用。

六、溶栓治疗的效果评价

在溶栓治疗的过程中和结束后，都要评价溶栓治疗的效果。治疗效果最早通过患者的症状和体征体现出来，如果患者血压恢复、脉压增大，呼吸困难、胸闷、胸痛明显改善，呼吸频率、心率恢复正常提示溶栓效果好。另外，实验室检测如 BNP 和心肌酶、肌钙蛋白、D- 二聚体、肝功能、血气分析等的改善与否也能反映溶栓治疗的效果。心电图上心肌缺血和右室负荷增加的表现改善、心脏超声提示右室运动改善、肺动脉压下降也是治疗好转的证据。最直接的证据是下肢血管超声和 CTPA 发现血栓完全或部分消失。

七、特殊情况溶栓治疗

1. 妊娠合并肺栓塞　妊娠是急性肺栓塞溶栓治疗的相对禁忌证，溶栓可导致胎盘破裂、早产、出血、死亡，但可迅速开通血管，改善血流动力学，挽救生命，因此当发生危及生命的大块肺栓塞时，仍应考虑溶栓治疗。国外已报道过妊娠合并急性肺栓塞溶栓治疗成功并能继续妊娠的病例。因尿激酶能通过胎盘，可考虑应用 rt-PA 溶栓治疗。分娩时不主张溶栓，除非患者濒临死亡且外科取栓手术无法马上进行时可谨慎溶栓。

2. 月经期合并肺栓塞　月经期不是急性肺栓塞溶栓治疗的禁忌证。溶栓可导致月经量明显增加，溶栓前注意患者的凝血功能，注意备血。

3. 肺栓塞与心肺复苏术　心肺复苏是溶栓相对禁忌证。但急性肺栓塞导致的心肺复苏是溶栓的适应证。应在征得患者家属知情同意后谨慎进行溶栓治疗。首选 rt-PA（或瑞替普酶），其血栓开通率快于尿激酶，先静脉推注，后维持静脉滴注。

4. 肺栓塞二次溶栓　肺栓塞二次溶栓适应证尚不清楚。病情重、发病时间短、溶栓效果不满意（溶栓次日经增强 CT 或肺灌注证实）、首次溶栓无明显并发症、无介入治疗条件者可考虑二次溶栓，但是需要鉴别患者症状不改善是否由于其他原因引起，如气胸、胸腔积液、肺炎、肺水肿等，谨慎采用二次溶栓。对于可能过敏的药物，如链激酶可考虑更换溶栓药物。为防止出血风险，二次溶栓可酌情减量。

5. 右心血栓　肺栓塞患者合并右心血栓的发生率为 7% ~18%。而单纯右心血栓的患者需要警惕贝赫切特综合征。肺栓塞合并右心血栓时，血栓很可能从右心进入肺动脉，早期病死率可高达 80% ~100%。首选溶栓治疗，但 14d 的病死率超过 20%。对于那些通过卵圆孔横跨于房间隔的右心血栓可考虑外科或者经导管血栓清除术。对于此类患者需要强调制动很关键。

八、出血并发症的处理

1. 危及生命部位的出血——颅内出血　在溶栓治疗过程中，一旦患者出现剧烈头痛，需要停止溶栓及抗凝治疗，然后立即行 CT 检查，并请神经内、外科会诊，如排除颅内出血，可继续溶栓及抗凝治疗。颅内出血重在预防，平稳控制血压，注意纤维蛋白原的水平。

2. 大出血　指大量咯血（1 次咯血量 >100ml 或 24h 累计 >400ml）、消化道大出血、腹膜后出血引起低血压状态，需要输血者。

一旦发生大出血需要停用溶栓及抗凝治疗，及时输新鲜干冻血浆，使用纤维蛋白原、6- 氨基乙酸，输注输血小板或红细胞等，造成血压下降者应用血管活性药纠正血流动力学紊乱。

3. 小（轻度）出血　指皮肤、黏膜、肉眼及镜下血尿、血痰或小量咯血、呕血等。小出血一般不会引起血流动力学紊乱，主要是对症处理，动态观察出血倾向的变化。如体表局部出血，可实施局部压迫，牙龈、鼻腔出血可用纱布填塞，必要时请专科会诊。

（邝土光）

参考文献

［1］ Marti C,John G,Konstantinides S,et al.Systemic thrombolytic therapy for acute pulmonary embolism：a systematic review and meta-analysis.Eur Heart J,2015,36(10):605-614.

［2］ 中华医学会呼吸病分会 . 肺血栓栓塞症的诊断与治疗指南（草案）. 中华结核和呼吸杂志,2001,24:259-264.

［3］ Konstantinides SV,Torbicki A,Agnelli G,et al.Task force for the diagnosis and management of acute pulmonary embolism of the European Society of Cardiology(ESC).2014 ESC guidelines on the diagnosis and management of acute pulmonary embolism.Eur Heart J,2014 Nov 14,35(43):3033-3069,3069a-3069k.

第8讲

肺血栓栓塞症的抗凝治疗

一、规范化抗凝治疗的重要性

抗凝治疗为肺血栓栓塞症（pulmonary thromboembolism，PTE）和深静脉血栓形成（deep venous thrombosis，DVT）的基本治疗方法，可以有效地防止血栓再形成和复发，同时机体自身纤溶机制溶解已形成的血栓。目前临床上应用的抗凝药物主要有普通肝素（以下简称肝素）、低分子肝素和华法林。近年来的一些大规模临床试验为新型抗凝药物在 PTE 患者中的应用提供了循证医学证据，这一部分将在后面的章节详细讲解。

目前临床抗凝治疗过程中普遍存在一些问题，包括抗凝相关的出血问题；华法林抗凝治疗不达标，例如害怕出血、食物及药物之间的相互影响等；症状缓解后患者自行停药以及需要长期治疗的患者依从性下降等。这些临床问题有可能导致肺栓塞的预后不良，例如静脉血栓栓塞症（venous thromboembolism，VTE）复发及慢性血栓栓塞性肺动脉高压的发生。

病例 1：患者，男性，55 岁，主因"活动后呼吸困难 3 年"于 2010 年 4 月 5 日于北京朝阳医院住院治疗。患者于入院前 3 年无明显诱因出现活动后呼吸困难，进行性加重，间断咯血，伴胸痛，否认发热和盗汗，于当地医院就诊，行肺通气灌注扫描检查提示"肺栓塞"，予华法林抗凝治疗 1 年余（未规律监测），活动后呼吸困难有加重趋势，多次心脏彩超检查提示"肺动脉高压"，仍间断出现咯血。2 个月前上述症状加重，伴咯血，停用华法林并应用西地那非后，咯血停止，为进一步诊治收治于我院。

入院查体：T36℃，P78 次 / 分，RR22 次 / 分，BP120/80mmHg。神志清楚，精神可，周身浅表淋巴结未触及肿大。口唇无发绀，未见颈静脉充盈明显，气管居中，甲状腺无肿大及压痛。双肺呼吸音清，未闻及明显干湿性啰音。心率 78 次 / 分，心律齐，心音有力，P2 亢进分裂，P2>A2，未闻及心包摩擦音。腹膨隆，无压痛，肝脾肋下未触及，Murphy's 征阴性，全腹叩诊鼓音，移动性浊音阴性，肠鸣音 4 次 / 分。双下肢不肿。

辅助检查：心脏彩超提示右心明显扩大，右室前壁轻度肥厚，运动幅度减低，TI 法估测肺动脉收缩压 116mmHg。肺动脉造影（图 8-1）与右心导管检查提示中心肺动脉增宽，外围肺动脉纤细稀疏，肺动脉压力（pulmonary arterial pressure，PAP）90/35（53）mmHg，肺血管阻力（pulmonary vascular resistance，PVR）1043dyn·sec·cm^{-5}，SpO$_2$93%，急性血管反应试验阴性。

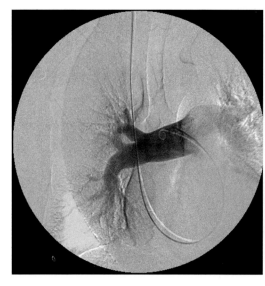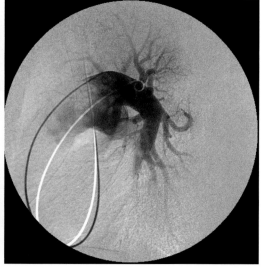

图8-1　2010年4月肺动脉造影检查
中心肺动脉增宽，外围肺动脉纤细稀疏，提示残根征

治疗与转归：口服螺内酯（安体舒通）20mg，bid、氢氯噻嗪（双氢克尿噻）25mg，bid，华法林3.125mg，qn抗凝治疗，INR控制在2~3。3个月后（2010年6月28日）再次入院复诊，患者自我感觉症状明显缓解，复查右心导管检查提示PAP 77/26（43）mmHg，PVR 690 dyn·sec·cm^{-5}，SpO$_2$ 95%；复查心脏彩超：左右心内径正常，右室前壁轻度增厚，TI法估测肺动脉收缩压52mmHg。6个月后（2010年9月）复查右心导管检查：PAP 63/20（34）mmHg，PVR 358 dyn·sec·cm^{-5}，SpO$_2$ 100%。

由病例1可见规范化抗凝治疗的重要性，即规范化抗凝治疗后患者症状明显缓解，血栓负荷显著下降。

那么，如何进行规范化抗凝治疗呢？下面主要通过抗凝药物的选择、抗凝治疗的强度及疗程等方面来进行探讨。

二、抗凝药物的选择

（一）抗凝治疗的适应证与禁忌证

对于中、低危PTE，非近端肢体DVT以及VTE溶栓后的患者可以应用抗凝治疗。当临床高度怀疑PTE时，即可使用肝素或低分子肝素进行有效的抗凝治疗。在抗凝治疗开始前，尤其需要注意患者是否存在抗凝的禁忌证，如活动性内脏出血、凝血机制障碍、血小板减少症（< 100 × 10^9/L）、严重未控制的高血压（>180/110mmHg）、严重肾功能不全（肌酐清除率 < 30ml/min，推荐肝素抗凝）、严重肝功能不全（AST或ALT高于2倍正常值上限，或胆红素高于1.5倍正常值上限的患者禁用阿哌沙班、达比加群，Child-Pugh分级为B/C级的患者禁用利伐沙班、爱多沙班）以及急性细菌性心内膜炎等。2012版ACCP指南推荐，存在抗凝禁忌证的急性PTE患者，推荐使用下腔静脉滤器（1B），急性PTE已植入下腔静脉滤器的患者，推荐在出血风险解除后继续常规抗凝治疗（2B），不推荐永久下腔静脉滤器，因为永久滤器的存在即是延长抗凝的指征。对于确诊的PTE病例，大部分禁忌证属相对禁忌证。

抗凝前应测定患者体重、年龄、肝肾功能，基础APTT、PT，血常规（含血小板计数，血红蛋白）

以及蛋白 C、蛋白 S、抗凝血酶（Antithrombin，AT）– Ⅲ等易栓症相关指标，从而指导抗凝治疗的药物选择、剂量及监测过程。

病例 2：患者，男性，45 岁，主因"间断双下肢肿胀 5 年，胸闷气短 10d"，于 2015 年 11 月 17 日入院。患者分别于 2010 年和 2015 年 4 月两次发作下肢静脉血栓（具体治疗不详）。入院前 10d 因胸闷、气短于当地医院查 CTPA 及 CTV，示肺动脉、下腔静脉、左侧股静脉、腘静脉及胫静脉血栓形成。给予低分子肝素抗凝治疗。抗凝 10d 后复查 CTPA 及 CTV，显示血栓较前增多。故转入我院。患者父亲于 1991 年患肺栓塞，1993 年患肠系膜栓塞，两位堂姐有下肢静脉血栓病史。

入院查体：T37.1℃，P78 次 / 分，R20 次 / 分，BP98/75mmHg，口唇无发绀，颈静脉无怒张。双肺呼吸音清，未闻及干湿性啰音。心率 78 次 / 分，律齐，肺动脉瓣听诊区第二心音亢进。双下肢凹陷性水肿，左侧为著。

辅助检查：肌钙蛋白阴性；肿瘤标志物、甲状腺功能未见异常；结缔组织疾病相关抗体、ANCA、抗心磷脂抗体均阴性；D- 二聚体 22.27mg/L（正常 ≤ 0.55mg/L）；心脏超声：肺动脉压轻度升高（TI 法估测肺动脉收缩压 38mmHg）。

治疗过程：患者 DVT 和 PE 诊断明确，给予制动，肝素持续静脉注射抗凝，维持 APTT 在正常 1.5~2 倍。1 周后改为依诺肝素 0.8ml，q12h 皮下注射。患者右下肢出现明显肿胀，复查双下肢静脉彩超示双下肢静脉和下腔静脉血栓形成。

转折与转归：因为考虑抗凝疗效不佳，故完善易栓症组合，显示抗凝血酶（AT）活性为 39.5%（正常 75% ~125%）。结合患者家族史、临床症状、实验室检查及肝素抗凝疗效不佳等情况，高度怀疑患者为遗传性抗凝血酶缺乏，建议患者子女完善易栓因素相关检查，并行遗传学检测，但患者拒绝。此后停用低分子肝素，改为利伐沙班 15mg，bid 口服。经治疗，患者气短、胸憋症状消失，双下肢水肿逐渐减轻，生命体征平稳。为避免肝素对 AT 活性的影响，口服利伐沙班 2 周后于天津医科大学总医院复查 AT 活性为 59%（正常 80% ~130%）。

遗传性抗凝血酶缺乏是所有遗传性易栓症中发生 VTE 风险最高的。肝素类抗凝剂需与 AT 结合才能发挥抗凝作用。然而利伐沙班为 X a 因子直接抑制剂，其抗凝作用不通过抗凝血酶，故口服后患者的下肢水肿、喘憋等症状明显好转。因此，对于血栓栓塞性疾病，尤其是反复发作、有家族史者，要常规筛查遗传性易栓因素如抗凝血酶活性、蛋白 C 及蛋白 S 等。

（二）肝素

1. 肝素的推荐用法

（1）静脉应用：予 2000~5000U 或按 80U/kg 静脉注射，继之以 18U/（kg·h）持续静脉滴注。在开始治疗后的最初 24h 内每 4~6h 测定 APTT，根据 APTT 调整剂量，尽快使 APTT 达到并维持于正常值的 1.5~2.5 倍（表 8-1）。达稳定治疗水平后，改每天上午测定 APTT 一次。使用肝素抗凝务求达有效水平。若抗凝不充分将严重影响疗效并可导致血栓复发率显著增高。

表 8-1　根据 APTT 监测结果调整静脉肝素用量

APTT	初始剂量及调整剂量	下次 APTT 测定的间隔时间（h）
治疗前测基础 APTT	初始剂量：80U/kg 静推，然后按 18U/kg·h 静滴	4~6
APTT<35s（<1.2 倍正常值）	予 80U/kg 静推，然后增加静滴剂量 4U/kg·h	6
APTT35~45s(1.2~1.5 倍正常值)	予 40U/kg 静推，然后增加静滴剂量 2U/kg·h	6

APTT	初始剂量及调整剂量	下次 APTT 测定的间隔时间（h）
APTT46~70s(1.5~2.3 倍正常值)	无需调整剂量	6
APTT71~90s(2.3~3.0 倍正常值)	减少静滴剂量 2U/kg·h	6
APTT>90s(>3 倍正常值)	停药 1h，然后减少剂量 3U/kg·h 后恢复静滴	6

（2）皮下注射：肝素亦可用皮下注射方式给药。一般先予静脉注射负荷量 2000~5000U，然后按 250U/kg 剂量，每 12h 皮下注射 1 次。调节注射剂量使注射后 6~8h 的 APTT 达到治疗水平。

2.肝素应用中的注意事项　在肝素治疗过程中，除应监测 APTT 水平外，仍需要监测血常规（血小板、血红蛋白）、血压及便常规等情况。

因肝素可能会引起肝素诱导的血小板减少症（heparin-induced thrombocytopenia，HIT），在使用肝素的第 3~5d 必需复查血小板计数。若较长时间使用肝素，尚应在第 7~10d 和 14d 复查。HIT 很少于肝素治疗的 2 周后出现。若出现血小板较基础值下降 30%~50% 以上，或血小板计数 < 100×10^9/L，应停用肝素。一般在停用肝素后 10d 内血小板开始逐渐恢复。HIT 是免疫介导的药物副作用，是在应用肝素过程中出现的以血小板计数降低及栓塞并发症为主要表现的临床综合征。可以导致致命性的血栓栓塞并发症，包括肺栓塞、坏疽、急性心肌梗死及脑卒中等。肝素和低分子肝素均可引起 HIT，然而肝素引起 HIT 的发生率是低分子肝素的 10 倍。当怀疑 HIT 时，应停肝素并改用替代药，如重组水蛭素、阿加曲班等。一般先予重组水蛭素抗凝，直到血小板数升至 100×10^9/L 时再予华法林治疗。

（三）低分子肝素

1.低分子肝素的推荐用法　根据体重给药（anti Ⅹa）U/kg 或 mg/kg。不同低分子肝素的具体用量不同（详见下文），每日 1~2 次，皮下注射。对于大多数病例按体重给药是有效的，不需监测 APTT 和调整剂量，但对过度肥胖者或孕妇宜监测血浆抗Ⅹa 因子活性并据以调整剂量。

2.各种低分子肝素的具体用法

（1）达肝素钠：100anti-Ⅹa U/kg 皮下注射，q12h；单次剂量不超过 18 000U。

（2）依诺肝素钠：1mg/kg，皮下注射，每 12h 一次；或 1.5mg/kg，皮下注射，每日 1 次；单次剂量不超过 180mg。

（3）那曲肝素钙：86anti-Ⅹa U/kg 皮下注射，每 12h 一次，连用 10d；或 171anti-Ⅹa U/kg，皮下注射，每日 1 次；单次剂量不超过 17 100U。

（4）亭扎肝素钠：175 anti-Ⅹa U/kg，皮下注射，每日 1 次。不同厂家制剂需参照其产品使用说明。由于不需要监测和出血的发生率较低，低分子肝素尚可用于在院外治疗 VTE。

3.低分子肝素应用中的注意事项　低分子肝素与普通肝素的抗凝作用相仿，但低分子肝素引起出血和 HIT 的发生率低。除无需常规监测 APTT 外，在应用低分子肝素的前 5~7d 内亦无需监测血小板数量。当疗程长于 7d 时，需开始每隔 2~3d 检查血小板计数。

低分子肝素由肾脏清除，对于肾功能不全，特别是肌酐清除率低于 30ml/min 的病例须慎用。若应用需减量并监测血浆抗Ⅹa 因子活性。对于严重肾衰竭患者，建议应用静脉肝素。肝素或低分子肝素须至少应用 5d，直到临床情况平稳。对大面积 PTE 或髂股静脉血栓，肝素约需用至 10d 或更长。

（四）华法林

1. 华法林的特性　华法林是一种消旋混合物，由两种具有光学活性的同分异构体 S 型和 R 型等比例构成。S 型异构体比 R 型药理学效应强 5 倍。

华法林口服吸收迅速且完全，生物利用度为 100%，血浆蛋白结合率为 97%，经肝脏代谢。用药后 12~18h 起效，36~48h 达峰效，半衰期约为 50h，作用可维持 5~6d。

2. 华法林的抗凝作用机制　华法林主要抑制维生素 K 参与的凝血因子 Ⅱ、Ⅶ、Ⅸ、Ⅹ 在肝脏的合成，对血液中已有的凝血因子 Ⅱ、Ⅶ、Ⅸ、Ⅹ 无抵抗作用。因此，不能作为体外抗凝药使用，体内抗凝也须将有活性的凝血因子消耗后才能有效。

肝脏合成的凝血因子 Ⅱ、Ⅶ、Ⅸ、Ⅹ 需要经过维生素 K 依赖性羧化酶的羧化作用才能成为有活性的凝血因子。华法林为维生素 K 拮抗剂，通过抑制肝脏环氧化还原酶，使无活性的氧化型（环氧化物型）维生素 K 无法还原为有活性的还原型（氢醌型）维生素 K，阻止维生素 K 的循环应用，干扰维生素 K 依赖性凝血因子 Ⅱ、Ⅶ、Ⅸ、Ⅹ 的羧化。

3. 华法林的推荐用法

（1）华法林的初始治疗：华法林可以在肝素 / 低分子肝素开始应用后的第 1 天内加用，多安排晚餐时服用。初始剂量为 3~5mg/d（初始剂量为 3.75mg，大于 75 岁和出血的高危患者应从 2.5mg 开始）。由于华法林需要数天才能发挥全部作用，因此与肝素 / 低分子肝素需至少重叠应用 4~5d，当连续 2d 测定的国际标准化比率（INR）达到 2~3 时，即可停止使用肝素 / 低分子肝素，单独口服华法林。

（2）华法林应用过程中的监测：应根据 INR 调节华法林的剂量。开始口服华法林的第 3 天检测 INR 水平，如 < 1.5，华法林增加 1/4 片（每片 2.5mg）；如与基础水平比较变化不大，华法林增加 1/2 片；如 >1.5，暂不增加剂量，根据第 4~5 天结果调整。在达到治疗水平前，应每日测定 INR，其后 2 周每周监测 2~3 次，以后根据 INR 的稳定情况每周监测 1 次或更少。若长期治疗，约每 4 周测定 INR 1 次并根据 INR 调整华法林剂量和监测频率，如果 INR 很稳定，可 12 周查 1 次。当 INR 值与达标值相差小于 0.5，可保持目前剂量不变，1~2 周复查 INR。

（3）理想的抗凝治疗强度：华法林治疗的最佳疗效范围的 INR 值为 2.0~2.5，多推荐为 2.0~3.0。降低华法林的剂量可降低出血风险，但增加复发风险。研究证实，正规抗凝治疗 3 个月后，改用低强度（INR1.5~1.9）抗凝治疗的患者 PTE 的复发率明显高于正规抗凝治疗组。然而，亦不推荐高强度的抗凝治疗方案，即 INR 为 3.1~5.0。有研究证实，高强度的抗凝治疗其抗凝作用增加不明显，但出血风险明显增大。

（4）华法林相关的不良反应

1）出血：华法林的主要并发症是出血。轻者为局部出血；重者发生内出血（颅内、消化道、腹膜后等），发生率为 4%~5%，颅内出血发生率为 0.07%~1.5%。国外研究表明，华法林相关的轻中度出血占 10%，颅内出血 1%，病死率为 0.6%。抗凝不同时期的出血发生率亦不相同，第 1 个月出血发生率最高，为 3%；2~12 个月为 0.8%；12 个月以后 0.3%。

华法林所致出血可以用维生素 K 拮抗。目标是使 INR < 4，避免华法林抵抗及纠正过度。

2）其他不良反应：华法林可引起发热、恶心、呕吐、腹泻、过敏反应，少见致畸作用。华法林有可能引起血管性紫癜，导致皮肤坏死，多发生于治疗的前几周，与小静脉和毛细血管的小血栓形成有关。

（5）影响华法林抗凝疗效的因素

1）遗传因素：由遗传因素导致华法林低剂量的患者最常见的原因是 CYP2C9 代谢活性降低和药物靶标 VKORC1 低表达。其他遗传因素还包括：华法林的先天性抵抗，即先天性华法林抵抗的患者需要高出平均 5~20 倍的剂量才能达到抗凝疗效，这可能与华法林对肝脏受体的亲和力改变有关，此外还与凝血因子的基因突变有关。

2）药物相互作用

①增强华法林抗凝疗效的药物

抗生素：二、三代头孢，大环内酯类，环丙沙星，左氧氟沙星，莫西沙星，氟康唑，酮康唑，伏立康唑，甲硝唑，磺胺，口服异烟肼等。

抗心律失常药：胺碘酮，奎尼丁，苯妥英钠等。

抗凝药：阿司匹林，噻氯匹定，磺吡酮等。

中草药：银杏、当归、丹参、番木瓜、南非钩麻和大蒜等。

其他：大剂量维生素E，甲状腺素，非甾体消炎药，西咪替丁，别嘌醇，单胺氧化酶抑制剂（如苯乙肼，苯丙胺），三环类抗抑郁药（如丙咪嗪，氯丙咪嗪）等。

②减弱华法林抗凝疗效的药物：卡马西平，巴比妥类，利福平，灰黄霉素，利巴韦林，萘夫西林，硫唑嘌呤，人参、西洋参、茶叶等中草药。

3）环境因素：影响华法林抗凝疗效的环境因素包括种族、年龄、身高、体重、饮食、吸烟和长期饮酒等。此外，患者伴有某些合并症亦可影响华法林的抗凝作用，包括长期腹泻或呕吐、缺氧状态、化疗、发热和甲状腺功能亢进等。还需要特别注意的是合并肝功能异常、慢性心肾功能不全时华法林的剂量需求也会降低。

病例3：患者，男性，71岁，主因"活动后胸闷、气喘2个月，左下肢肿胀伴疼痛7d"入院。患者于入院前2个月无明显诱因出现活动后胸闷、气短，诊断为"肺栓塞"，给予规范抗凝治疗，出院后继续服用华法林2.25mg，qn，活动后胸闷、气喘明显好转。入院前7d大量饮酒后出现左下肢肿胀、疼痛，行走困难，并出现瘀斑。既往长期吸烟史约30年，20支/天，已戒2个月。饮酒史约30年，量约1斤/天。

入院后急查凝血：INR 3.26，APTT 88.9s。血常规：WBC 11.7×10^9/L，NE 81.1%，HGB 84g/L，PLT 265×10^9/L。入院后2h出现下腹胀、腹部疼痛，进行性加重，小便失禁。右下腹触痛明显，肠鸣音活跃。BP 90/50mmHg，血常规HGB 54g/L。

治疗：停用华法林，急给予"冰冻血浆400ml、悬浮红细胞4U"输血补液，卡络磺钠静脉滴注和维生素K1止血治疗。生命体征平稳后行腹部CT检查证实为右侧腹膜后血肿，膀胱周围积血。

转归：生命体征稳定，治疗约1周后腹胀和腹痛明显缓解、左下肢瘀斑吸收。后逐渐应用低分子肝素抗凝治疗：患者体重约55kg，速碧林0.3ml，qd；0.4ml，qd；0.3ml，q12h；0.4ml，q12h；0.55ml，q12h。3个月后改为口服华法林抗凝治疗。

华法林的抗凝疗效受多种因素影响。在临床实践中，除应注意药物间的相互作用外，对于长期大量饮酒等不良生活习惯亦应加以重视，以避免出血及抗凝不达标等不良事件发生。

三、抗凝治疗的疗程

（一）最新指南推荐

抗凝治疗的持续时间因人而异，主要与患者发生VTE时的危险因素以及抗凝治疗的出血风险相关。依照2014版欧洲心脏病学会（European Society of Cardiology，ESC）急性PTE诊治指南和2016年美国胸科医师学会（The American College of Chest Physicians，ACCP）第10版VTE抗栓指南的推荐，大致可将抗凝治疗持续时间概括如下。

1. 2014版ESC指南推荐

（1）存在短暂危险因素的PTE患者，推荐抗凝治疗3个月（ⅠB）。

（2）无明显原因的PTE患者，推荐抗凝治疗至少3个月（ⅠA）。

（3）首次发作的无明显原因的 PTE 患者，出血风险低，可考虑延长抗凝治疗（ⅡaB）。

（4）复发的无明显原因的 PTE 患者，推荐长期抗凝治疗（ⅠB）。

（5）需要延长抗凝治疗的患者应定期评估风险—获益比（ⅠC）。

（6）需要延长抗凝治疗的患者，利伐沙班（20mg，qd）、达比加群（150mg，bid，年龄≥80 岁或持续应用维拉帕米治疗的患者推荐110mg，bid）或阿哌沙班（2.5mg，bid）可作为华法林的替代治疗（除严重肾功能不全的患者外）（ⅡaB）。

（7）拒绝或不能耐受口服抗凝药的患者，可以使用阿司匹林预防 VTE 复发（ⅡbB）。

（8）对于合并癌症的 PTE 患者，推荐低分子肝素抗凝 3~6 个月（ⅡaB）；推荐长期抗凝治疗或延长抗凝治疗直至癌症治愈（ⅡaC）。

2. 2016 年 ACCP 第 10 版抗栓指南推荐

（1）手术相关的 PTE，推荐抗凝治疗 3 个月（1B）。

（2）非手术相关的有短暂原因的 PTE，推荐抗凝治疗 3 个月（1B）。若存在轻中度出血风险，推荐抗凝治疗 3 个月（2B）；若出血风险大，亦推荐抗凝治疗 3 个月（1B）。

（3）无明显原因的 PTE 患者，推荐至少 3 个月的抗凝治疗（1B），3 个月后需要重新评价患者的延长抗凝治疗的风险—获益比。

1）首次发作的无明显原因的 PTE：出血风险为轻中度，推荐 3 个月以上的延长抗凝治疗（2B）；出血风险大，推荐 3 个月抗凝治疗（1B）。

2）复发的无明显原因的 PTE：出血风险为轻度，推荐 3 个月以上的延长抗凝治疗（1B）；出血风险为中度，推荐 3 个月以上的延长抗凝治疗（2B）；出血风险大，推荐 3 个月抗凝治疗（2B）。

（4）无明显原因的 PTE 患者，若已决定停止抗凝治疗，且无阿司匹林应用禁忌证，推荐应用阿司匹林预防 VTE 复发（2B）。

（5）合并癌症的 PTE 患者，如果出血风险为轻中度，推荐 3 个月以上的延长抗凝治疗（1B）；出血风险大，也推荐 3 个月以上的延长抗凝治疗（2B）。

（二）与 VTE 复发相关的因素

1. 症状性 VTE 复发的高危因素　症状性 VTE 复发的高危因素包括：肺动脉内残存血栓，特发性 VTE，抗凝治疗时间短，血浆 D- 二聚体持续阳性，腔静脉滤器植入者，高龄，肥胖（BMI>30），合并进展期肿瘤、易栓症、抗磷脂抗体综合征以及制动的慢性疾病患者。

研究表明，老年特发性 PTE 患者在华法林抗凝治疗 6~12 个月的过程中，如果没有出血事件发生，继续延长抗凝治疗时间可以增加无症状时间和生存时间。

2. D- 二聚体水平指导华法林抗凝治疗时间　PROLONG 研究对不明原因的 VTE 患者首次发作后，应用华法林抗凝治疗 3 个月，然后停药，1 个月后检测 D- 二聚体水平。D- 二聚体水平正常者 VTE 的复发率为 6.2%；D- 二聚体水平异常者未继续抗凝时，VTE 的复发率为 15%，而继续抗凝者 VTE 的复发率仅为 2.9%。PROLONG-Ⅱ研究则对停药后 1 个月 D- 二聚体正常的患者每隔 2 个月检测 1 次 D- 二聚体水平，结果发现第 3 个月 D- 二聚体异常的患者复发的风险明显增加。

因此，在抗凝治疗的时间选择方面，只要抗凝过程中没有出血发生，可考虑延长抗凝治疗时间。若 D- 二聚体阴性，未发现局部血栓，心脏超声无肺动脉高压证据，可考虑停止抗凝治疗，并加强随访。停药后若 D- 二聚体水平异常升高，可考虑继续抗凝治疗。

（杨苏乔　邝土光）

第8讲 肺血栓栓塞症的抗凝治疗

［1］中华医学会呼吸病学分会.肺血栓栓塞症的诊断与治疗指南（草案）.中华结核和呼吸杂志,2001,24(5):259-264.

［2］Task Force for the Diagnosis and Management of AcutePulmonary Embolism of the European Society of Cardiology(ESC).2014 ESC guidelines on the diagnosis and management of acutepulmonary embolism.Eur Heart J,2014,35(43): 3033-3069, 3069a-3069k.

［3］Kearon C,Akl EA,Ornelas J,et al.Antithrombotic Therapy for VTE Disease : CHEST Guideline and Expert Panel Report. CHEST,2016,149(2):315-352.

［4］Palareti G,Cosmi B,Legnani C,et al.D-Dimer testing to determine the duration of anticoagulation therapy.N Engl J Med,2006, 355(17):1780-1789.

［5］Cosmi B,Legnani C,Tosetto A,et al.Usefulness of repeated D-dimer testing after stopping anticoagulation or a first episode of unprovoked venous thromboembolism:the PROLONG Ⅱ prospective study.Blood,2010,115(3):481-488.

第9讲

肝素诱导的血小板减少症

一、基本概念

肝素诱导的血小板减少症（heparin-induced thrombocytopenia，HIT）是免疫介导的药物副作用，是在应用肝素（包括普通肝素、低分子肝素）过程中出现的以血小板计数降低及栓塞并发症为主要表现的临床综合征。可以导致致命性的血栓栓塞并发症，包括肺栓塞、坏疽、急性心肌梗死及脑卒中等。

二、流行病学

国内尚无 HIT 发生率的统计报道。国外文献报道的发生率 0.1% ~5%，可见于外科手术后、内科病房、重症监护室等多个科室，其中以大手术后的发生率最高，心外科、整形外科手术明显高于产科手术或内科住院患者。HIT 可发生于应用肝素的患者，肝素的发生率明显高于低分子肝素，发生率之比约10∶1。另外，在统计的患者中，女性的发生率略高于男性，约（1~2）∶1。

三、发病机制

HIT 的发生主要是免疫机制介导的。肝素或低分子肝素进入体内后，形成相应的 IgG 抗体，并与血小板上的第 4 因子（platelet factor 4，PF4）结合形成免疫复合物，最终与血小板表面的受体结合并激活血小板。活化的血小板产生更多的 PF4 及促凝物质，进而导致了血栓形成及血小板的进一步消耗。因此，HIT 的两大主要特点即血小板减少及血栓形成。

四、临床表现

根据 HIT 的概念及发病机制可以推断，HIT 的临床表现主要是血小板减少及血栓形成，此外，还有一些相对少见的表现。常见的临床表现有：

1. 血小板减少　血小板减少是 HIT 的最常见表现，见于 90% 左右的患者，常发生于应用肝素后的 5~10d，可见血小板计数 < 150×10^9/L 或较基础值下降30% ~50%。但必须指出，尽管血小板减少最常见，但并不一定是首发症状，约 1/4 的 HIT 患者血栓形成早于血小板减少的出现。

2. 血栓形成　HIT 诱发的血栓形成常见于静脉，也可见于动脉。17% ~55%的患者可出现深静脉血栓形成（deep venous thrombosis，DVT）、肺血栓栓塞症（pulmonary thromboembolism，PTE）等并发症。动脉系统也可形成血栓，见于 3% ~10%的 HIT 患者，导致肢体动脉栓塞、心肌梗死、脑卒中等并发症。

必须指出，若处理不当，有5%~10%的HIT患者死于血栓形成并发症，但目前尚无因为HIT致出血，进而导致患者死亡的报道。

3. 其他表现　HIT的其他相对少见的临床表现还有注射部位皮肤坏死、肾上腺缺血性坏死（肾上腺静脉栓塞所致）、DIC、出血、注射肝素30min内出现的急性系统反应，如高热、寒战、心动过速、呼吸困难甚至心跳、呼吸骤停等。

五、HIT的分型

按照HIT发生的时间可将HIT分为3型，分别为：

1. 典型HIT　多发生于应用肝素后5~10d。

2. 速发型HIT　发生于应用肝素后的24h内。此型多见于过去100d内（尤其是过去1个月内）曾有肝素暴露史，血中存在HIT抗体的患者。

3. 迟发型HIT　停用肝素3周后发生的HIT。

六、诊断

1. 诊断方法

（1）临床评估可能性：常用的方法为4Ts法，即分别从血小板减少的程度（thrombocytopenie，T）、血小板减少出现的时间（timing，T）、新的血栓形成（thrombosis，T）、其他怀疑诊断（oTher cause，T）4个方面进行评分，具体如表9-1所示。临床4Ts法评估HIT可能性存在敏感性高而特异性不高的特点，因此，临床疑诊HIT的患者还需要完善实验室检查。

（2）实验室检查：包括免疫检查（主要检测HIT相关抗体）及血小板功能检查。

1）免疫检查：常用酶联免疫吸附法（enzyme linked immunosorbent assay，ELISA）检测HIT相关抗体。

2）血小板功能检查：可检测血小板的聚集、活化及脱颗粒情况。常用的方法有C14-5羟色胺释放试验、血小板凝集试验等，其中认为C14-5羟色胺释放试验结果最可靠，但因需要应用放射性物质而使其开展受限。

表9-1　临床评估HIT的4Ts评分法

指标/积分	2分	1分	0分
血小板减少的程度	血小板计数相对降低>50%且最低值≥20×10⁹/L	血小板计数相对降低30%~50%且最低值在（10~19）×10⁹/L	血小板计数相对降低<30%且最低值<10×10⁹/L
肝素或低分子肝素治疗与血小板减少出现的时间差	明确应用肝素后5~10d或≤1d（过去30d内接触过肝素）	应用肝素>10d或<1d（过去30~100d内接触过肝素）	≤1d但无肝素接触史，应用肝素4d内出现
血栓形成	明确的新发血栓、皮肤坏疽、急性系统反应	再发血栓或血栓加重、非坏死性皮肤损伤（可疑血栓）	无
其他导致血小板减少的原因	无	可能存在 如病原学证实的脓毒血症或应用呼吸机	明确存在 如术后72h：明确的细菌/真菌感染；20d内化疗病史；DIC；输血后紫癜；药物所致血小板减少

注：将每组所得分数相加，其预测HIT发生的可能性如下：6~8分，高度可能；4~5分，中度可能；0~3分，低度可能

2. 诊断流程图　结合指南推荐及笔者临床工作实践,绘制如下的HIT诊断流程图(图9-1)供同行参考。

3. 早期诊断　因为血小板减少是HIT最常见的表现,往往也是首发表现。因此,定期检测血小板数量在HIT的早期诊断中起着重要作用。常见情况及检测频率推荐如下:

（1）对于存在HIT高危因素的患者,建议应用肝素后的4~14d或停用肝素前,每2~3d检测血小板计数。

（2）对于应用肝素后出现急性系统反应(肝素注射30min内出现发热、寒战、心动过速、呼吸困难等)的患者,建议即刻检测血小板计数。

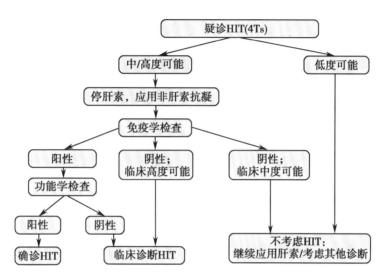

图9-1　HIT诊断流程图

（3）VTE患者应用肝素抗凝治疗前建议检测基础血小板计数。

（4）过去100d内(尤其是近1个内)应用过肝素的患者,建议再次应用肝素前检测基础血小板计数。

七、治疗

与所有药物副作用的治疗相似,停用肝素是第一步,但仅仅停用肝素是不够的。如前所述,因为HIT的另一常见临床表现是血栓形成,因此,停用肝素时需要应用另一种抗凝剂抗凝。

1. 替代抗凝药物　可用的替代抗凝药物主要为直接凝血酶抑制剂与Ⅹa因子抑制剂。常用药物、用法及注意事项如下:

（1）阿加曲班:0.5~2μg/（kg·min）持续泵入,每4h监测APTT,使APTT保持在正常值或患者基础值的1.5~2倍。

（2）重组水蛭素:首剂0.2mg/kg,根据肌酐清除率,继以0.005~0.1mg/（kg·h）的速度泵入,每4h监测APTT,使APTT保持在正常值/患者基础值的1.5~2倍。

（3）磺达肝癸钠:根据患者体重调整用量（体重 < 50kg,使用5.0mg皮下注射（sc）,qd;50~100kg,7.5mg,qd;>100kg,10mg,sc,qd）。

（4）达那肝素:首剂根据患者体重调整用量（< 60kg,1500U;60~75kg,2250U;75~90kg,3000U;>90kg,3750 U）;强化治疗:400U/h×4h,300U/h×4h;维持治疗:肾功能正常者200U/h,泵入;肾功能不全者150U/h,静脉泵入;有条件者可监测抗Ⅹa因子活性,使抗Ⅹa因子活性保持在0.5~0.8U/ml。

（5）比伐卢定：肝肾功能正常者 0.15mg/（kg·h）泵入，肝肾功能不全者酌情减量。每 4h 监测 APTT，使 APTT 保持在正常值 / 患者基础值的 1.5~2 倍。

2. 特殊情况下药物的选用

（1）肾功能不全的 HIT，推荐使用阿加曲班。

（2）对于急性 HIT(血小板减少 + HIT 抗体阳性)或者亚急性 HIT(血小板恢复正常、HIT 抗体仍阳性)的患者，如果需要紧急心脏手术，推荐使用比伐卢定；如果需要择期心脏手术者，建议手术推迟到 HIT 被控制，HIT 抗体转阴；如果需要行经皮冠脉介入治疗（percutaneous coronary intervention，PCT）时，推荐使用比伐卢定或阿加曲班。

（3）对于急性或亚急性 HIT 患者，需要肾脏替代治疗时，推荐使用阿加曲班或达那肝素；对于有 HIT 病史的患者，需要持续静脉血液滤过（continuous venous venous hemofiltration，CVVH）治疗或者留置管需要封管时，推荐局部枸橼酸抗凝。

（4）对于急性或亚急性 HIT 的孕妇，推荐使用达那肝素。达那肝素无效时，考虑使用重组水蛭素或磺达肝癸钠。

（5）对于有 HIT 病史，伴急性血栓形成而肾功能正常者，推荐足量磺达肝癸钠序贯维生素 K 拮抗剂（vitamin K antagonist，VKA）如华法林。

3. VKA 的序贯治疗

（1）对于高度怀疑或者已经证实患有 HIT 的患者，不推荐立即使用 VKA，直到血小板上升至至少 150×10^9/L；且推荐华法林从小剂量开始（<5mg）。

（2）对于已明确 HIT 的患者，推荐 VKA 与非肝素类抗凝剂重叠至少 5d，直到 INR 达标。

4. 治疗疗程　与静脉血栓形成的治疗相似，HIT 的标准疗程为 3~6 个月，6 个月以后权衡血栓形成风险与出血风险，权衡利弊决定是否继续抗凝。

八、临床几个关于 HIT 的常见问题

1. 术后 72h 内如何临床评估 HIT ？

大手术后，由于术中失血等情况可出现血小板减少。而大手术，尤其是需要体外循环辅助的心脏大手术过程中需要应用肝素抗凝。因此，术后 72h 内出现的血小板减少如何评估是否是 HIT 所致相对较为困难，尤其是在不具备 HIT 实验室检查条件的医疗单位。但是，二者有一些特点可供鉴别时参考。

（1）病因：通常来说，手术后血小板减少多因为失血或并发感染而出现血小板的减少，而 HIT 为免疫介导的药物副作用，与应用肝素有关。

（2）大手术后非 HIT 出现的血小板减少时间多在 72h 以内，72h 后可逐渐恢复。而 HIT 所致的血小板减少多见于应用肝素后的 5~10d。对于过去 100d 内（尤其是过去 1 个月内）曾有肝素暴露史，血中存在 HIT 抗体的患者，可发生于应用肝素后的 24h 内。HIT 所致的血小板减少恢复多在 10d 以后。

（3）非 HIT 所致的血小板下降的幅度多在基础值的 40% ~60%，而 HIT 所致血小板下降的幅度多在基础值的 30% ~50%。

2. 是否需要输注血小板？

在出现重度血小板减少时，多数临床医师会因担心出血而给患者输注血小板。关于输注血小板的问题历来存在诸多争议，有学者认为应该输，也有学者认为对于免疫介导的 HIT 来说，输注血小板无异于“火上浇油”。结合大量的临床实践，2012 年 ACCP 指南推荐“HIT 并严重血小板减少的患者，只有在出血或者有较大出血风险的侵入性治疗时，才建议输注血小板。”

3. 是否需要应用激素？

因为是免疫介导的药物副作用，既往曾有报道应用激素治疗HIT。目前认为，HIT仅仅是药物副作用，在停用致敏药物——肝素并积极给予替代抗凝治疗后，HIT可得到良好的控制，而不需要应用激素治疗。如果出现治疗效果不佳而需要应用激素的情况，需除外患者本身存在自身免疫病或血液系统疾病。

九、总结

随着肝素的广泛应用，HIT的发生并不少见。既往曾认为低分子肝素并不会导致HIT，目前看来低分子肝素也同样存在HIT的风险。很多时候，HIT并未得到临床医师充分的认识及恰当的处理。本文就HIT的基本概念、流行病学、发病机制、临床表现、诊疗及常见问题做了简单总结，但笔者经验有限，不足之处需共同交流、探讨。

（李积凤　邝土光）

参考文献

［1］Warkentin,T.E.,M.N.Levine,J.Hirsh,et al.Heparin-induced thrombocytopenia in patients treated with low-molecular-weight heparin or unfractionated heparin.N Engl J Med,1995 332(20):1330-1335.

［2］Greinacher,A.,S.Alban,M.A.Omer-Adam,et al.Heparin-induced thrombocytopenia：a stoichiometry-based model to explain the differing immunogenicities of unfractionated heparin,low-molecular-weight heparin,and fondaparinux in different clinical settings.Thromb Res,2008,122(2):211-220.

［3］Warkentin,T.E.,J.I.Sheppard.Generation of platelet-derived microparticles and procoagulant activity by heparin-induced thrombocytopenia IgG/serum and other IgG platelet agonists：a comparison with standard platelet agonists.Platelets,1999,10(5):319-326.

［4］Greinacher,A.,B.Farner,H.Kroll,et al.Clinical features of heparin-induced thrombocytopenia including risk factors for thrombosis.A retrospective analysis of 408 patients.Thromb Haemost,2005,94(1):132-135.

［5］Wallis,D.E.,D.L.Workman,B.E.Lewis,et al.Failure of early heparin cessation as treatment for heparin-induced thrombocytopenia.Am J Med,1999,106(6):629-635.

［6］Warkentin,T.E.,R.S.Roberts,J.Hirsh,et al.Heparin-induced skin lesions and other unusual sequelae of the heparin-induced thrombocytopenia syndrome：a nested cohort study.Chest,2005,127(5):1857-1861.

［7］Lubenow,N.,R.Kempf,A.Eichner,et al.Heparin-induced thrombocytopenia：temporal pattern of thrombocytopenia in relation to initial use or reexposure to heparin.Chest,2002,122(1):37-42.

［8］Denys,B.,V.Stove,J.Philippe,et al.A clinical-laboratory approach contributing to a rapid and reliable diagnosis of heparin-induced thrombocytopenia.Thromb Res,2008,123(1):137-145.

［9］Linkins,L.A.and T.E.Warkentin.The approach to heparin-induced thrombocytopenia.Semin Respir Crit Care Med,2008,29(1):66-74.

［10］Rogers,B.A.,A.S.Cowie.The monitoring of heparin induced thrombocytopenia following surgery：an audit and international survey.J Perioper Pract,2010,20(2):66-69.

［11］Warkentin,T.E.,A.Greinacher,A.Koster,et al.Treatment and prevention of heparin-induced thrombocytopenia：American College of Chest Physicians Evidence-Based Clinical Practice Guidelines (8th Edition).Chest,2008,133(6 Suppl):340S-380S.

［12］Sharifi,M.,C.Bay,Z.Vajo,et al.New oral anticoagulants in the treatment of heparin-induced thrombocytopenia.Thromb Res,

2015,135(4):607-609.

[13] Vo,Q.A.,J.K.Lin,L.M.Tong.Efficacy and safety of argatroban and bivalirudine in patients with suspected heparin-induced thrombocytopenia.Ann Pharmacother,2015,49(2):178-184.

[14] Kondo,T.,M.Hirota,J.Hoshino,et al.Management of cardiopulmonary bypass during cardiac surgery for patients with heparin-induced thrombocytopenia.Kyobu Geka,2013,66(5):366-369.

[15] Koster,A.,C.M.Dyke,G.Aldea,et al.Bivalirudin during cardiopulmonary bypass in patients with previous or acute heparin-induced thrombocytopenia and heparin antibodies:results of the CHOOSE-ON trial.Ann Thorac Surg,2007,83(2):572-577.

[16] Cruz-Gonzalez,I.,M.Sanchez-Ledesma,S.J.Baron,et al.Efficacy and safety of argatroban with or without glycoprotein Ⅱb/Ⅲa inhibitor in patients with heparin induced thrombocytopenia undergoing percutaneous coronary intervention for acute coronary syndrome.J Thromb Thrombolysis,2008,25(2):214-218.

[17] Lewis,B.E.,M.J.Hursting.Direct thrombin inhibition during percutaneous coronary intervention in patients with heparin-induced thrombocytopenia.Expert Rev Cardiovasc Ther,2007,5(1):57-68.

[18] Qin,X.,B.Zhang.Cerebral hemorrhage complicating heparin-induced thrombocytopenia after percutaneous coronary intervention:a clinical dilemma of medical treatment.Chin Med J(Engl),2015,128(11):1561-1562.

[19] Magnani,H.N.An analysis of clinical outcomes of 91 pregnancies in 83 women treated with danaparoid(Orgaran).Thromb Res,2010,125(4):297-302.

[20] Warkentin,T.E.,B.L.Davidson,H.R.Buller,et al.Prevalence and risk of preexisting heparin-induced thrombocytopenia antibodies in patients with acute VTE.Chest,2011,140(2):366-373.

[21] Srinivasan,A.F.,L.Rice,J.R.Bartholomew,et al.Warfarin-induced skin necrosis and venous limb gangrene in the setting of heparin-induced thrombocytopenia.Arch Intern Med,2004,164(1):66-70.

[22] Warkentin,T.E.,A.Greinacher.Heparin-induced thrombocytopenia and cardiac surgery.Ann Thorac Surg,2003,76(2):638-648.

第10讲

D-二聚体在 VTE 诊治和预防中的价值

一、D-二聚体的定义

D-二聚体是纤维蛋白单体与凝血酶激活因子 X Ⅲ 交联后的交联纤维蛋白再经纤溶酶水解所产生的一种终末降解产物,是特异性的纤溶过程标记物之一。由此可见,只有凝血激活后产生过多的交联纤维蛋白,经纤溶酶水解后才会产生过多的 D-二聚体,这决定了 D-二聚体的高敏感性和低特异性的特点。因此,任何导致凝血激活的原因都可以造成 D-二聚体升高,静脉血栓栓塞症(venous thromboembolism,VTE)仅是诸多因素之一。

二、D-二聚体的监测方法二聚体的检测方法

D-二聚体的检测方法有多种(表 10-1),主要是基于胶乳凝集原理的定性或半定量试验以及基于 ELISA 原理的定量测定,也有一些方法采用免疫浊度原理或免疫荧光原理。敏感性较高,而特异性较低的检测方法被认为准确性更高,具有更高 VTE 的诊断价值。ELISA 法是目前比较接受的定量检测方法,被认为是 D-二聚体检测的"金标准"。临床中常常会因为检测方法的问题出现 D-二聚体假阴性的情况而延误诊断及治疗,因此建议尽量应用 ELISA 法来进行 D-二聚体水平的检测。

表 10-1 D-二聚体的检测方法

检测方法	敏感性	特异性	说明
微孔法 ELISA	高	低	"金标准";适用于批量分析,不适合实时单测;独立观察
荧光法 ELISA	高	低	敏感性类似传统微孔法 ELISA;定量;适用于实时单测;独立观察
化学发光法 ELISA	高	低	敏感性类似传统微孔法 ELISA;定量;适用于实时单测;独立观察
时间分辨荧光 ELISA	–	–	不适用于临床;独立观察
免疫滤过夹心法	高—中	低—中	较传统微孔法 ELISA 敏感性低;定量;适用于实时单测;独立观察
半定量乳胶凝集法	中	中	快速,但临床应用不够敏感;独立观察

检测方法	敏感性	特异性	说明
手动全血凝集	高—中	中	快速，可以检测全血；只有在低临床可能性时除外VTE；独立观察
第二代乳胶凝集法（免疫比浊法）	高	中	快速且可定性；敏感性可与微孔法 ELISA 相比拟；独立观察

三、D- 二聚体在 VTE 诊断中的价值

1. D- 二聚体临床参考值　一般情况下，D- 二聚体的临床参考值为 500 μg/L，然而随着年龄的增长，D- 二聚体的参考值也随着变化，有研究认为当年龄超过 50 岁，D- 二聚体的参考值应为年龄 ×10 μg/L。

2. D- 二聚体阴性联合低临床可能性可除外 VTE　D- 二聚体在 VTE 诊断中的地位是排除价值。早期的研究中提出在未接受抗凝治疗的疑诊 VTE 患者，低临床可能性联合正常 D- 二聚体水平可以除外 VTE，由此也认为这样的患者不进行超声的筛查是安全的。随着科研的进步，近年来涌现了更多对于阴性 D- 二聚体结果联合低临床可能性可以除外 VTE 诊断的证据。2014 年发表的荟萃分析对来自 13 个研究（共计 10 002 例）进行分析，结果提示阴性 D- 二聚体结果联合 Wells 评分 ≤ 1 分可以除外 DVT，但该结论不适用于肿瘤患者及复发患者。由此认为 D- 二聚体阴性联合 Wells 评分 ≤ 1 分可以提示医师和患者不必要行下肢静脉超声检查。由此可见，D- 二聚体的排除价值仅存在于疑诊 VTE 的低—中度可能性患者。

上述观点是否适用于以年龄计算的 D- 二聚体参考值呢？2014 年发表的多中心研究提出，与固定 D- 二聚体正常值（500 μg/L）相比较，以年龄计算的 D- 二聚体参考值联合临床评估低可能性有助于排除 VTE。然而，也有研究对 923 名年龄 >50 岁，且疑诊肺血栓栓塞症的患者进行了研究，结果发现 273 例以年龄参考值判断 D- 二聚体阴性及 RGS ≤ 10 分的患者中，4 例诊断 PE，假阴性率 1.5%；以传统参考值判定的假阴性率为 18.3%。由此认为 D- 二聚体以年龄参考值为除外标准可能安全，但在广泛应用于临床的常规诊疗之前仍需进一步的评估。

3. 特殊情况下 D- 二聚体在 VTE 诊断中的价值　对于具有 VTE 既往史的患者，D- 二聚体阴性结果可能可以除外具有 VTE 病史的患者 VTE 诊断，临床应用有限，因为具有 VTE 病史且 D- 二聚体阴性的患者数量仍较无 VTE 病史患者少，所以结论还需进一步证实。还有一些其他的情况，比如肿瘤患者、术后患者、妊娠女性等，D- 二聚体的特异性明显下降，因此在这些患者中，如发现 D- 二聚体升高一定要结合临床具体分析。但其仍具有高敏感性，对于妊娠女性来说，D- 二聚体阴性的怀疑 VTE 的妊娠期患者不进行治疗尽管缺乏前瞻性研究证据，但目前认为这可能是安全的。

D- 二聚体水平与血栓大小有关，因此微小血栓有可能会导致阴性的 D- 二聚体结果，降低其敏感性，造成假阴性结果。症状持续的时间以及接受抗凝治疗同样会引起 D- 二聚体水平的下降。所以，阴性的 D- 二聚体结果也要警惕 VTE 的发生，尽管如此，在怀疑 DVT 且 D- 二聚体阴性的患者不进行治疗仍然被认为是安全的。

四、D- 二聚体预测 VTE 复发

D- 二聚体水平升高是静脉血栓事件复发的危险因素之一，危险比高达 2.59 倍，因此，D- 二聚体水平可以作为 VTE 治疗过程中预测复发的指标之一。有研究对首次诊断 VTE 患者抗凝治疗 3 个月以上

停药的患者为期 2 年的随访中，发现 D- 二聚体阴性患者 VTE 复发率为 3.5%，而阳性 D- 二聚体患者 VTE 复发率为 8.9%，从而认为阴性 D- 二聚体结果存在低复发风险，建议平衡获益和风险延长抗凝时间。因此，抗凝过程中 D- 二聚体升高，一般不建议停药；而 D- 二聚体 < 250ng/ml，认为复发风险比较低。

研究发现，在抗凝 3 个月停药 1 个月后复查 D- 二聚体升高存在更高的 VTE 复发率，然而根据异常 D- 二聚体结果继续抗凝治疗可降低 VTE 复发的发生。因此，关于 VTE 的治疗时间也建议停药后 1 个月复查 D- 二聚体水平，以决定是否需要重新开始治疗以避免复发。

（唐　晓　杨媛华）

参考文献

［1］Righini, M.D-Dimer for venous thromboembolism diagnosis: 20 years later.J Thromb Haemost, 2008, 6 (7): 1059-1071.

［2］Douma, R.A.Potential of an age adjusted d-dimer cut-off value to improve the exclusion of pulmonary embolism in older patients: a retrospective analysis of three large cohorts.BMJ, 2010, 340: 1475.

［3］Verhovsek, M.Systematic review : D-dimer to predict recurrent disease after stopping anticoagulant therapy for unprovoked venous thromboembolism.Ann Intern Med, 2008, 149 (7): 481-490, W94.

［4］Eichinger, S.D-dimer levels and risk of recurrent venous thromboembolism.JAMA, 2003, 290 (8): 1071-1074.

［5］Palareti, G.D-dimer testing to determine the duration of anticoagulation therapy.N Engl J Med, 2006, 355 (17): 1780-1789.

［6］Kearon, C., E.A.Akl.Duration of anticoagulant therapy for deep vein thrombosis and pulmonary embolism.Blood, 2014, 123 (12): 1794-1801.

第11讲

静脉血栓风险标志物的循证研究进展

随着基础研究和分析手段的不断发展，实现商品化的止凝血检测项目已逾百项，主要可分为功能试验和生物标志物两大类，涉及凝血、抗凝血、纤溶、内皮以及血小板等各系统，此外还包括一些病理性抗凝物质、病理性抗体以及功能调节蛋白。从应用上这些项目大致可分为 4 个方向，包括排除诊断、风险评估、辅助诊断和治疗监测，并在一定程度上参与解决基于"PICO"构建的"临床问题"，为临床实施早期干预、制定长期抗栓策略提供了重要依据。目前，有循证依据并被纳入国际主流血栓防治指南的静脉血栓风险标志物主要包括 D- 二聚体、凝血因子Ⅷ、抗凝血蛋白（如蛋白 C 活性、蛋白 S 活性和抗凝血酶活性）、狼疮抗凝物、肝素诱导的血小板减少症抗体等。此外，用于抗凝药物监测的凝血试验有 PT、APTT 和抗因子Ⅹ a 活性等。

一、排除诊断

在实验室检测项目中，还没有任何血栓风险标志物可以直接诊断血栓，但有少数项目可以通过与"临床验前概率评分"相结合，有效实现排除诊断。目前循证证据充分的项目有血浆 D- 二聚体检测和肝素诱导的血小板减少症抗体检测。

（一）D- 二聚体

血浆 D- 二聚体是交联纤维蛋白的特异性降解产物，其血浆浓度增高反映异常凝血活化和纤维蛋白溶解系统继发性功能亢进。1975 年，Gaffney 等提出了 D- 二聚体可作为凝血活化和纤维蛋白降解的标志物，大约 20 多年后，ELISA、定量微粒凝集法和化学发光方法的普及才使 D- 二聚体真正成为 VTE 的重要诊断方法。D- 二聚体检测基于其高度诊断敏感性和阴性预期值，对低、中度 VTE 临床可能性患者具有良好的排除诊断效果。采用验前概率评分（Wells 评分或 Genava 评分或其修订版）结合 D- 二聚体检测和影像学检查构成了临床诊断疑似 VTE 患者的标准流程。D- 二聚体检测呈阴性，可排除不典型患者的 VTE 可能性，其临床安全性已被大量循证研究所证实。

需要注意的是，在老年人群中 D- 二聚体排除诊断 VTE 的效果随年龄的增长而逐渐降低。已有大量证据表明，对于 50 岁以上的低度临床可能性患者，采用年龄调整临界值（年龄 ×10）的方式提高 D- 二聚体排除诊断的效果，在保持高度诊断敏感性的同时，还可维持一定的诊断特异性，近年的系统评价研究显示，经"年龄 ×10"临界值排除诊断的患者在随访中未发现任何假阴性。

恶性肿瘤患者由于病理性凝血活化几乎贯穿病程始终，其血浆 D- 二聚体浓度持续处于高水平，并与 VTE 发生、死亡等不良临床结局相关。对于疑似 VTE 的恶性肿瘤患者，传统的 D- 二聚体临界值很难有效进行排除诊断，因此需要上调 D- 二聚体排除诊断临界值。2014 年，欧洲心脏病学会（ESC）的《急性肺栓塞诊断和处理指南》中提出"700ng/ml"和"年龄 ×10"两种解决方式，但证据等级较低，因此建议各医疗机构应结合其实验室的检测方法，制定适合其患者特征的临界值。

妊娠期的生理性高凝状态随孕周的增加而逐渐显著，使血浆 D- 二聚体浓度多处于较高水平，同样降低了 D- 二聚体排除诊断 VTE 的效果。目前的研究显示，上调 D- 二聚体临界值可以提高诊断性能，但由于相关研究尚未就调整临界值的方式形成共识，因此建议各医疗机构根据患者群的具体情况制定相应的临界值。

在过去的 10 余年中，美国胸科医师学院（ACCP）的《抗栓治疗和血栓预防指南》以及 ESC 的《急性肺栓塞诊断和处理指南》都推荐将验前概率评分和 D- 二聚体检测联合用于对中、低度 VTE 临床可能性患者的排除诊断。

（二）肝素诱导的血小板减少症抗体

肝素诱导的血小板减少症（heparin induced thrombocytopenia，HIT）是一种由抗体介导的肝素副作用，主要表现为血小板计数降低和静、动脉血栓栓塞。循证研究显示，将 4Ts 评分与 HIT 实验检测联合应用，能有效识别 HIT 和指导替代抗凝药物的使用。HIT 检测可分为两大类，包括功能分析试验和 HIT 抗体检测，前者主要通过诱导血小板功能改变以确定 HIT 的存在，如 5- 羟色胺释放试验（serotonin release assay，SRA）、肝素诱导的血小板活化试验（heparin induced platelet activation assay，HIPA）等；后者主要是以 HIT 抗体为检测目标的免疫学方法，如 ELISA、定量微粒凝集法、化学发光法、侧流免疫分析等。SRA 和 HIPA 具有敏感度高、特异性强的优势，并被公认为是 HIT 检测的参考方法，但由于此类试验成本高、耗时长，且不易标准化，因此仅在极少数实验室开展检测。

以 HIT 抗体为目标的免疫学方法有很好的诊断敏感性，在临床上，被免疫学检测除外了 HIT 诊断的患者继续使用肝素类药物是安全的。最新的系统评价证据表明，4Ts 评分为中、高度可能性的患者，应检测 HIT 抗体，如结果为阴性，可排除 HIT；中度可能性患者如阳性，HIT 可能性大；高度可能性患者如阳性，可确诊 HIT。由于免疫学方法敏感度高，实现了商品化，因此在国际上已经成为可在普通实验室完成的主流 HIT 筛查手段。2012 年，美国的 AT-9 指南和英国的 BCSH 指南均建议普通医学实验室采用免疫学方法进行 HIT 抗体检测，并通过设定合理的临界值以提高诊断敏感性和特异性。

二、风险评估

多年来，临床一直尝试利用实验室检查监测患者静脉血栓的风险，但由于多数指标循证证据不足，目前只有 D- 二聚体和凝血因子Ⅷ等少数指标被国际主要抗栓指南推荐用于识别 VTE 风险。

（一）D- 二聚体

由于血浆 D- 二聚体浓度增高与纤维蛋白负荷量增加密切相关，因此通过动态监测有助于评估患者的 VTE 危险度和血栓复发风险。此外，有证据显示，高水平 D- 二聚体也与血栓后综合征（the post thrombotic syndrome，PTS）存在关联性。

有较充分的证据显示，在初发无诱因的 VTE 患者中，男性患者 VTE 复发风险高于女性患者，这些患者更应考虑延长抗凝治疗时间。另外，抗凝治疗后 D- 二聚体阳性 VTE 患者的血栓复发风险高于阴性患者。

对于男性初发无诱因 VTE 患者，D- 二聚体阴性与抗凝治疗后血栓复发风险之间的关联性不明确，因此不是确定是否延长抗凝治疗的关键依据。

对于女性初发无诱因 VTE 患者，抗凝治疗后的 D- 二聚体呈阴性时，再次发生近端 DVT 或 PE 风险较低，因此 D- 二聚体能作为确定是否延长抗凝治疗的重要依据，且证据显示其应用在临床实践中是安全的。

在初发有诱因的 VTE 患者中，VTE 复发风险在男、女性别间无显著差异。

2016 年版的 ACCP《抗栓治疗和血栓预防指南》明确推荐 D- 二聚体检测结合患者性别对血栓复发风险进行分层，并在备注中指出这种评估方式可能影响进一步的治疗策略。

需要注意的是，由于各类型疾病引发凝血紊乱的机制不同，凝血活化规模以及纤维蛋白构成特点亦存在显著差异，造成不同疾病间以及不同病情时血浆 D- 二聚体水平变化幅度相差巨大，所以临床需要针对不同血栓类型或病情阶段制定相应的临界值，以判断患者血栓风险的发展趋势和对预后进行评估，特别是排除诊断 VTE 的临界值（如 500ng/mlFEU）不应与预测 VTE 风险的临界值混淆。在多数情况下，用于预测血栓（复发）风险的临界值要高于 VTE 排除诊断的临界值，这一特点在血栓高危人群中尤为明显。因此不能以单一临界值既用于血栓风险分层，又用于 VTE 排除诊断。

（二）凝血因子Ⅷ活性

凝血因子Ⅷ（Factor Ⅷ，F Ⅷ）主要由肝脏和血管内皮细胞合成，是血浆中含量最低的凝血因子，其主要功能是作为 F Ⅸ a 的辅因子参与 F Ⅸ a 对 F Ⅹ a 的激活。既往的队列研究和病例对照研究已经证实，DVT 或 PE 患者多存在 F Ⅷ活性和水平增高，VTE 风险的增加与血浆 F Ⅷ活性增高呈剂量依赖性。前瞻性研究显示，血浆 F Ⅷ活性持续增强可以促进 DVT 患者外周血中凝血酶的生成，而且血浆 F Ⅷ处于高水平可增加有血栓病史患者的静脉血栓再发生风险。在患者群和健康对照人群中，血浆 F Ⅷ活性增强与催乳素水平上调相关。近年来，多中心对照研究已证实，高水平的血浆 F Ⅷ活性（F Ⅷ：A）是导致妊娠期孕妇及恶性肿瘤患者 VTE 风险增高的重要因素。欧洲 ESC《急性肺栓塞诊断和处理指南》和国内《易栓症诊断中国专家共识》均已将 F Ⅷ列为 VTE 风险因素。目前，F Ⅷ：A 测定多作为鉴别特发性 VTE、识别高凝状态成因的指标，主要应用于疑似遗传性或获得性易栓症患者的 VTE 风险评估和筛查。

三、辅助诊断

用于辅助诊断的静脉血栓风险标志物多是可影响止凝血平衡的生理性或病理性蛋白质，其临床价值在于结合患者表现、体征、病史和相关检查，帮助医师筛查病因、明确诊断及制定合理的远期干预策略。这些指标不适于对随机患者进行普遍筛查，而是更强调对符合适应证的患者进行有针对性的检查。

（一）狼疮抗凝物

狼疮抗凝物（Lupus Anticoagulant，LA）是抗磷脂抗体的一种，其特点是在体外试验中可表现为使凝血时间延长，在体内则与促凝状态相关，增加血栓形成风险。

1. 狼疮抗凝物的检测适应证　2006年，悉尼国际抗磷脂综合征（APS）会议将狼疮抗凝物（LA）与抗心磷脂抗体（Anticardiolipin antibodies，ACA）和β2糖蛋白Ⅰ抗体（β2GPⅠ抗体）一起纳入了诊断标准，随后国际血栓与止血协会（ISTH）进一步制定了LA的验前概率评估标准（表11-1），并明确建议"符合APS高度临床可能性的患者适合进行LA检测"，旨在避免过度检查。多年后，美国临床和实验室标准化协会（CLSI）再次在《狼疮抗凝物实验室检测指南 H60-A》中引用该标准。

表11-1　LA检测前的临床可能性评估标准

临床可能性	评价标准
高度	低于50岁的无明显诱因的VTE和无法解释的动脉血栓栓塞、少见部位发生血栓形成、妊娠丢失、血栓形成或病理妊娠合并自身免疫性疾病的患者（包括系统性红斑狼疮、类风湿关节炎、自身免疫性血小板减少症和自身免疫性溶血性贫血）
中度	偶然发现的无症状患者的APTT延长、复发性早期妊娠丢失，无明显诱因的VTE年轻患者
低度	发生VTE或动脉血栓栓塞的老年患者

2013年的《抗磷脂综合征治疗指南》的附录中以"PICO"问答的方式解释了在不同阳性检测结果时治疗方案的选择。10余年来，APS的实验室检测并没有过多的新变化，其进展主要集中于临床治疗领域。

2. 抗凝药物对狼疮抗凝物检测的影响　LA的试验诊断步骤包括筛选试验、混合试验和确诊试验，试验结果需结合临床资料进行分析。许多药物和凝血缺陷性疾病会影响LAC的检测结果，这些干扰可导致凝血时间延长和假阳性。在理想情况下，患者在测试时应尚未抗凝治疗。

（1）UFH可造成LA筛选试验假性延长，混合试验假性不纠正现象，并使实验结果难以解释。

（2）对于长期使用VKAs的患者进行LA检测时，往往因凝血时间延长使对结果解释变得困难。为避免误解，建议在停止治疗后1~2周或当INR低于1.5时重新进行实验室检测。推荐VKAs停药后使用LMWH桥接治疗，稳定抗凝效果后，在最近LMWH给药超过12h后可进行LA检测。

（3）直接凝血酶抑制剂（DTI），如阿加曲班、比伐卢定和达比加群等，可引起混合试验的假性不纠正以及少数患者确诊试验假阳性。因此必要时需对患者的药物使用记录进行检查，也可采用凝血酶时间（TT）筛查DTI的存在。

（4）磺达肝癸钠和利伐沙班可导致混合试验的假性不纠正，但目前证据很少。

（二）抗凝血蛋白检测

抗凝血系统在维持机体正常止凝血平衡过程具有重要的生理意义，其主要成分包括抗凝血酶（antithrombin，AT）、蛋白C（protein C，PC）、蛋白S（protein S，PS）以及凝血酶调节蛋白、组织因子途径抑制物、内皮细胞蛋白C受体、蛋白Z等多种蛋白质。在各种病理生理因素的影响下，抗凝血系统通过多种抗凝途径实现对凝血因子的灭活和抑制，以有效防止血栓形成。目前已经明确，AT、PC、PS的遗传性缺陷是东亚人群（特别是中国人）发生率最高的易栓症缺陷类型，主要与静脉血栓风险相关。

1. 抗凝血蛋白的抗凝机制

（1）抗凝血酶：AT 是血浆中重要的生理性抗凝蛋白质，主要由肝脏合成，在血管内皮细胞、巨核细胞以及其他脏器（如心、脑、脾、肺、肾和肠）也可少量生成。AT 是凝血酶（F II a）的主要抑制物，还可中和凝血途径中的其他丝氨酸蛋白酶，如 F IX a、X a、XI a 和 XII a 等。

（2）蛋白 C：PC 是一种由肝脏合成的血浆糖蛋白，以双链无活性的酶原形式存在于血浆中。在 Ca^{2+} 存在的情况下，凝血酶—凝血酶调节蛋白复合物在微血管和小血管的内皮细胞表面将重链氨基末端裂解一段小肽，使 PC 快速激活。在大血管的内皮细胞表面，内皮细胞蛋白 C 受体（endothelial protein C receptor，EPCR）在 Ca^{2+} 和 G1a 区的参与下，使 PC 的活化得到加强，大血管中 PC 的活化更大程度上与 EPCR 有关。活化的蛋白 C（activated protein C，APC）具有 3 种主要抗血栓功能，包括对 F V a 和 F VIII a 产生水解作用，通过灭活血小板表面 F V a 进而抑制 F X a 的凝血酶原活化作用，刺激组织型纤溶酶原激活物（t-PA）的释放以及中和纤溶酶原活化抑制物（PAI）。

（3）蛋白 S：PS 是由肝细胞和血管内皮细胞合成的依赖维生素 K 的蛋白质，是 PC 的辅因子。男性血浆含量高于女性 10%~15%。PS 是经过一系列转译修饰后的复杂蛋白质分子，抗凝血功能是其生物学作用的核心。PS 本身不能灭活 F VIII a 和 F V a，但可加速 APC 对 F V a 和 F VIII a 的灭活作用。PS 也可以与促凝因子 F V a 和 F X a 可逆性结合，直接抑制凝血酶原激活物的活性。在血浆中，60% 的 PS 与 C4 结合蛋白（C4bp）结合并失去 APC 辅因子活性，其余 40% 为游离型 PS（free protein S，FPS），具备 APC 辅因子功能。

2. 抗凝血蛋白的检测

（1）抗凝血蛋白检测的基本要求：实验室对蛋白 C 活性（PC：A）、蛋白 S 活性（PS：A）或抗凝血酶活性（AT：A）的检测有助于确定遗传性易栓症患者的病因和是否需要延长抗凝治疗。目前没有证据表明对 VTE 患者进行常规检测有助于改善患者的预后，因此仅推荐对疑似易栓症患者进行系统的实验室检测。识别疑似患者主要借助于对病史和家族史的充分了解，2010 年版英国《遗传性易栓症检测临床指南》和 2012 年版《易栓症诊断中国专家共识》均推荐首先对特发性 VTE 患者进行病史和家族史的初筛，其中对有明确适应证的患者进行检查，这样既可以提高阳性患者的检出率，同时也避免浪费检验资源。

（2）易栓症的检测适应证（包括但不限于以下内容）：首次血栓［动脉和（或）静脉］发生的年龄 <50 岁（有欧美标准为 <37 岁或 <40 岁）。青少年时期有 >1 次的 VTE 病史和（或）复发史。少见部位的 VTE，如肠系膜静脉、颅内静脉（窦）、门静脉、肾静脉和下腔静脉。妊娠期 VTE>1 次、习惯性流产（孕 40d 以上的流产≥ 3 次）、宫内生长迟缓、死胎。应用 VKAs 进行抗凝治疗过程中出现因小静脉栓塞引发的皮肤坏死。无明显诱因的特发性 VTE。

3. 抗凝药物和获得性因素对抗凝血蛋白检测的影响

（1）肝素类药物：可干扰抗凝血酶的测定结果，因此停用肝素类药物至少 24h 后进行检测是必要的。

（2）VKAs：可导致患者血浆蛋白 C 和蛋白 S 降低，故需要停药至少 2 周后进行检测。

（3）获得性因素：慢性肝病和肠梗阻、肾脏疾病、急性血栓形成和 DIC、肿瘤、急性呼吸窘迫综合征、血管损伤、创伤、脓毒症、自身免疫性疾病、HIV 感染、雌激素替代治疗、妊娠期以及过敏性疾病等均可基于各种病理生理机制在不同程度影响上血浆抗凝血蛋白的活性和水平。

四、治疗监测

长期以来，常规凝血试验（PT 和 APTT）是 VKAs 和中等剂量普通肝素（UFH）使用过程中的主要监测手段。国内外的血栓防治指南中不但明确定义了这两个试验的治疗范围，而且还设定了需要逆转效应的危险水平。近年来，PT 在利伐沙班和 APTT 在达比加群治疗过程中的监测价值已被大量研究证实，并正在特定患者群的用药监测中积累经验。此外，抗 Xa 活性试验是目前公认的监测 LMWH 的标准方法，由于国内目前对该项目认知的不足和缺乏物价等因素，目前临床应用尚少。

（一）常规监测试验

1. 凝血酶原时间

（1）国际标准化比值（INR）监测 VKAs：VKAs 在大部分血栓预防和治疗适应证中的 INR 目标值为 2.5（2.0~3.0）。在人工机械瓣膜置换术后（二尖瓣瓣膜置换和双瓣膜置换）和急性心肌梗死二级预防时，常需要更高的 INR 目标值。建议当添加或停用任何药物或膳食补充剂时密切监测 INR 水平。

需注意，药效学的相互作用（如与抗血小板药物联合使用时）可能会在不影响 INR 值的情况下增加患者的出血风险。此类可能引发风险的药物可概括为 "8 个 A"，包括抗生素（antibiotics）、抗真菌（antifungals agents）、抗抑郁药（antidepressants）、抗血小板药物（antiplatelet agents）、胺碘酮（amiodarone）、抗炎药（anti-inflammatory drugs）、对乙酰氨基酚（acetaminophen）和替代疗法（alternative remedies）。此外，常用的他汀类药物（如辛伐他汀和瑞舒伐他汀）已发现可提高华法林的抗凝效应，其中对 $CYP2C9*3$ 等位基因携带者尤为明显。

（2）PT（s）监测利伐沙班：PT 可用于监测利伐沙班，建议测定时间点是服药后 4h，PT（s）延长 2 倍为治疗范围。此前应评价实验室所使用的 PT 试剂对利伐沙班的敏感性，或者采用经利伐沙班校准血浆校准后的专用 PT 试剂。需注意，INR 由于会增加测定值的变异性，因此不适合用于监测利伐沙班。

2. 活化的部分凝血活酶时间

（1）APTT 监测 UFH：APTT 监测中等剂量 UFH，可采用 "s" 或 "APTT 比值（APTT-R）"。APTT（s）的治疗范围应是延长至基线值的 2 倍左右（1.5~2.5 倍），APTT-R 应维持在 1.5~2.5。

（2）APTT 监测达比加群：APTT 可用于达比加群，建议的测定时间点是服药后 4~6h。此前应评价实验室所使用的 APTT 试剂对达比加群的敏感性。

110mg，bid，达比加群，APTT 达到 2 倍延长，提示达到治疗范围，且安全。

150mg，bid，达比加群，APTT 达到 2 倍延长，仅提示治疗抗凝效果。

（二）抗 Xa 活性试验（anti-Xa activity）

该试验用于 Xa 抑制剂（低分子肝素、磺达肝癸钠、利伐沙班和阿哌沙班等）的监测，但由于这些药物有足够的安全性，因此在动、静脉血栓预防和治疗时并不常规应用。目前该试验的应用范围非常明确，包括患者的估测肾小球滤过率（eGFR）为 15~30 ml/（min·1.73m²）或体重 >100kg 时、妊娠期患者发生急性 VTE 时。此外，安装了机械瓣膜的孕妇、超重的妇女或肾脏疾病患者可以考虑进行测定。

目前，利用抗 Xa 活性试验监测非维生素 K 口服抗凝药（NOACs）的证据尚少，现有研究主要集中于评价监测利伐沙班和阿哌沙班药物浓度的方法学方面。近期研究显示，抗 Xa 活性试验对血药浓度 >30ng/ml 的利伐沙班可以准确定量分析，经利伐沙班校准品校准后的抗 Xa 活性试验能准确反映治疗范围内药物浓度变化。此外，用阿哌沙班校准品校准后的抗 Xa 活性试验有较宽的阿哌沙班血药浓度检测范围和更高的敏感度。

（门剑龙）

［1］Singh B，Parsaik AK，Agarwal D，et al.Diagnostic accuracy of pulmonary embolism rule-out criteria：a systematic review and meta-analysis.Ann Emerg Med，2012，59（6）：517-520.

［2］Geersing GJ，Zuithoff NP，Kearon C，et al.Exclusion of deep vein thrombosis using the Wells rule in clinically important subgroups：individual patient data meta-analysis.BMJ，2014，348：g1340.

［3］Fabiá Valls MJ，van der Hulle T，den Exter PL，et al.Performance of a diagnostic algorithm based on a prediction rule，D-dimer and CT-scan for pulmonary embolism in patients with previous venous thromboembolism.A systematic review and meta-analysis. Thromb Haemost，2015，113（2）：406-413.

［4］Schouten HJ，Geersing GJ，Koek HL，et al.Diagnostic accuracy of conventional or age adjusted D-dimer cut-off values in older patients with suspected venous thromboembolism：systematic review and meta-analysis.BMJ，2013，346：f2492.

［5］Righini M，Van Es J，den Exter PL，et al.Age-adjusted D-dimer cutoff levels to rule out pulmonary embolism：the ADJUST-PE study.JAMA，2014，311（11）：1117-1124.

［6］van Es N，van der Hulle T，van Es J，et al.Wells rule and d-Dimer testing to rule out pulmonary embolism：a systematic review and individual-patient data meta-analysis.Ann Intern Med，2016，165（4）：253-261.

［7］Kearon C，Akl EA，Ornelas J，et al.Antithrombotic therapy for VTE disease：CHEST Guideline and Expert Panel Report.Chest，2016，149（2）：315-352.

［8］Konstantinides SV，Torbicki A，Agnelli G，et al.2014 ESC guidelines on the diagnosis and management of acute pulmonary embolism.Task Force for the Diagnosis and Management of Acute Pulmonary Embolism of the European Society of Cardiology （ESC）.Eur Heart J，2014，35（43）：3033-3069.

［9］Nagler M，Bachmann LM，Ten Cate H，et al.Diagnostic value of immunoassays for heparin-induced thrombocytopenia：a systematic review and meta-analysis.Blood，2016，127（5）：546-557.

［10］Sun L，Gimotty PA，Lakshmanan S，et al.Diagnostic accuracy of rapid immunoassays for heparin-induced thrombocytopenia.A systematic review and meta-analysis.Thromb Haemost，2016，115（5）：1044-1055.

［11］Douketis J，Tosetto A，Marcucci M，et al.Patient-level meta-analysis：effect of measurement timing，threshold，and patient age on ability of D-dimer testing to assess recurrence risk after unprovoked venous thromboembolism.Ann Intern Med，2010，153（8）：523-531.

［12］Douketis J，Tosetto A，Marcucci M，et al.Risk of recurrence after venous thromboembolism in men and women：patient level meta-analysis.BMJ，2011，342：d813.

［13］Rabinovich A，Cohen JM，Kahn SR.The predictive value of markers of fibrinolysis and endothelial dysfunction in the post thrombotic syndrome.A systematic review.Thromb Haemost，2014，111（6）：1031-1040.

［14］Ryland JK，Lawrie AS，Mackie IJ，et al.Persistent high factor Ⅷ activity leading to increased thrombin generation - A prospective cohort study.Thromb Res，2012，129：447-452.

［15］Streiff MB，Ye X，Kickler TS，et al.A prospective multicenter study of venous thromboembolism in patients with newly-diagnosed high-grade glioma：hazard rate and risk factors.J Neurooncol，2015，124（2）：299-305.

［16］Pengo V，Tripodi A，Reber G，et al.Subcommittee on Lupus Anticoagulant/Antiphospholipid Antibody of the Scientific and Standardisation Committee of the International Society on Thrombosis and Haemostasis.Update of the guidelines for lupus anticoagulant detection.J Thromb Haemost，2009，7（10）：1737-1740.

［17］Clinical and Laboratory Standards Institute.Laboratory testing for the lupus anticoagulant H60-A.Approved Guideline，2014，34（6）.

［18］Danowski A，Rego J，Kakehasi AM，et al.Comissão de Vasculopatias da Sociedade Brasileira de Reumatologia.Guidelines for the treatment of antiphospholipid syndrome.Rev Bras Reumatol，2013，53（2）：184-192.

［19］Mahmoodi BK，Brouwer JL，Ten Kate MK，et al.A prospective cohort study on the absolute risks of venous thromboembolism and predictive value of screening asymptomatic relatives of patients with hereditary deficiencies of protein S，protein C or antithrombin.J Thromb Haemost，2010，8（6）：1193-1200.

［20］Baglin T，Gray E，Greaves M，et al.British Committee for Standards in Haematology.Clinical guidelines for testing for heritable thrombophilia.Br J Haematol，2010，149（2）：209-220.

［21］中华医学会血液学分会血栓与止血学组.易栓症诊断中国专家共识（2012版）.中华血液学杂志，2012，33（11）：982.

［22］Douxfils J,Tamigniau A,Chatelain B,et al.Comparison of calibrated chromogenic anti-Xa assay and PT tests with LC-MS/MS for the therapeutic monitoring of patients treated with rivaroxaban.Thromb Haemost,2013,110(4):723-731.

［23］Francart SJ,Hawes EM,Deal AM,et al.Performance of coagulation tests in patients on therapeutic doses of rivaroxaban.A cross-sectional pharmacodynamic study based on peak and trough plasma levels.Thromb Haemost,2014,111(6):1133-1140.

［24］Gouin-Thibault I,Flaujac C,Delavenne X,et al.Assessment of apixaban plasma levels by laboratory tests:suitability of three anti- X a assays.A multicentre French GEHT study.Thromb Haemost,2014,111(2):240-248.

第12讲

急性肺血栓栓塞症患者的健康教育与护理

肺血栓栓塞（pulmonary thromboembolism，PTE）指来自静脉系统或右心的血栓阻塞肺动脉或其分支致肺循环和呼吸功能障碍，常表现为呼吸困难、胸闷、胸痛，大面积PTE可发生低血压、休克甚至猝死。静脉血栓栓塞症（venous thromboembolism，VTE），包括深静脉血栓形成（deep venous thrombosis，DVT）和PTE，DVT与PTE是一种疾病在不同部位、不同阶段的表现。PTE和DVT的发病率高，病死率也高，已经成为了国际性重要的医疗保健问题。目前，我国肺血管病的防治研究有了突飞猛进的发展，作为临床护理人员，在预防及救治VTE的工作中承担着预防措施落实、早期识别征象及危重症患者的救治的职责。作为专科护士，掌握肺血管疾病的专科知识与专业技能，与医师建立良好的协作关系，对提高患者的治疗效果及改善其生活质量意义重大。

一、肺血栓栓塞症患者的护理

（一）护理评估

PTE的临床表现多种多样，但均缺乏特异性。可以从无症状到血流动力学不稳定，甚至发生猝死风险。肺栓塞的临床诊断分型分为：高危、中危、低危，特殊强调高危肺栓塞的急、危重症治疗评估，患者病情危重、变化快，尤其是特殊类型骑跨血栓的患者，所以在护理工作中对患者的病情观察及护理评估非常重要。评估内容如下。

1. 呼吸及重要脏器功能状态

（1）呼吸状态：严密监测患者的呼吸、血氧饱和度、动脉血气、心率及肺部体征的变化，当出现呼吸加速或浅表、动脉血氧饱和度降低、心率加快等表现，提示呼吸功能受损、机体缺氧。

（2）意识状态：监测患者有无烦躁不安、嗜睡、意识模糊、定向力障碍等脑缺氧的表现。

（3）循环状态：严密监测血压和心率的改变，肺栓塞可导致心功能不全，需监测患者有无颈静脉充盈度增高、下肢水肿等右心功能不全的表现。当较大的肺动脉栓塞后，可使左心室充盈压降低、心排血量减少，血压下降。

2. 危险因素　DVT和PTE具有共同的危险因素，即VTE的危险因素，包括任何可以导致静脉血液淤滞、静脉系统内皮损伤和血液高凝状态的因素。危险因素包括原发性和继发性两类。

（1）原发性危险因素：由遗传变异引起，包括V因子突变、蛋白C缺乏和抗凝血酶缺乏等。

（2）继发性危险因素：是指后天获得的易发生VTE的各种病理和生理改变，危险人群包括①高龄、长期卧床或下肢不能正常活动者；②做过骨盆、髋或膝关节手术或下肢骨折患者；③脑卒中、急性心肌梗死、心力衰竭、癌症等疾病患者；④久坐、长时间不运动、肥胖患者；⑤有静脉血栓栓塞史患者；⑥使用雌激素如口服避孕药、怀孕或刚刚生产的女性；⑦吸烟。肺栓塞常发生于首次离床或排便后站立起来时，由于下肢肌肉的运动导致下肢血栓脱落并随血流到达肺动脉，患者可发生猝死。年龄是独立的危险因素，随着年龄增长，发病率逐渐增高。

3. 临床表现

（1）肺栓塞症状：①不明原因的呼吸困难及气促，尤以活动后明显；②胸痛；③晕厥；④烦躁不安、惊恐甚至濒死感；⑤咯血，常为少量咯血，大咯血少见；⑥咳嗽、心悸等。临床上有时出现所谓三联征，即同时出现呼吸困难、胸痛及咯血，但仅见20%左右。

（2）肺栓塞体征

1）呼吸系统体征：呼吸急促、发绀；肺部可闻及哮鸣音和（或）细湿啰音；合并肺不张和胸腔积液时出现相应的体征。

2）循环系统体征：颈静脉充盈或异常搏动；心率加快，肺动脉瓣区第二心音亢进或分裂，三尖瓣区收缩期杂音，严重时可出现血压下降甚至休克。

3）其他：可伴发热，多为低热，少数患者体温可达38℃以上。

（3）DVT的症状与体征：可伴有患肢肿胀、周径增粗、疼痛或压痛、皮肤色素沉着和行走后患肢易疲劳或肿胀加重。应正确测量双下肢腿围并记录，下肢腿围的测量方法（图12-1），采用测量双下肢的周径来评价其差别，进行大、小腿周径的测量点分别为髌骨上缘15cm处，髌骨下缘10cm处。两次测量，取平均值，双侧腿围同一部位测量的数值相差>1cm即考虑有临床意义。

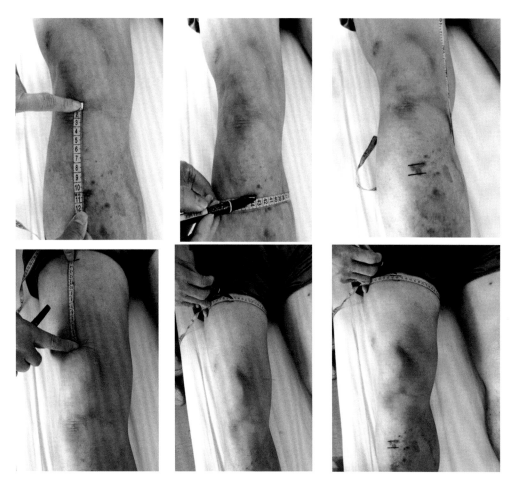

图12-1 双下肢周径的测量方法

4. 实验室及其他检查

（1）实验室检查：动脉血气分析表现为低氧血症、低碳酸血症。血浆 D- 二聚体敏感性高而特异性差。测定可作为 PTE 的初步筛选指标，急性 PTE 时血浆 D- 二聚体升高。若含量低于 $500\mu g/L$，有重要的排除诊断价值。酶联免疫吸附法是较为可靠的检测方法。

（2）影像学检查：了解 X 线、放射性核素肺通气 / 灌注扫描（V/Q）、CTPA、MRPA、肺动脉造影及超声心动图。

（3）心电图：大多数 PTE 患者可出现心电图异常，但临床诊断敏感性和特异性不高，以窦性心动过速、V1~V4 导联非特异性 ST-T 改变最常见，经典的 $S_I Q_{III} T_{III}$ 征（即 I 导联出现明显的 S 波，III 导联出现大 Q 波且 T 波倒置）观察到心电图的动态改变要比静态异常更具临床意义。

（二）诊断要点

肺血栓栓塞症患者的护理依赖肺血栓栓塞症的临床诊断分型，不同分型的肺栓塞患者对应不同的护理治疗，所以明确肺血栓栓塞症的临床分型尤为重要。

1. 高危（大面积）PTE　临床以休克和低血压为主要表现，即体循环动脉收缩压 <90mmHg 或较基础值下降幅度 ≥ 40mmHg，持续 15min 以上。需除外新发生的心律失常、低血容量或感染中毒症等其他原因所致的血压下降。此型患者病情变化快，临床病死率 >15%，需要积极予以治疗。

2. 中危（次大面积）PTE　血流动力学稳定，但存在右心功能不全和（或）心肌损伤的 PTE。右心功能不全的诊断标准: 超声心动图提示存在 RVD 和(或)临床上出现右心功能不全的表现，如颈静脉充盈、肝大、外周与中心静脉压升高等。此型患者可能出现病情恶化，临床病死率为 3%~15%，故需密切监测病情变化。

3. 低危（非大面积）PTE　血流动力学稳定，且不存在右心功能不全和心肌损伤的 PTE。临床病死率 <1%。

（三）护理措施

1. 一般护理　密切监测患者的生命体征变化；嘱患者卧床休息，避免患者下肢过度屈曲；禁止按摩患者双下肢，禁止予以患者温水擦洗下肢；忌用力咳嗽，避免腹内压增高，必要时给予止咳剂治疗；饮食宜清淡、易消化，避免坚硬的食物，保证每日的饮水量，保持大便通畅，排便勿用力，必要时予以患者缓泻剂通便治疗。

2. 病情观察　动态观察患者的意识状态、呼吸、脉搏、血压、经皮血氧饱和度；评估患者呼吸困难，胸闷，胸痛，咯血等症状，发现病情变化及时报告医师，根据缺氧程度选择适当的给氧方式，保证氧供；观察 DVT 患者患肢的皮肤颜色，温度，水肿程度，腿围等；双下肢水肿患者予以抬高患肢，使其高于心脏水平 20~30cm，以促进静脉回流，减轻静脉淤血，缓解肿胀和疼痛，室温保持在 25℃左右，严禁冷热敷，不能按摩或做剧烈运动，以免造成栓子脱落；禁止在 DVT 患者的患肢进行输液治疗。

3. 心理护理　患者突然发病，对疾病认识不足，使患者及家属出现恐惧、焦虑情绪，患者因呼吸困难、胸痛等出现惊恐甚至濒死感，护士应向患者及家属讲解肺栓塞的基础知识，告诉其配合治疗和护理的重要性，给予及时的心理疏导，减轻患者的心理负担，在病情允许的情况下让家属陪伴。

4. 安全护理

（1）急性肺栓塞患者应卧床休息，专人陪护。

（2）应用溶栓药物或抗凝药物的患者，密切监测生命体征变化，监测皮肤黏膜情况，避免出血；如有出血征象及时通知护士或医师予以处理。

（3）有特殊要求的肺栓塞患者，如骑跨血栓患者、高龄患者、急性期患者、溶栓患者等，应在床头悬挂外出检查提示牌，如需外出检查，必需通知责任护士知晓，并由责任护士请示上级医师，征得同意方可按照主管医师的要求外出检查。

（4）患者外出检查应评估患者生命体征，急性肺栓塞患者应避免外出检查，如需检查应通知主治医师，根据患者病情采用适当的转运方式，如推床、推轮椅、携带氧气袋等，并由主管医师陪同检查，转运途中应密切观察患者生命体征变化。稳定期肺栓塞患者生命体征平稳，可自行活动，外出检查时应通知责任护士，在主管医师同意的情况下，由专门外送人员陪同检查，外送人员需与责任护士床旁交班，检查结束后必须由外送人员将患者送回病房，交与责任护士。

5. 药物治疗的护理 肺栓塞患者的药物治疗主要分为溶栓治疗及抗凝治疗。溶栓治疗可迅速溶解部分或全部血栓，恢复肺组织灌注，降低 PTE 患者的病死率和复发率。适用于新发生的大面积髂股血管 DVT 患者；经足量肝素治疗仍存在因静脉闭塞继发肢体坏疽危险的患者；急性大面积 PE、血流动力学不稳定、无出血倾向的患者。溶栓治疗的时间窗：越早越好，但 14d 内仍可获益。抗凝治疗能够预防新血栓形成，但不能直接溶解已存在的血栓。当临床疑有 PTE 时，即可以使用肝素或低分子肝素进行抗凝治疗，继之用华法林维持。

（1）溶栓治疗

1）溶栓前的准备

用物：静脉输液泵、心电监测仪、弹力绷带、抢救车等。

药物：①溶栓药，重组组织型纤溶酶原激活剂（rt-PA）；②止血药物，鱼精蛋白、巴曲亭（立止血）、酚磺乙胺（止血定）；③抢救药物，肾上腺素、多巴胺等。

2）患者的准备

宣教内容：绝对卧床休息，遵医嘱给予氧气吸入，避免用力排便；询问患者有无晕厥所致的外伤史、近期手术史及活动性出血，与医师沟通；有头晕、头痛、恶心、呕吐、下肢胀痛感加剧时及时通知医护人员；患者及家属的心理护理：患者常因突发而严重的呼吸困难、胸痛、咯血有恐惧，紧张，焦虑，濒死感，应及时给予患者及家属心理上的支持。

操作准备：查血常规、血小板、出凝血时间和血型，配血备用，并测定基础 APTT 值。选择两条粗大静脉，留置外周静脉套管针，分别注明输液和抽血专用，以方便治疗过程中取血和输入药物，避免反复穿刺血管；将所有动、静脉脉穿刺点或伤口给予弹力绷带加压包扎，避免溶栓后出血和血肿；溶栓前避免采集动脉血气及肌内注射；接好心电监测、脉搏、血氧饱和度监测，记录心电图电极的位置，以便比较溶栓前后心电图的变化；记录生命体征。

3）溶栓期间的护理：①溶栓过程中患者绝对卧床休息，尤其对有骑跨血栓及下肢近端血栓形成的患者应制动，避免坐起、过度屈曲下肢、严禁挤压，勿按摩双下肢，避免剧烈咳嗽，预防血栓脱落。②溶栓过程中监测患者的心率、血压、呼吸及血氧饱和度及症状的改善程度。③根据医嘱定时定量将溶栓药物静脉泵入，溶栓药应现配现用。④密切观察患者的皮肤颜色、温度、远端动脉波动情况，注意患者双下肢的感觉、活动有无不对称。⑤血栓在溶解的过程中易脱落附着的血管，患者必须绝对卧床。⑥药物输入完毕，立即复查心电图，观察心电图有无变化。⑦溶栓治疗的主要并发症是出血。最常见的出血是血管穿刺部位出血；最严重的出血是腹膜后出血和颅内出血；对溶栓治疗的患者应密切观察出血征象，如皮肤青紫、穿刺点出血、血尿、腹部背部疼痛、严重头痛、神志改变。⑧注意检查患者全身各部位是否有出血，有无皮下、牙龈、鼻腔等部位的出血，尤其是穿刺部位有无血肿形成。⑨溶栓治疗期间避免皮下、皮内、肌内注射及动静脉穿刺，以避免穿刺点出血。禁止一切有创操作。⑩溶栓48h内留置针应用生理盐水每4~6h封管一次，不用肝素液体封管。

需要强调的是：禁止在股动脉穿刺。同时记录溶栓开始及结束时间以及患者的病情变化。

4）溶栓后期的护理

评估患者溶栓治疗的有效性：呼吸困难减轻、氧合改善、血流动力学状态好转、心电图显示异常S波、T波、右束支传导阻滞等好转。

溶栓治疗结束后每2~4h测定1次APTT，当低于正常值的2倍（或<80s）时，按公斤体重给予低分子肝素皮下注射。

出血并发症的监测：①脑出血，观察神志、瞳孔的变化。②消化道出血，观察胃肠道反应，呕吐物及大便颜色。③腹膜后出血：腹痛、腹胀、贫血。④泌尿系出血：监测尿的颜色。⑤呼吸道出血：观察痰的颜色。⑥皮肤出血：观察穿刺点有无渗血、血肿。

5）常规护理：①做好生活护理及皮肤护理，卧床期间要注意观察受压部位皮肤的颜色改变，预防磕碰。②嘱患者尽可能避免创伤和出血，应用柔软的牙刷刷牙，使用电动剃须刀刮胡子。③恢复期注意下肢活动，避免长期卧床形成新的血栓。④吸烟、饮酒者劝其戒烟、戒酒。⑤卧床期间所有的外出检查时应推床前往，备好抢救物品，并有医护人员陪同。

6）外出检查注意事项：①检查前对患者病情、搬运过程中可能出现的意外情况进行评估。②向家属交代可能出现的意外状况，并在知情同意书上签字。③开放静脉通路，准备好心肺复苏药品。④准备好简易呼吸器、氧气袋、除颤仪、简易吸痰器、吸痰管、口咽通气道、各种型号注射器。⑤与相关部门联系，做好接受或检查准备。⑥至少有一名本院医师和护士陪同。

（2）抗凝药物治疗的护理

抗凝治疗目的：防止血栓再形成和复发。

常用的抗凝药物：普通肝素、低分子肝素、华法林、新型抗凝药。

治疗时机：临床疑诊PTE时开始使用。

相对禁忌证：活动性出血、凝血功能障碍、血小板减少、未控制的严重高血压。

1）皮下注射（低分子肝素）抗凝治疗的护理

低分子肝素注射液装置的特点：预灌注的气体使药液得到了充分利用；注射前不需要排气；1cm的针头设计确保皮下注射的准确性，避免注射过深或过浅。

皮下注射低分子肝素导致注射部位淤斑是常见的不良反应，临床上由于注射方法不正确，易引起皮下出血和血肿，严重时出现硬结和坏死。

部位的选择：患者取仰卧位，双腿屈曲，嘱患者放松；避开脐周5cm以内的静脉丛，在前外侧或后外侧腹壁的皮下组织内左右交替注射，每次注射点间距大于2cm；禁止在任何有损伤、硬结和瘢痕的部位注射。

正确的注射方法：注射时轻捏起皮肤，形成皱褶；垂直进针，针头全部插入注射者用拇指和示指捏起的皱褶内，不是水平插入；回抽注射针栓没回血后缓慢注射；注射完毕后再松开皱褶，不用棉签压迫注射部位。

注射低分子肝素注意事项：监测血小板计数；有创检查前12h暂停注射低分子肝素；检查皮肤有无淤斑及出血点；适当延长其他穿刺点的按压时间，不要对穿刺部位揉搓。

2）普通肝素抗凝治疗的护理

普通肝素的推荐用法：测定基础APTT、PT、PLT。负荷量5000U或按80U/kg静脉注射，维持量

80U/kg，持续静脉滴注。

监测：最初24h内每4~6h测定一次APTT，调整肝素剂量，使APTT达到并维持于正常值的1.5~2.5倍。达稳定治疗水平后，改每天测定APTT一次。

肝素治疗的不良反应：出血和可能会引起肝素诱发血小板减少症（HIT），在使用普通肝素时，第1周每1~2d，第2周起每3~4d必需复查血小板计数一次。若出现血小板迅速或持续降低达30%以上或血小板计数$<100×10^9$/L，应停用普通肝素。

3）口服华法林抗凝治疗的护理：华法林是通过拮抗维生素K而使维生素K相关的凝血因子减少发挥抗凝作用。初始剂量3~5mg/d。治疗目标：INR达2.0~3.0。应用华法林规范抗凝治疗过程中，必需严密监测INR，根据结果调整华法林的剂量。如果INR小于2，抗凝治疗效果不达标，需要增加华法林剂量使INR达到2~3。

华法林的主要副作用是出血。轻者皮肤瘀斑、鼻出血、牙龈出血；重者颅内、消化道、腹膜后出血；华法林应用最初1个月出血的发生率约3%，2~12个月约为0.8%，1年以后约0.3%。

华法林相关出血与以下因素有关：①华法林的剂量。②消化道出血史、腹泻、呕吐、原发肝病。③年龄>65岁出血发生率14.3%。④高血压、心脏病史（心功能不全）。

许多食物、药物对华法林的药效有影响（表12-1）。

表12-1　与华法林存在相互作用的药物及食物

类别	增强抗凝作用（INR↑）	减弱抗凝作用（INR↓）
抗生素	左氧氟沙星、环丙沙星、诺氟沙星、复方磺胺甲恶唑（复方新诺明）、红霉素、罗红霉素、氟康唑、咪康唑凝胶、咪康唑阴道栓、伏立康唑、伊曲康唑、甲硝唑（灭滴灵）、克拉霉素、阿奇霉素、磺胺类、四环素、头孢孟多、头孢氨苄、头孢甲肟、头孢美唑、头孢哌酮、头孢呋辛酯、拉氧头孢	灰黄霉素、萘夫西林、利巴韦林、利福平、异烟肼
心血管药物	胺碘酮、氯贝丁酯、地尔硫䓬、硝苯地平、普罗帕酮、奎尼丁、普萘洛尔、苯扎贝特、吉非贝齐、氟伐他汀、洛伐他汀、辛伐他汀、磺吡酮（先增强后抑制的双相作用）、氯贝丁酯（安妥明）、非诺贝特。	考来烯胺（消胆胺）
抗炎、止痛药	阿司匹林、保泰松、吡罗昔康、对乙酰氨基酚、布洛芬、吲哚美辛（消炎痛）	美沙拉嗪
中枢神经药物	乙醇（合并肝脏疾病）、西酞普兰、恩他卡朋、舍曲林、水合氯醛、可待因	卡马西平、巴比妥类
消化系统药物	西咪替丁、鱼油、奥美拉唑、奥利司他、甲氰咪胍	硫糖铝
内分泌系统药物	（促蛋白合成及促雄激素）甾体类激素	
抗肿瘤药物	氟尿嘧啶、异环磷酰胺、甲氨蝶呤	硫唑嘌呤、环孢素
草药	香豆、龟苓膏、丹参、冬虫夏草、博尔多、葫芦巴、银杏	甘草

类别	增强抗凝作用（INR↑）	减弱抗凝作用（INR↓）
食物和保健品	维生素 A、维生素 E、芒果、葡萄柚	维生素 C，富含维生素 K 的食物（最多维生素 K 来源为绿色蔬菜及叶子，例如凡菜红叶，鳄梨、椰菜、芽菜、包心菜、油菜籽油、合掌瓜、虾夷葱、芫荽籽、黄瓜皮（脱皮黄瓜不是）、茝荽菜、芥蓝叶、奇异果、莴苣叶、薄荷叶、绿芥菜、橄榄油、荷兰芹、豆、开心果、紫薰衣水草、菠菜叶、洋葱、黄豆、黄豆油、茶叶（茶不是）、绿芜菁或水芹）、富含维生素 K 的肠道营养剂
其他药物	齐留通	巯嘌呤

不良反应出血的预防与护理：发生出血的危险因素包括年龄 >65 岁、既往有过出血事件、肿瘤、转移瘤、肾功能不全、肝功能不全、血小板减少症、既往脑卒中、糖尿病、贫血、抗血小板治疗、抗凝药物依从性差、合并其他疾病或功能障碍、近期手术、酗酒、非甾体抗炎药物使用。

没有危险因素的患者是低危患者，3 个月内发生大出血的概率是 1.6%；具有 1 个危险因素的患者是中危患者，发生大出血的概率是 3.2%；具有两个以上危险因素的患者是高危患者，发生大出血的概率是 12.8%。

4）新型抗凝药（利伐沙班）的护理

作用：利伐沙班为直接 X a 因子抑制剂，是一种新型口服抗凝药，相较于华法林，服用利伐沙班期间无需监测 INR，安全性更高。可用于治疗和预防深静脉血栓及肺栓塞，预防非瓣膜房颤引起的卒中和血栓，预防急性冠脉综合征。

用法及用量：在服用利伐沙班的初期，用法用量一般为每日 2 次，每次 15mg，服用 21d，若漏服一次，请及时补服，保证每日服用利伐沙班 30mg；随后根据医嘱，用法用量改为每日 1 次，每次 20mg，若当日发现漏服立即补服即可，若次日发现则不必补服，正常服用一日剂量即可。请注意改变用法用量的时间，及时换用相应规格的利伐沙班。推荐随餐服用利伐沙班。若是由其他抗凝药物换用利伐沙班，请遵从医嘱服用。

利伐沙班最常见的不良反应是出血。轻微的牙龈出血、结膜出血、鼻出血，月经量增多等一般无需停药，严密观察即可；若出现呕血或呕吐咖啡样物，咯血，血尿，黑便或便中带血，难以止住的外伤出血等应及时就诊，为避免发生严重的脑出血事件发生，需将血压控制在 140/90mmHg 以下，出现严重的头痛、晕厥等及时就医。此外，服用利伐沙班还可能出现头痛、肌肉无力、转氨酶升高等不良反应。

注意事项：①肾功能不全的患者，轻中度的肾功能不全无需调整利伐沙班的剂量，但严重肾功能不全（肌酐清除率 ≤ 15ml/min）的患者禁用利伐沙班；②肝功能不全的患者，中重度肝功能不全和其他肝脏疾病引起的凝血功能障碍的患者禁用利伐沙班；③妊娠及哺乳期的妇女禁用利伐沙班，服用利伐沙班期间应停止哺乳；④就诊时告知医师正在服用利伐沙班，同时也包括药师和护士；⑤其他具有抗凝作用的药物，如华法林、肝素、低分子肝素禁与利伐沙班合用；合用阿司匹林、非甾体类抗炎药（布洛芬、对乙酰氨基酚等）等药物也可能增加出血风险，加用或换用其他药物前应咨询医师或药师；⑥在拔牙、接受手术或有创检查前应告知正在服用利伐沙班，一般手术前需停用利伐沙班 24h；⑦怀孕或处于哺乳期，正在或将要服用利伐沙班，应及时告知医师；⑧生活中避免磕碰、跌倒、利器划伤等外伤。

二、肺栓塞患者健康宣教

急性肺血栓栓塞症是一种可以治疗和康复的疾病，经过积极规范的治疗，患者病情可以显著改善甚至完全治愈，但是不规范的诊断和治疗可能导致慢性肺栓塞、慢性血栓栓塞性肺动脉高压甚至死亡，给患者的健康带来严重危害。所以患者的健康宣教及延续护理对提高患者的治疗效果及生存质量意义重大。健康指导内容如下。

1. 防止血液淤滞

（1）对存在发生 DVT 危险因素的人，指导其避免可能增加静脉血流淤滞的行为，如长时间保持坐位，特别是架腿而坐；穿束膝长筒袜、长时间站立不活动等。

（2）鼓励卧床患者进行床上肢体活动，不能自主活动的患者需进行被动关节活动，病情允许时需协助早期下地活动和走路。不能活动的患者，将腿抬高至心脏以上水平可促进下肢静脉血液回流。

（3）利用机械作用，如穿加压弹力抗栓袜、应用下肢间歇序贯加压充气泵等促进下肢静脉血液回流。

2. 降低血液凝固度

（1）适当增加液体摄入，防止血液浓缩。有高脂血症、糖尿病等导致高血液凝固型病史的患者应积极治疗原发病。

（2）血栓形成危险性明显的患者，应指导患者按医嘱使用抗凝制剂防止血栓形成。

3. 认识 DVT 和 PTE 的表现　介绍 DVT 和 PTE 的表现。长时间卧床的患者出现一侧肢体疼痛、肿胀，应注意 DVT 发生的可能；在存在相关发病因素的情况下突然出现胸痛、呼吸困难、咯血痰等表现时应注意 PTE 的可能性，需及时告诉医务人员或及时就诊。

三、肺栓塞患者华法林抗凝治疗管理

（一）华法林抗凝治疗管理的意义

华法林的抗凝治疗窗窄，易受其他药物、食物、年龄、疾病等因素影响。如何预防血栓事件的发生和减少出血等不良反应的发生是华法林抗凝治疗的关键问题。建立强有效的抗凝治疗管理机制可以调动患者及家属参与全程抗凝治疗的积极性与主动性，提高服药、监测的依从性，保证治疗安全。

（二）华法林抗凝治疗管理重点内容

1. 华法林的用途。

2. 如何服用华法林：时间、漏服的处理。

3. 会看 INR 的检测结果，掌握 INR 的目标范围。

4. 了解 INR 的监测频率。

5. 识别和处理服用华法林期间发生出血的方法，如何避免出血的发生。

6. 了解与华法林有相互影响的药物。

7. 了解服用华法林期间饮食需要注意什么。

8. 服用华法林期间需要手术或行有创检查该怎么办。

（三）华法林抗凝治疗管理的重点人群

1. >65 岁的老年患者，自我管理能力下降。

2. 文化程度较低的患者，理解、认知及接受能力较低。

3. 外地患者，交通不便，在当地就诊。

4. 服药、监测依从性较差的患者。

5. 吸烟、饮酒、生活方式不健康的患者。

（四）对住院患者华法林抗凝治疗的管理

1. 由责任护士向患者发放统一的肺血管疾病宣教手册及抗凝药物相关知识手册，重点宣教与疾病相关的知识、药物相关知识及日常生活注意事项（活动、饮食、大小便）。

2. 由责任护士收集录入患者纸质版肺栓塞患者资料库的信息。

3. 出院当天责任护士对患者进行知识问卷调查，评估患者知识掌握程度。出院当天责任护士向患者发放抗凝药物相关知识问卷，查漏补缺未掌握的知识点。

4. 由资料库录入人员录入患者资料，开通微信，通过微信公众号与患者沟通，对出院患者进行延续护理。

（五）对出院患者华法林抗凝治疗的管理

1. 建立肺栓塞护理平台　建立肺栓塞护理管理平台，定期发送与疾病及治疗用药相关的内容，有助于患者了解肺栓塞治疗的相关知识。北京朝阳医院经过 2 年的努力建立了微信公众平台，对患者在服药过程中存在的问题进行答疑解惑，及时了解患者服药治疗的有效性，做到一对一的精细化管理（图 12-2）。

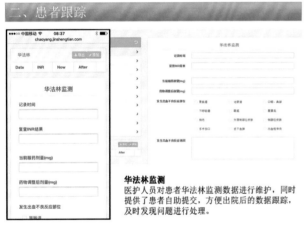

华法林监测
医护人员对患者华法林监测数据进行维护，同时提供了患者自助提交，方便出院后的数据跟踪，及时发现问题进行处理。

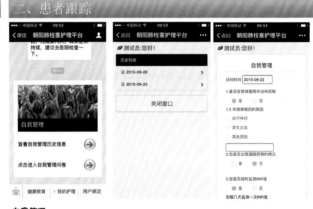

自我管理
系统通过与微信公众号结合，为患者提供自我管理模块，患都可定期进行数据录入方便医护人员了解患者情况

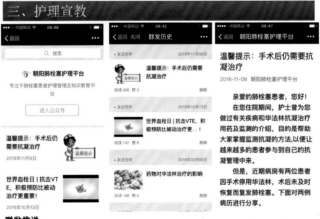

群发推送
宣教内容主要通过微信群发推送完成，定期整理相关内容进行发布，使患者随时接受教育和护理意识的提高。

图 12-2　肺栓塞护理平台界面

2. 建立华法林抗凝治疗管理手册　制作华法林抗凝治疗管理手册，为每名出院患者发放华法林抗凝治疗管理手册，让患者参与到抗凝治疗的自我管理当中，提高患者自主管理口服抗凝药的能力。降低出血的不良反应及肺栓塞复发的可能。

3. 开设抗凝护理专业门诊　北京朝阳医院开设了每周三下午抗凝护理专业门诊，协助医师对患者抗凝治疗有效性进行评估，评估分析 INR 结果，对超出治疗窗的检查结果进行原因分析，为医师调整治疗用药提供依据。

（崔　英）

第二篇

提高篇

第13讲

孕产妇肺栓塞的诊断与处理

静脉血栓栓塞症（venous thromboembolism，VTE）包括肺血栓栓塞症和深静脉血栓形成，是同一疾病、不同发病部位、不同阶段的不同表现。在肺栓塞和深静脉血栓形成的诊断和治疗过程中，需要贯穿VTE 的整体观念，即诊治肺栓塞时一定要兼顾深静脉血栓形成。由于妊娠的特殊性，妊娠相关的肺血栓栓塞症的诊治更需严格执行 VTE 整体观。

与非妊娠妇女相比，妊娠女性发生静脉血栓栓塞症（VTE）的危险性增加了大约 4~5 倍，据估测，妊娠相关的 VTE 发生率约为 1 ∶ 500~1 ∶ 1500 名孕妇。80% 的妊娠相关 VTE 是单纯的深静脉血栓形成（DVT），只有约 20% 的患者为肺栓塞或肺栓塞合并 DVT。根据妊娠早中晚期划分，有系统回顾分析提示早中晚期 DVT 的发生比例分别为 21.9%，33.7% 和 47.6%，提示妊娠晚期 VTE 的发生比例较高，近期研究提示妊娠晚期 VTE 的发生比例甚至占到 72.3%，而早期和中期仅为 12.4% 和 15.3%。在分娩前 VTE 的发生比率更高，其分娩前 2 周 VTE 发生风险比非妊娠妇女增加 21 倍。研究提示，约 2/3 的 DVT 发生于产前，1/3 的 DVT 发生于产后，而 60% 妊娠相关肺栓塞发生在分娩后 4~6 周内。因此分娩后 VTE 的发生率显著高于妊娠期，尤其是产后第 1 周，直到产后 7~12 周，其 VTE 的发生风险仍稍高于非妊娠女性，分娩 12 周以后 VTE 的发生风险基本等同于非妊娠女性。

正常妊娠时孕妇体内可出现生理性高凝，Ⅶ、Ⅷ、X 和 von Willebrand 因子升高，纤维蛋白原显著增加，而Ⅱ、V、Ⅸ因子相对不变，有活性的蛋白 S 显著下降，纤溶酶原激活物抑制剂 −1 升高 5 倍，上述变化分娩 8 周后仍不能回到正常基线水平，提示分娩后 8 周仍存在生理性高凝。既往存在 VTE 病史、易栓症、肥胖、妊娠高血压综合征、抗心磷脂抗体综合征、系统性红斑狼疮、心脏病、镰刀细胞病、体外受精等生育辅助技术、长途旅行、久坐等都是妊娠相关 VTE 发生的危险因素。产后肺栓塞的发生显著升高与既往 VTE 病史、VTE 的家族史和易栓症有关。

妊娠期肺栓塞的症状与常规人群肺栓塞相似，无特异性。以呼吸困难最常见，但与妊娠晚期患者生理性呼吸困难相重叠，此时不易区分。高危 PTE 会出现低血压、休克、急性右心衰竭，可有晕厥甚至猝死。中危 PTE 可伴有胸痛、发热、咳嗽、咯血和低氧血症甚至呼吸衰竭。Wells 评分被临床广泛用于评价肺血栓栓塞症的可能性，对于 Wells 评分能否用于妊娠期肺栓塞可能性的判断是值得关注的问题。有研究纳入 125 例妊娠妇女，进行 Wells 评分和 CTPA 结果的相关性分析表明：妊娠妇女的 Wells 评分 <6 分，经 CTPA 检查可明确除外肺栓塞。因此 Wells 评分越低，尤其是小于 6 分时，妊娠期急性肺栓塞发生的可能性越低。血浆 D-dimer 阴性通常用来排除急性肺血栓栓塞症，在妊娠患者同样具有排除意义，但升高不具有确诊意义。妊娠期肺栓塞患者体格检查可闻及心动过速和少量湿啰音，肺动脉瓣区第二心音亢进或分裂以及功能性杂音。病情危重者可出现颈静脉充盈，肝脏肿大等右心衰竭的表现。

急性肺血栓栓塞症具有确诊价值的检查包括：同位素肺通气/灌注成像、肺动脉造影、CT/多层CT肺血管造影（CTPA）、MR肺血管造影（MRPA）。目前仍然认为肺动脉造影是诊断肺栓塞的"金标准"，但是该检查为有创检查，目前临床上很少用于肺栓塞的确诊诊断。MR肺血管造影（MRPA）扫描时间长，不适用于危重症患者，其造影剂含钆对胎儿有一定影响，也不推荐用于妊娠期肺栓塞的诊断中。CT/多层CT肺血管造影（CTPA）诊断肺栓塞具有较强的敏感性和特异性，是目前临床上确诊肺栓塞的一线检查手段，同位素肺通气/灌注成像对于肾功能不全的患者有优势，但对于动脉炎、肿瘤压迫、肺动脉肿瘤的患者易出现假阳性，临床解释时需要加以鉴别。对于肺栓塞的诊断，胸部X线片不具有确诊价值，但是胸部X线片可以提示肺炎、肺水肿、胸腔积液、气胸等可能导致呼吸困难的疾病从而加以鉴别，同时对于胸部X线片正常患者，行核素检查时可以不行通气检查，从而可以减少放射线的暴露。心脏超声可以观察心内结构和功能的变化以及肺动脉内是否存在血栓，如果肺动脉内存在血栓时具有诊断肺栓塞的价值。下肢血管超声（包括髂静脉）对于寻找肺栓塞的血栓来源、判断下肢是否存在深静脉血栓形成具有重要意义，但是下肢超声尤其是加压超声的实施需要经过严格培训，因为检查者的经验和检测水平决定了深静脉血栓的检出率。一旦诊断深静脉血栓形成，如果患者不存在抗凝的禁忌证，无论患者是否合并急性肺栓塞，均可以考虑抗凝治疗。

妊娠期肺栓塞确诊手段的选择需要考虑放射线对母体和胎儿的影响。尽量选择没有放射性或放射剂量少、对胎儿和母体影响小的检测。各种检查可能的放射线暴露剂量，见表13-1，胎儿的危险阈值是50mSv，因此单次照射对于胎儿和母体都是相对安全的，多次照射会增加胎儿致畸、母体乳腺癌的发病风险，因此选择检查时应尽量减少妊娠妇女放射线的暴露。

表13-1　各种检查可能的放射线暴露剂量

检查技术	胎儿暴露（mSV）	母体暴露（mSV）
胸部X线	0.001~0.01	<0.01
^{99m}Tc通气扫描	0.1~0.3	<0.01
低剂量^{99m}Tc灌注扫描	0.1~0.6	0.2~1.2
CT肺动脉造影	0.01~0.66	7~70
经典肺动脉造影	2.2~3.7	15~20
经典静脉造影	3~6	0.5~2
髂静脉造影	10~50	10~50

对于呼吸困难加重而疑似肺血栓栓塞症的患者，血浆D-二聚体不升高具有排除急性肺血栓栓塞症的诊断价值，因此此类患者应先查血浆D-二聚体，必须强调的是，应用敏感性和特异性较强的ELISA法检测的D-二聚体才具有可靠的排除价值。对于呼吸困难加重、D-二聚体显著升高等疑似肺栓塞的患者而言，如果没有血压下降或休克表现，应先进行胸部X线检查，除外肺炎、胸腔积液、气胸等疾病，如果胸部X线片未发现异常，首选下肢静脉加压超声（包括髂静脉）检查，此时如果发现新发静脉血栓即可开始规范抗凝治疗，不必进一步完善CTPA或同位素肺通气/灌注成像确定是否合并肺栓塞。如果下肢静脉加压超声（包括髂静脉）检查正常，而且胸部X线片正常，则只需行肺灌注扫描检查，判断肺栓塞的可能性，中高度可能性的患者提示肺栓塞，需要规范抗凝治疗；而对于下肢静脉加压超声（包括髂静脉）检查正常，而胸部X线片有异常改变但不能解释呼吸困难时，可考虑CTPA检查或者选择同位素肺通气/灌注成像检查，V/Q不能确诊又高度怀疑肺栓塞再行CTPA检查。如果造影剂过敏或者肾功能不全，则需要选择同位素肺通气/灌注成像检查（参见诊断流程图13-1）。对于血流动力学不稳定

的患者需要寻找血压下降的原因，在除外出血、重症感染、心律失常等因素后考虑疑似高危肺栓塞时，床旁心脏超声具有较高的辅助诊断价值，如果发现肺动脉内血栓和心房、心室内血栓，则肺栓塞可以直接诊断，对于新发的肺动脉高压和右室室壁运动异常可提示肺栓塞的诊断，经过血管活性药物的处理，病情稳定后可考虑进一步检查明确是否合并肺栓塞。

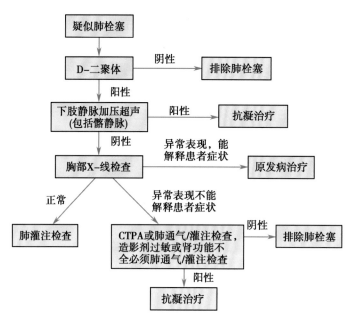

图13-1　妊娠相关肺栓塞诊治流程（根据参考文献1、2编撰而成）

妊娠期肺栓塞诊断明确后，根据患者有无血压下降或休克划分为高危患者和非高危患者。对于高危患者，如果没有溶栓的禁忌证，普通人群肺栓塞患者多主张溶栓治疗，但是对于妊娠患者，需要权衡溶栓治疗的利弊：有利的一面是迅速开通血管，改善血流动力学，挽救生命；不利的一面是导致胎盘破裂、早产、出血、死亡，因此妊娠期患者溶栓治疗的适应证是危及生命的PTE。由于尿激酶可通过胎盘，所以妊娠期溶栓治疗一般不选择尿激酶，链激酶是大分子，不通过胎盘，但容易有过敏，最好选择rt-PA，既不通过胎盘，开通血管的速度又快于尿激酶，可更有效地改善血流动力学。目前对于妊娠期高危肺栓塞的处理缺乏大规模临床前瞻性随机对照研究明确最佳治疗方法，有文献报道高危肺栓塞妊娠患者溶栓治疗取得良好疗效和安全性。此时关键是快速诊断是否合并肺栓塞，然后根据患者实际情况决定治疗方案。外科取栓可导致胎儿死亡风险增加，适应证包括分娩过程中或分娩后急性高危肺栓塞、急性高危肺栓塞溶栓出血风险大，而胎儿情况紧急需迅速终止妊娠。大多数情况下采用抗凝治疗，选择合适的药物、规范抗凝治疗是缓解病情的关键。目前用于急性肺栓塞治疗的抗凝药物包括：普通肝素、低分子肝素、华法林和新型抗凝药。普通肝素和低分子肝素都不通过胎盘，因此对胎儿是安全的，华法林能够通过胎盘，在妊娠早期可导致胚胎发育异常，妊娠晚期可增加胎儿出血、胎盘破裂的风险，在妊娠任何时期可能增加胎儿中枢神经系统发育异常的概率，因此现在主张妊娠期肺栓塞抗凝治疗不选择华法林，而普通肝素和低分子肝素均可供选择，普通肝素可静脉或皮下注射，需要监测APTT以及HGB和PLT，注意出血和肝素诱导的血小板减少症，如分娩前仍需要抗凝，普通肝素可用至产前6h。低分子肝素可皮下注射，疗程至少6个月，且至少用至产后6周（3个月），分娩或术前24~36h暂停药，可监测血浆抗Xa因子活性并据以调整剂量。动物研究发现：利伐沙班、达比加群等具有致畸作用，对胎体存活有一定影响，可导致胎盘异常，因此不建议使用新型抗凝药。

第13讲　孕产妇肺栓塞的诊断与处理

哺乳期肺栓塞的抗凝治疗需要兼顾药物对母体和新生儿的不同影响，即药物是否进入母乳和是否被新生儿吸收。一般而言，分子量小、脂溶性强、蛋白结合率低的药物易进入母乳。华法林属非亲脂性且蛋白结合率高，母乳中检测不到华法林，不会对新生儿产生抗凝作用，因此哺乳期肺栓塞母体可以应用华法林口服抗凝治疗。普通肝素由于分子量大，不进入母乳，低分子肝素虽然少量进入母乳，但不被小儿吸收，因此二者均可用于哺乳期抗凝治疗。利伐沙班可通过乳汁分泌、磺达肝癸钠等新型抗凝药缺乏研究，所以建议哺乳期 PTE 患者，可应用普通肝素、低分子肝素、华法林抗凝治疗，不建议应用磺达肝癸钠和利伐沙班。

（邝土光　方保民）

参考文献

[1] Leung AN, Bull TM, Jaeschke R, et al.ATS/STR Committee on Pulmonary Embolism in Pregnancy.An official American Thoracic Society/Society of Thoracic Radiology clinical practice guideline：evaluation of suspected pulmonary embolism in pregnancy.Am J Respir Crit Care Med, 2011 Nov 15, 184(10): 1200-1208.

[2] Linnemann B, Bauersachs R, Rott H, et al.Working Group in Women's Health of the Society of Thrombosis and Haemostasis. Diagnosis of pregnancy-associated venous thromboembolism – position paper of the Working Group in Women's Health of the Society of Thrombosis and Haemostasis(GTH).Vasa, 2016, 45(2): 87-101.

[3] Pick J1, Berlin D, Horowitz J, et al.Massive pulmonary embolism in pregnancy treated with catheter-directed tissue plasminogen activator.A A Case Rep, 2015, 4(7): 91-94.

[4] Tawfik MM1, Taman ME, Motawea AA, et al.Thrombolysis for the management of massive pulmonary embolism in pregnancy.Int J Obstet Anesth, 2013, 22(2): 149-152.

第14讲

肿瘤相关静脉血栓栓塞症

一、概述

肿瘤相关静脉血栓栓塞症（cancer-associated venous thromboembolism）是肿瘤患者由于血液高凝、血管内皮损伤、血流缓慢等因素伴发的静脉血栓栓塞性疾病。主要包括肺栓塞（pulmonary embolism，PE）、深静脉血栓栓塞症（deep venous thrombosis，DVT）及 Trousseau 综合征等。

1865 年，法国的 Armand Trousseau 教授首次报道胃癌患者形成游走性血栓性静脉炎，后称之为 Trousseau 综合征。经过 150 余年的不懈探索，人们逐渐发现肿瘤细胞与凝血系统之间存在多方面的相互作用。例如，肿瘤细胞产生促凝因子，降低纤溶因子，分泌生长因子和各种细胞因子，从而导致血液高凝状态。同时，凝血系统的激活又促进肿瘤血管新生，肿瘤生长、侵袭及转移。

近几十年来，多学科协作的综合治疗使癌症患者生存期延长，但静脉血栓栓塞症（venous thromboembolism，VTE）的发生率却呈逐年升高的趋势。VTE 在肿瘤治疗前后均可发生，是肿瘤常见并发症之一，是影响肿瘤患者预后的独立危险因素，是肿瘤患者死亡的第二位原因。因此引起了美国国立综合癌症网络（National Comprehensive Cancer Network，NCCN），美国临床肿瘤学会（American Society of Clinical Oncology，ASCO），美国胸科医师学会（American College Of Chest Physicians，ACCP），中国临床肿瘤学会（Chinese Society of Clinical Oncology，CSCO）等诸多专业学术机构的关注，针对肿瘤患者与 VTE 的密切关系和防治 VTE 的必要性，上述国内外多个专业学术机构分别发布指南或共识一致指出，要重视肿瘤患者 VTE 的预防和治疗。

二、肿瘤相关静脉血栓栓塞症的发生率与危险因素

（一）肿瘤相关静脉血栓栓塞症的发生率

抗凝药物的临床研究表明，VTE 的发生与肿瘤密切相关，参加 VTE 临床研究患者中 20% 为肿瘤患者，双侧 DVT 患者中 30% 为肿瘤患者。特发性 VTE 患者的隐匿性肿瘤风险是正常人群的 2~3 倍，10% 的特发性 VTE 患者在 1~2 年内发现肿瘤。与此同时，肿瘤患者 VTE 的年发生率达 1/200，是普通人群的 4.1 倍。肿瘤患者症状性 VTE 发生率为 15%，尸检 VTE 发生率为 50%，肿瘤患者 VTE 复发风险更高，是非肿瘤患者的 1.72 倍，因此，肿瘤与 VTE 的发生相互影响。

肿瘤患者 VTE 发生率呈逐年上升趋势。一项回顾性队列分析共纳入超过 100 万例肿瘤患者，从 1995—2003 年，近 35 000 例发生 DVT，超过 10 000 例发生 PE，化疗相关 VTE 发生率增加 28%，PE 发

生率增加 50%。目前肺癌是全球最常见和病死率最高的恶性肿瘤，VTE 是肺癌常见的并发症，据报道肺癌并发 VTE 的发生率为 7.3%~13.6%。由于肺癌的高发生率和肺癌易并发 VTE 的客观因素，肺癌并发的 VTE 约占 21% 恶性肿瘤相关的 VTE，是最常见并发 VTE 的恶性肿瘤之一。

（二）肿瘤相关静脉血栓栓塞症发生的危险因素

目前各大指南把肿瘤相关的 VTE 的危险因素分为患者、肿瘤及治疗三大方面危险因素。

1. 患者相关的危险因素　高龄、肥胖、高血压、糖尿病、心肾不全等有基础器质性疾病及长期卧床是诱发患者 VTE 形成的常见原因，患者既往曾有 VTE 病史，再患 VTE 的可能性也将明显增加。

2. 肿瘤相关的危险因素　肿瘤本身的生物学特征是导致 VTE 最重要的危险因素。其中肿瘤发生部位、组织学分型、肿瘤分期均与 VTE 的发生密切相关。在胰腺、胃肠道、肺、卵巢、脑、肾、子宫等部位的肿瘤患者常伴发 VTE，不同肿瘤 VTE 发病率不同，其中胰腺癌发生率最高。研究表明，肺癌中腺癌发生 VTE 的危险度较鳞癌高 1.5 倍。且肿瘤分期越晚，分化越差，淋巴结转移越多，VTE 发生率越高。

3. 治疗相关的危险因素　患者如曾行肿瘤切除手术或进行过化疗、激素治疗，则其 VTE 的发生率将显著升高。中心静脉置管也是 VTE 发生的常见诱因，当患者进行中心静脉置管治疗，患者机体的异物排斥反应将促进白细胞显著增加，血液黏滞度提高，从而促进血栓形成，增加 VTE 发生的可能性。化疗患者的 VTE 发生的风险增加，目前常用 Khorana 预测模型进行风险评估（表 14-1）。

表 14-1　化疗相关静脉血栓的 Khorana 预测模型

患者特点	危险评分
原发肿瘤部位	
很高危（胃、胰腺）	2
高危（肺、淋巴系统、生殖系统、膀胱、睾丸）	1
化疗前血小板数目 ≥ 350×10^{12}/L	1
血红蛋白数目 ≤ 10g/dl 或者应用促红细胞生成素	1
化疗前白细胞数目 > 11×10^9/L	1

总分	危险分级	症状性静脉血栓的发生风险
0	高	0.8%
1 或者 2	中	1.8%
≥ 3	低	7.1%

三、肿瘤相关静脉血栓栓塞症的发生机制及对肿瘤的影响

（一）肿瘤相关静脉血栓栓塞症的发生机制

肿瘤相关 VTE 的发生机制比较复杂，经典的 Virchow 理论认为，静脉血液凝滞、静脉系统内皮损伤和血液高凝状态是导致静脉内血栓形成的 3 个主要因素。肿瘤细胞通过直接和间接机制导致机体高凝状态的形成。

1. 直接机制　肿瘤细胞通过直接的细胞之间的相互作用，诱导血小板聚集和活化；激活单核细胞，释放组织因子，激发凝血级联反应；使血管内皮细胞处于易栓状态。肿瘤细胞可分泌癌促凝物质，癌促

凝物质可以直接激活 X 因子（不需要Ⅶa 因子存在），也可以通过蛋白酶激活受体激活血小板。肿瘤细胞还可分泌组织因子，组织因子结合凝血因子Ⅶ或Ⅶa，复合物激活 X 因子和Ⅸ因子，激发凝血级联反应。另外，肿瘤细胞表面有纤溶酶原激活物的受体，肿瘤细胞可以分泌多种纤溶、抗纤溶物质。包括纤溶酶原激活物（u-PA，t-PA）和纤溶酶原激活物抑制物（PAI-1，PAI-2）。有研究发现，实体瘤患者血浆内纤溶酶原抑制物水平显著升高，纤溶系统平衡的缺陷可能也是肿瘤相关血栓形成的原因之一。同时，纤溶因子参与了恶性肿瘤的侵袭和转移，可能与肿瘤患者出血风险增加有关。

2. 间接机制　肿瘤细胞分泌细胞因子（IL-1β，TNFα，VEGF），与血细胞和内皮细胞相互作用，间接影响凝血系统。一方面，内皮表面的血栓调节蛋白和凝血酶的复合物可以激活抗凝血蛋白 C 系统。IL-1β、TNFα 降低内皮细胞分泌的血栓调节蛋白，同时 IL-1β、TNFα、VEGF 可以诱导内皮细胞分泌组织因子和内皮细胞黏附分子。TNFα 可以刺激内皮细胞产生大量 PAI-1。三者协同，使血管壁处于易形成血栓的状态。另一方面，肿瘤细胞分泌的 IL-1β、TNFα、VEGF 可以诱导单核细胞分泌组织因子，激发凝血级联反应。可以诱导单核细胞、多形核白细胞释放活性氧和蛋白酶，激活血管内皮细胞和血小板，使生理性止血的天平偏向促凝状态。

（二）血液高凝对肿瘤的影响

1. 肿瘤细胞和其他细胞在血管内的相互作用　被黏附在血管内壁的肿瘤细胞募集和激活血小板和多形核白细胞，释放肿瘤生长因子，包括血管生长因子、血小板源性生长因子和转化生长因子，帮助肿瘤细胞生长，转移出血管壁。另一方面，肿瘤细胞以及肿瘤细胞分泌的细胞因子激活的内皮细胞和单核细胞分泌促凝和促黏附分子，使局部凝血级联激活，纤维蛋白产生，进而形成包括了肿瘤细胞、血小板、纤维蛋白和白细胞在内的微小肿瘤血栓。微小的肿瘤血栓帮助肿瘤细胞在宿主血管内生存及向远处转移。微小瘤栓可以进一步募集和活化血小板和多形核白细胞。

2. 组织因子在肿瘤进展中的作用　组织因子可以通过凝血依赖、非凝血依赖两种机制影响肿瘤进展。一方面，组织因子可以激活凝血级联，产生凝血酶和纤维蛋白。两者均有促血管新生的功能。纤维蛋白为肿瘤细胞提供基质，同时包绕在肿瘤细胞周围，使之免受机体免疫系统攻击。交联的纤维蛋白可以上调内皮细胞分泌的白介素 8 和组织因子，间接促进血管新生。凝血酶可以通过结合蛋白酶激活受体 PAR-1，促进血管新生。另一方面，组织因子和Ⅶa 因子复合物可以刺激肿瘤细胞产生 VEGF。VEGF、肿瘤坏死因子 a、纤维蛋白可以上调内皮细胞产生的组织因子。TF-Ⅶa 复合物还可以结合内皮细胞表面的蛋白酶激活受体 PAR-2，启动细胞内信号通路，促进血管新生，协助肿瘤细胞转移。

（三）生物标志物

近年来，国内外学者积极探讨预测肿瘤相关 VTE 发生的生物标志物。初步研究表明，血中增多的白细胞、血小板计数、可溶性 P-选择素、D-二聚体、组织因子膜微粒（TF-MP）、血浆凝血酶原片段 1 + 2 及凝血因子Ⅷ等均可用于疾病预测和疗效判定，但敏感性和特异性均不理想。

四、2016 NCCN 关于肿瘤相关静脉血栓栓塞症诊断、治疗及预防

（一）急性浅静脉血栓栓塞的诊断与治疗

患者出现单侧肢体末端肿胀、无力、疼痛，原因不明的小腿持续性痉挛，面部、颈部、锁骨上区域肿胀等症状时，临床疑诊浅静脉血栓存在。此时应予以全面而详细的病史询问、体格检查、全血细胞及血小板计数、凝血酶原时间测定、活化部分凝血酶原时间测定、肝肾功能检测，根据临床判断给予静

脉血管超声等检查（图 14-1）。

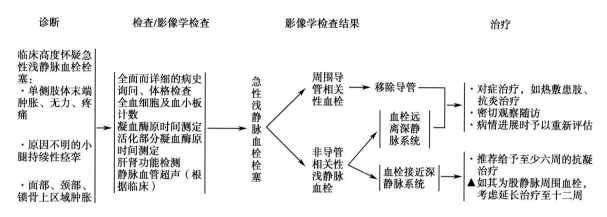

图 14-1 急性浅静脉血栓栓塞的诊断与治疗

上述所列检查结果确诊浅静脉血栓栓塞时，需鉴别其是否为导管相关性血栓。如为周围导管相关性血栓，需移除导管并进行对症治疗，如热敷患肢、抗炎治疗，密切观察随访，病情进展时予以重新评估。如为非导管相关性浅静脉血栓，且血栓远离深静脉系统时，予以上述对症治疗。如为非导管相关性浅静脉血栓，但血栓接近深静脉系统时，推荐给予至少 6 周的抗凝治疗；如其为股静脉周围血栓，考虑延长治疗至 12 周。

（二）急性深静脉血栓栓塞的诊断与治疗

1. 患者出现单侧肢体末端肿胀、无力、疼痛，原因不明的小腿持续性痉挛，面部、颈部、锁骨上区域的肿胀，或者出现导管功能异常（如存在导管）的症状时，临床疑诊 DVT 存在。此时应予以全面而详细的病史询问、体格检查、全血细胞及血小板计数、凝血酶原时间测定、活化部分凝血酶原时间测定、肝肾功能检测及静脉血管超声等检查进行确诊（图 14-2）。

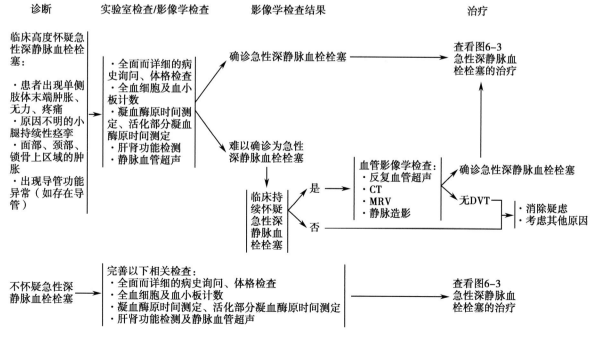

图 14-2 急性深静脉血栓栓塞的诊断与治疗

2. 当检查结果确诊 DVT 后，需进一步评估血栓栓塞的位置（图 14-3）。

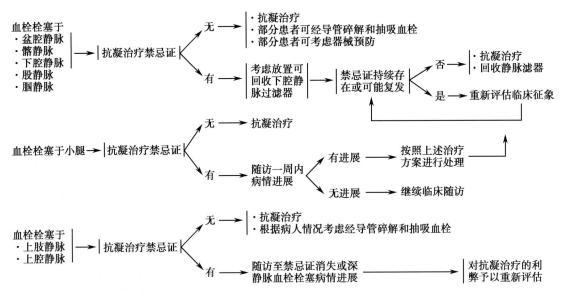

图 14-3　急性深静脉血栓栓塞的治疗

（1）当血栓栓塞于盆腔静脉、髂静脉、下腔静脉、股静脉、腘静脉时，评估患者是否存在抗凝治疗的禁忌证。当不存在禁忌证时，给予抗凝治疗，部分患者可经导管碎解和抽吸血栓，部分患者可考虑器械预防；如存在禁忌证时，可考虑放置可回收下腔静脉滤器，并随访评估禁忌证是否持续存在或者消失复现。当禁忌证消失时，进行抗凝治疗并回收静脉滤器；当禁忌证持续存在时，重新评估临床征象。

（2）当血栓栓塞于小腿静脉时，评估患者是否存在抗凝禁忌证。不存在禁忌证时，给予抗凝治疗；存在抗凝禁忌证时，观察随访 1 周内的病情进展。如病情有进展，按照上述（1）中治疗方案进行处理；如无进展，继续临床随访。

（3）血栓栓塞于上肢静脉及上腔静脉时，评估患者是否存在抗凝禁忌。当无禁忌证时，给予抗凝治疗，或根据患者情况考虑经导管碎解和抽吸血栓。当有抗凝禁忌证时，随访至禁忌证消失或 DVT 病情进展，对抗凝治疗的利弊予以重新评估。

（4）当患者出现单侧肢体肿胀，锁骨上区、颈区疼痛且导管功能不正常等症状时，临床疑诊导管相关性 DVT 存在，予以血管超声、计算机断层扫描、磁共振成像、血管造影等检查确定患者是否可确诊导管相关性 DVT。当 DVT 存在且无抗凝治疗禁忌证时，至少抗凝治疗 3 个月或者持续抗凝至中心静脉置管拔除；当导管感染、功能不正常或不再需要导管时考虑拔除导管；或根据患者情况考虑经导管碎解和抽吸血栓。当 DVT 存在且有抗凝治疗禁忌证时，立即移除导管，并根据临床指征持续关注禁忌证的有无。当禁忌证消失时，给予至少 3 个月的抗凝治疗；禁忌证持续存在时，重新考量抗凝治疗的利弊。当检查未发现 DVT 时，评估其他致病原因，考虑进一步影像学、实验室检查。

（三）急性肺栓塞的诊断和治疗

1. 当患者有 DVT 的现病史或既往史，突然出现不明原因的气促、胸痛、心动过速、焦虑不安、呼吸急促、晕厥、氧饱和度下降时，临床疑诊 PE 存在。此时应予以全面具体的病史询问及查体，全血细胞检查及血小板计数，凝血酶原时间测定，活化部分凝血酶原时间测定，肝肾功能检测，胸部 X 线片，心电图等一般检查以及计算机断层血管造影（CTA），肺血管造影（较少使用），通气/血流灌注扫描（用于肾功能不全者及造影剂过敏者）等影像学检查进行确诊（图14-4）。

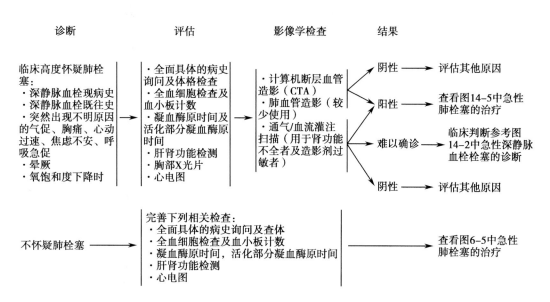

图 14-4　急性肺栓塞的诊断

2. 临床上发现无症状的 PE 时，仍予以全面具体的病史询问及查体，全血细胞检查及血小板计数，凝血酶原时间测定，活化部分凝血酶原时间测定，肝肾功能检测及心电图等一般检查。治疗同急性 PE 的治疗。

3. 急性肺栓塞的治疗（图 14-5）

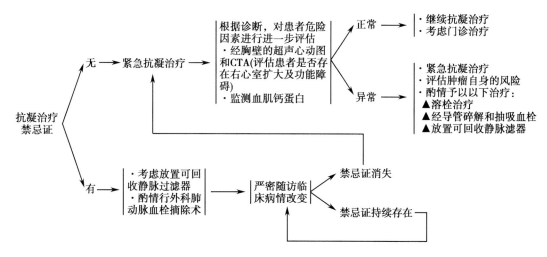

图 14-5　急性肺栓塞的治疗

（1）患者不存在抗凝禁忌证时，立即抗凝治疗，并对患者危险因素进行进一步评估，评估手段主要为经胸壁的超声心动图和 CTA，主要评估患者是否存在右心室扩大及功能障碍。同时还应监测血肌钙蛋白含量。对无右心功能不全的患者继续抗凝治疗，对右心功能不全的大面积和部分次大面积 PE 的患者，评估肿瘤自身的风险，酌情予以溶栓治疗，经导管碎解和抽吸血栓或放置可回收静脉滤器治疗。

（2）患者存在抗凝禁忌证时，考虑放置可回收静脉过滤器或者酌情行外科肺动脉血栓摘除术，并严密随访临床病情改变，酌情进一步治疗。

（四）对肿瘤患者 VTE 长期治疗的建议

1. 长期治疗药物　低分子肝素单一治疗是近心端的 DVT 和 PE 患者的发病 6 个月内的首选治疗方案，同时也是晚期和转移性肿瘤反复发生肿瘤相关性血栓的患者的首选预防方案。华法林可被用于长期抗凝治疗，但初始应用时应联合低分子肝素治疗至少 5d，直到国际标准化比率（INR）大于 2，后续监测 INR 调整剂量，INR 目标值为 2~3。在华法林与低分子肝素治疗的过渡期，应该每周至少检测 2 次 INR，当单用华法林后，初始每周至少检测 INR 1 次，当 INR 值稳定于 2~3 后，可以逐渐减少 INR 的检测频率，但每个月应不少于 1 次。

新型口服抗凝药目前尚不推荐使用，仍需进一步的临床试验和研究才能进一步了解其在肿瘤患者中使用的利弊及安全有效的剂量。

2. 长期治疗的时间　通常静脉血栓治疗推荐时间不短于 3 个月。对于发生非导管相关性 DVT 及 PE，且肿瘤仍处于活动治疗期的患者，或者血栓复发的危险因素持续存在的患者，应进行无限期抗凝。对于导管相关性血栓，抗凝治疗应持续伴随导管的存在，治疗时间依然至少持续 3 个月。

（五）住院患者静脉血栓栓塞症的预防

对已经接受内科和外科治疗的已确诊或疑诊癌症的成年患者，医师应评价其发生血栓的风险及使用抗凝预防的利弊，并确定其抗凝禁忌的有无。若无抗凝禁忌证，对将要进行腹腔或盆腔内手术的高危患者，在术前给予普通肝素或者低分子肝素进行预防，并持续预防性抗凝直至出院，同时可酌情辅助器械预防，如间歇充气加压装置和分级加压弹力袜。若存在禁忌证时，采用器械预防。

（六）可活动癌症患者出院后静脉血栓栓塞症的预防

对于经外科腹部或盆腔手术治疗的高危癌症患者，推荐在院外进行至少 4 周的静脉血栓预防。对内科采用血管生成抑制剂（沙利度胺和来那度胺）治疗的多发性骨髓瘤的患者进行风险评估，高危患者推荐使用静脉血栓的抗凝预防，低危患者推荐阿司匹林预防。但对其他一般内科治疗的出院肿瘤患者进行风险评估后，常规不予院外抗凝预防。

（七）抗凝药物和机械预防和治疗的禁忌证

1. 治疗性和预防性抗凝的绝对禁忌证　包括近期中枢系统出血、颅内或脊髓高危出血病灶、活动性大出血（24h 内输血大于 2U）等。

2. 治疗性和预防性抗凝的相对禁忌证　包括慢性、有临床意义的可测量出血（>48h），血小板减少症（血小板 <50 000/mcL），血小板严重功能障碍（尿毒症、用药、再生障碍性贫血），近期曾进行出血风险很高的大型手术，凝血障碍基础疾病，高危跌倒（头部创伤），腰麻 / 腰椎穿刺，脊柱介入和疼痛介入治疗等。

3. 器械预防的绝对禁忌证　有急性 DVT、严重的动脉血管功能不全。

4. 器械预防的相对禁忌证　有大块血肿，开放性伤口，血小板减少症（血小板 <20 000/mcL）或者瘀点瘀斑，轻微的动脉血管功能障碍，周围神经病等。

（八）住院 / 出院患者静脉血栓预防的推荐用药

NCCN 对于关于肿瘤相关 VTE 的指南推荐患者预防用药种类为以下几种：低分子肝素、达肝素、依诺肝素、磺达肝葵钠、普通肝素、阿司匹林和华法林。其标准剂量详见表 14-2。

（九）ASCO 对肿瘤相关性静脉血栓的预防和治疗指南的更新

2014 年 ASCO 对肿瘤相关 VTE 指南进行更新，明确指出：大部分活动性癌症住院患者需在住院期间进行血栓预防，但对因简单治疗和短期静脉化疗收治入院的患者常规进行血栓预防证据不足，而不推荐血栓预防。对可以活动癌症患者也不推荐进行血栓预防，选择性地对血栓形成的高风险患者可进行血栓预防。对正在接受血管生成抑制剂治疗及化疗和地塞米松治疗的多发性骨髓瘤的患者均应该接受低分子肝素或低剂量的阿司匹林预防治疗。

表 14-2　住院 / 出院患者静脉血栓预防的推荐用药

药物	标准剂量	肥胖剂量（BMI>40kg/m² ）
低分子肝素		
达肝素	每日皮下注射 5000U	考虑每日皮下注射 7500U
依诺肝素	每日皮下注射 40mg	考虑每隔 12h 皮下注射 40mg
磺达肝葵钠	每日皮下注射 2.5mg	考虑每日皮下注射 5mg
普通肝素	每隔 8~12h 皮下注射 5000U	考虑每日皮下注射 5mg
阿司匹林	每日 81~325mg（只针对低风险的多发骨髓瘤的出院患者）	
华法林	调节至国际标准化比值为 2~3	

对将要接受外科大手术的癌症患者应该在手术开始前即开始血栓预防直到手术结束，全程应不少于 7~10d。在高危的腹腔、盆腔手术的患者应在术后延长预防时间至 4 周。对 DVT 和 PE 的患者，开始的 5~10d 内应使用低分子肝素抗凝，后续可长期用药至少 6 个月。

恶性肿瘤伴发血栓形成的患者不推荐使用目前的新型口服抗凝剂。抗凝剂的使用不推荐只用于提高患者生存期而不是血栓预防和治疗。应定期评估癌症患者 VTE 风险。肿瘤科医师有责任告知肿瘤患者静脉血栓的症状和体征。

五、结语

本文以 2016 年 NCCN 肿瘤相关性静脉血栓性疾病的指南和相关文献为基础，结合多年临床实践，总结报告了肿瘤相关血栓的发生率与危险因素、诊断、治疗及预防的方案。但目前缺少中国人的研究文献，全球尚无理想预测肿瘤相关血栓的生物标志物，仍有诸多机制尚不清楚，有待进一步的研究探寻。

（张　媛　张予辉）

参考文献

［1］Kuderer N M，Ortel T L，Francis C W.Impact of venous thromboembolism and anticoagulation on cancer and cancer survival［J］. J Clin Oncol，2009，27（29）：4902-4911.

［2］Khorana A A，Francis C W，Culakova E，et al.Frequency，risk factors，and trends for venous thromboembolism among hospitalized cancer patients［J］.Cancer，2007，110（10）：2339-2346.

［3］Lee A Y，Levine M N.Venous thromboembolism and cancer：risks and outcomes［J］.Circulation，2003，107（23 Suppl 1）：I17-I21.

［4］ Bura A,Cailleux N,Bienvenu B,et al.Incidence and prognosis of cancer associated with bilateral venous thrombosis : a prospective study of 103 patients ［J］.J Thromb Haemost,2004,2(3):441-444.

［5］ Iodice S,Gandini S,Lohr M,et al.Venous thromboembolic events and organ-specific occult cancers: a review and meta-analysis ［J］.J Thromb Haemost,2008,6(5):781-788.

［6］ Rosovsky R,Lee A Y.Evidence-based mini-review : should all patients with idiopathic venous thromboembolic events be screened extensively for occult malignancy? ［J］.Hematology Am Soc Hematol Educ Program,2010,2010:150-152.

［7］ Previtali E,Bucciarelli P,Passamonti S M,et al.Risk factors for venous and arterial thrombosis ［J］.Blood Transfus,2011,9(2): 120-138.

［8］ Lyman G H,Bohlke K,Khorana A A,et al.Venous thromboembolism prophylaxis and treatment in patients with cancer: american society of clinical oncology clinical practice guideline update 2014 ［J］.J Clin Oncol,2015,33(6):654-656.

［9］ Chew H K,Davies A M,Wun T,et al.The incidence of venous thromboembolism among patients with primary lung cancer ［J］.J Thromb Haemost,2008,6(4):601-608.

［10］ Huang H,Korn J R,Mallick R,et al.Incidence of venous thromboembolism among chemotherapy-treated patients with lung cancer and its association with mortality: a retrospective database study ［J］.J Thromb Thrombolysis,2012,34(4):446-456.

［11］ Zhang Y,Yang Y,Chen W,et al.Prevalence and associations of VTE in patients with newly diagnosed lung cancer.Chest,2014, 146:650-658.

［12］ Corrales-Rodriguez L,Blais N.Lung cancer associated venous thromboembolic disease : a comprehensive review ［J］.Lung Cancer,2012,75(1):1-8.

［13］ Prandoni P,Falanga A,Piccioli A.Cancer and venous thromboembolism ［J］.Lancet Oncol,2005,6(6):401-410.

［14］ Ogren M,Bergqvist D,Wahlander K,et al.Trousseau's syndrome - what is the evidence? A population-based autopsy study［J］. Thromb Haemost,2006,95(3):541-545.

［15］ Hillen H F.Thrombosis in cancer patients ［J］.Ann Oncol,2000,11 Suppl 3:273-276.

［16］ Connors J M.Prophylaxis against venous thromboembolism in ambulatory patients with cancer［J］.N Engl J Med,2014,370(26): 2515-2519.

［17］ Bell W R.The fibrinolytic system in neoplasia ［J］.Semin Thromb Hemost,1996,22(6):459-478.

［18］ Pineo G F,Regoeczi E,Hatton M W,et al.The activation of coagulation by extracts of mucus: a possible pathway of intravascular coagulation accompanying adenocarcinomas ［J］.J Lab Clin Med,1973,82(2):255-266.

［19］ Camerer E,Qazi A A,Duong D N,et al.Platelets,protease-activated receptors,and fibrinogen in hematogenous metastasis ［J］. Blood,2004,104(2):397-401.

［20］ Bai Y,Chen H.［Biomarkers and risk assessment scores for prediction of chemotherapy-associated venous thromboembolism in lung cancer patients］［J］.Zhonghua Jie He He Hu Xi Za Zhi,2015,38(10):767-769.

第15讲

新型抗凝药物的研究进展及使用注意事项

近年来，新型抗凝药物（NOACs）逐渐应用到静脉血栓栓塞症（VTE）的治疗中，主要包括两大类，一类为Ⅹa因子抑制剂，其作用靶点为Ⅹa因子；另一类为直接凝血酶抑制剂，作用靶点为Ⅱa因子。来自Ⅱ期和Ⅲ期临床研究证据显示，这些药物在治疗VTE方面均是安全和有效的，因而，在新版VTE诊治指南中均得到推荐。但在临床中药物的疗效与安全性还需待进一步评价。

一、新型抗凝药物的临床特点

（一）Ⅹa因子抑制剂

根据药物的作用方式，可分为间接Ⅹa因子抑制剂和直接Ⅹa因子抑制剂。

1. 间接Ⅹa因子抑制剂　1983年，Choay等首次合成了戊糖成分——磺达肝癸钠（fondaparinux），分子量1728Da。这是一种间接的、选择性的Ⅹa因子抑制剂，只有与内源性抗凝血酶结合后才能发挥作用，与凝血因子Ⅱ和血小板没有相互作用。第二代和第三代磺达肝癸钠包括艾卓肝素（idraparinux）、生物素化艾卓肝素（idrabiotaparinux）和SR123781A等，而在我国临床上能够应用的主要为磺达肝癸钠。

磺达肝癸钠在VTE的治疗方面进行了两项研究。在对急性肺血栓栓塞症（PTE）患者的初始治疗研究中，入选了2213例患者，使用磺达肝癸钠5~10mg（小于50kg者5mg，50~100kg者7.5mg，大于100kg者10mg）皮下注射，每日1次，与静脉用APTT调节的普通肝素联合维生素K拮抗剂（VKA）的标准治疗进行对照。其结果表明，治疗3个月的VTE复发率及出血的发生率两组间均无统计学差异。对急性深静脉血栓形成（DVT）的研究，入组了2205例患者，磺达肝癸钠治疗方法同前，而对照组采用皮下注射伊诺肝素（1mg/kg）联合VKA的治疗。结果两组在安全性和有效性方面亦无显著差异。

2. 直接Ⅹa因子抑制剂　近年来开发了多种口服的直接Ⅹa因子抑制剂，包括利伐沙班（rivaroxaban）、阿哌沙班（apixaban）、依度沙班（edoxaban）等。

（1）利伐沙班：利伐沙班口服生物利用度达80%。起效迅速，摄入后1.5~2h达到最大血浆药物浓度。血浆半衰期在年轻人为5~9h，而对于75岁以上的老年人，血浆半衰期延长，为12~13h。口服后2h即可达到最高血药浓度而发挥作用。

在急性VTE的治疗方面，利伐沙班提供了简便的治疗方法。在急性VTE的研究中，共入选急性症状性PTE患者4832例，急性症状性DVT患者3449例。首先使用利伐沙班15mg，每日2次，口服，3周后改为20mg，每日1次，口服。对照组为采用依诺肝素皮下注射转换为VKA口服的标准治疗方案。

研究显示，利伐沙班治疗急性 VTE 的疗效不劣于标准治疗（DVT 组 $P<0.001$，PTE 组 $P=0.003$），两种治疗方法的安全性相当，且在 PTE 治疗组大出血的发生率要低于标准治疗组（$P=0.003$）。

（2）阿哌沙班：阿哌沙班是一种小分子的、高效的可逆性的 Xa 因子抑制剂。半衰期 12h，有极高的生物利用度，食物不影响其吸收，通过肾脏和胆汁清除。

在急性症状性 VTE 治疗的随机双盲多中心研究中，入选了 5395 例急性 VTE 的患者，与依诺肝素转换华法林的标准治疗进行比较，评价阿哌沙班（10mg，每日 2 次，口服，共 7d；继而 5mg，每日 2 次，口服，6 个月）的有效性和安全性。比较 VTE 复发率及 VTE 相关的病死率，阿哌沙班组的有效性并不亚于标准治疗组（2.3%vs2.7%）。安全性方面，阿哌沙班组的大出血发生率低于标准治疗组（0.6%vs1.8%，$P<0.001$）；综合计算大出血和临床相关非大出血的发生率，阿哌沙班组亦低于标准治疗组（4.3%vs 9.7%，$P<0.001$）。

（3）依度沙班：依度沙班的半衰期较短，5h。口服后抗凝作用迅速起效，血浆达到峰值浓度的时间为 1~2h，并可持续 24h。一般情况下，依度沙班的血浆浓度与抗凝强度呈直线相关性。

依度沙班与低分子肝素 /VKA 比较治疗症状性 VTE 患者的研究，共纳入 8240 例急性 VTE 患者，依度沙班 60mg 或 30mg（肌酐清除率 30~50ml/min，或体重小于 60kg），每日 1 次，口服，与标准治疗进行比较。在症状性 VTE 复发率方面，依度沙班组与标准治疗组无明显差异（3.2%vs3.5%）；在安全性方面，依度沙班组大出血和临床相关非大出血的发生率低于华法林组（8.5%vs10.3%，$P=0.004$）。

（二）直接凝血酶抑制剂

直接凝血酶抑制剂本身有较为优良的特性，如不与血浆蛋白结合，因而可预测其抗凝反应；不与血小板因子 4（PF4）结合，故其抗凝活性不受富含血小板血栓附近大量释放的 PF4 的影响；再有，直接凝血酶抑制剂对与纤维蛋白结合的凝血酶和循环中的凝血酶均有抑制作用，因而作用更强。静脉制剂包括水蛭素（hirudin）、比伐卢定（bivalirudin）、来匹卢定（lepirudin）和阿加曲班（argatroban），主要用于对肝素诱导的血小板减少症的抗栓预防和治疗。口服药物包括达比加群（dabigatran）和希美加群（ximelagatran）。但希美加群由于会导致肝毒性和死亡，因而在刚开始应用时即被撤回，没有被美国食品与药物管理局（FDA）批准上市。

达比加群治疗急性 VTE 的研究共纳入 2589 例急性 VTE 患者，在初始应用肝素或低分子肝素治疗 5~11d 后，比较达比加群 150mg，每日 2 次，口服和标准治疗的有效性及安全性，研究终点为 6 个月复发性 VTE 的发生率和相关死亡。结论提示达比加群与华法林有着相似的有效性，但出血的发生率低于华法林。在 VTE 长期治疗的研究中（RE-MEDY 和 RE-SONATE 研究），达比加群 150mg，每日 2 次，口服的疗效并不劣于华法林组，且优于安慰剂组（0.4%vs5.6%）；安全性研究方面，达比加群组的出血事件发生率低于华法林组（5.6%vs10.2%），但高于安慰剂组（5.3%vs1.8%）。

二、应用新型抗凝药物治疗 VTE 应注意的一些问题

NOACs 的出现使得将来口服抗凝治疗将会有更多的药物选择。毋庸置疑，这些新型药物将较既往的化合物方便使用，但是在从临床试验到日常临床实践的转化过程中，仍有大量的问题值得注意。

1. 初始抗凝治疗需要强化　在艾卓肝素（Van Gogh 研究）的研究中发现，使用艾卓肝素组患者的复发率高于标准抗凝组。分析发现，其主要复发事件均发生在开始抗凝治疗后 1 周的时间。说明在初始抗凝期间需要强化抗凝。另外的研究发现，在前期的抗凝治疗中，容易复发的时间是在初始抗凝的 4 周之内。由此可见，在抗凝之初强化治疗是非常重要的。对于不同的新型抗凝药物，初始治疗的方法不同，

如利伐沙班要求在前 3 周使用 15mg，每日 2 次强化治疗，阿派沙班要求在第 1 周使用 10mg，每日 2 次强化治疗，而达吡加群酯和依度沙班则需要在第 1 周使用低分子肝素皮下注射抗凝治疗。

2. 要根据不同的适应证选择合适的剂量和方案　在临床实践中，我们经常会发现由于患者使用的药物剂量不足或治疗方案不正确而导致 VTE 复发的情况。这些 NOACs 在 VTE 预防和治疗的药物剂量和治疗方案上是有可能不同的，需要大家在临床工作中根据患者的适应证选择合适的治疗。以利伐沙班为例，在骨科大手术后预防 VTE 的发生所使用的剂量和方案为 10mg，每日 1 次，疗程 35d。而治疗急性 VTE 的方案为 15mg，每日 2 次，使用 21d，其后改为 20mg，每日 1 次，使用 3 个月，3 个月后再根据患者情况停药或长期治疗。

3. 如何实现抗凝药物的转换　对于初期使用普通肝素或低分子肝素的患者，转换为 NOACs 时应如何使用是临床上面临的一个问题。如初始强化治疗时间如何计算，何时加用 NOACs 等。静脉注射普通肝素的患者在停用肝素后可立即口服 NOACs，其原因为普通肝素的半衰期约 2h，而 NOACs 口服后的达峰时间亦为 2h 左右，因而能够保证抗凝药物的作用。但如果患者存在肾功能不全的情况，则需要适当延长口服药物的起始时间。对于使用低分子肝素的患者，需要在下一次注射低分子肝素的时候改为 NOACs 治疗，因为这两类抗凝药物的达峰时间相同。在初始使用了肝素治疗的患者，初始药物的强化治疗应将肝素的治疗时间计算在内。如开始使用了 5d 的低分子肝素，改为口服利伐沙班时，需要再强化治疗 16d，而非 21d。对于采取了溶栓治疗的患者，在溶栓治疗后首先应用肝素治疗，再过渡到 NOACs 治疗。

4. 存在肾功能不全患者药物剂量的调整　肾功能不全时，药物代谢的速度会有不同程度的降低。如果按照常规剂量使用则会导致抗凝过度而出血的风险增加。对于所有的 NOACs，如果肌酐清除率（CrCl）低于 15ml/min 时则不建议使用。由于达吡加群酯 85% 从肾脏排泄，因而，CrCl 低于 30ml/min 时即不推荐使用。当 CrCl 在 30~50ml/min，且患者年龄大于 75 岁时，则应该降低达吡加群酯的药物剂量（110mg，每日 2 次）。在使用利伐沙班时，如果 CrCl 低于 50ml/min，需减低药物剂量至 15mg，每日 1 次。即使肾功能正常的患者，如果需要长期使用 NOAC，也应该定期监测肾功能情况，一旦肾功能减低，需要及时调整药物剂量。

对于 NOACs 而言仍有许多问题尚未解决，如这些药物进行监测的方法学尚未明确，仍不能对抗凝的强度进行定量化分析，在用药间期血药浓度的变化对抗凝程度的影响未知。每种分子都有其独特的应用领域，但目前仍不能明确每种药物的准确定位。药物长期应用是否会产生其他的作用也需要我们在今后的临床应用中加以关注。

（杨媛华）

参考文献

［1］ Konstantinides SV，Torbicki A，Agnelli G，et al.2014 ESC guidelines on the diagnosis and management of acute pulmonary embolism：The Task Force for the Diagnosis and Management of Acute Pulmonary Embolism of the European Society of Cardiology（ESC）Endorsed by the European Respiratory Society（ERS）.Eur Heart J，2014，35（43）：3033-3073.

［2］ Weitz JI，Eikelboom JW，Samama MM.New antithrombotic drugs：antithrombotic therapy and prevention of thrombosis，9th ed.American College of Chest Physicians Evidence-Based Clinical Practice Guidelines.Chest，2012，141（2 Suppl）：e120S-151S.

［3］ Kearon C，Akl EA，Ornelas J，et al.Antithrombotic therapy for VTE disease：CHEST guideline and expert panel report.Chest，2016，149（2）：315-352.

［4］ Bergqvist D.Review of fondaparinux sodium injection for the prevention of venousthromboembolism in patients undergoing surgery.Vasc Health Risk Manag，2006，2（4）：365-370.

［5］ Buller HR，Davidson BL，Decousus H，et al.Subcutaneous fondaparinux versus intravenous unfractionated heparin in theinitial treatment of pulmonary embolism.N Engl J Med,2003,349(18):1695–1702.

[6] Buller HR,Davidson BL,Decousus H,et al.Fondaparinux or enoxaparin for the initial treatment of symptomatic deep venousthrombosis:a randomized trial.Ann Intern Med,2004,140(11):867–873.

[7] Bauersachs R,Berkowitz SD,Brenner B,et al.Oral rivaroxaban for symptomatic venous thromboembolism.N Engl J Med,2010, 363(26):2499–2510.

[8] Buller HR,Prins MH,Lensin AW,et al.Oral rivaroxaban for the treatment of symptomatic pulmonary embolism.N Engl J Med, 2012,366(14):1287–1297.

[9] Agnelli G,Buller HR,Cohen A,et al.Oral apixaban for the treatment of acute venous thromboembolism.N Engl J Med,2013,369 (9):799–808.

[10] Buller HR,Decousus H,Grosso MA,et al.Edoxaban versus warfarin for the treatment of symptomatic venous thromboembolism. N Engl J Med,2013,369(15):1406–1415.

[11] Schulman S,Kakkar AK,Goldhaber SZ,et al.Treatment of acute venous thromboembolism with dabigatran or warfarin and pooled analysis.Circulation,2014,129(7):764–772.

[12] Schulman S,Kearon C,Kakkar AK,et al.Extended use of dabigatran,warfarin,or placebo in venous thromboembolism.N Engl J Med,2013,368(8):709–718.

[13] Buller HR,Cohen AT,Davidson B,et al.Idraparinux versus standard therapy for venous thromboembolic disease.N Engl J Med, 2007,357(11):1094–1104.

[14] Limone BL,Hernandez AV,Michalak D,et al.Timing of recurrent venous thromboembolism early after the index event: a meta-analysis of randomized controlled trials.Thromb Res,2013,132(4):420–426.

[15] Heidbuchel H,Verhamme P,Alings M,et al.European Heart Rhythm Association Practical Guide on the use of new oral anticoagulants in patients with non-valvular atrial fibrillation.Europace,2013,15(5):625–651.

[16] Stangier J,Rathgen K,Stahle H,et al.Influence of renal impairment on the pharmacokinetics and pharmacodynamics of oral dabigatran etexilate:an open-label,parallel-group,single-centre study.Clin Pharmacokinet,2010,49(4):259–268.

第16讲

腔静脉滤器的植入及适应证评价

一、概述

深静脉血栓形成（deep venous thrombosis，DVT），尤其是下肢深静脉血栓为临床常见病，血栓脱落产生肺动脉栓塞（PE）可导致肺动脉主要分支阻塞而危及生命。静脉血栓栓塞患者虽然能顺利度过首次的栓塞事件，但日后发生栓塞综合征及肺动脉高压的风险由此而增加。虽然国内外对静脉血栓栓塞的重视度越来越高，但是 DVT 的发病率却逐年升高，值得肯定的是大部分的肺栓塞是可以得到有效预防的。

下腔静脉滤器（inferior vena cava filter，IVCF）是为预防下腔静脉（IVC）系统及下肢深静脉系统血栓脱落导致肺栓塞（PE）而设计的放置于腔静脉的一种器具。1967 年 Mobin-uddin 伞形滤器（Edwards Life Science）（图 16-1）首次在临床应用，成为第一款在临床及商业上获得成功的滤器，取代了阻断 IVC 的外科手术。该滤器的使用始于 1967 年并在 1973 年得到广泛使用。输送装置的直径约 27F，所以只能通过右侧颈内静脉切开植入，临床应用存在很多并发症，如伤口出血、败血症、滤器移位、IVC 血栓形成、下肢水肿和腹膜后出血，因此 1986 年被禁止使用。但其开创了滤器预防 PE 临床使用的新篇章，引发了一场革命，之后 IVC 滤器的研发不断朝着最大限度地捕获血栓、稳定、无血栓形成、生物相容性好、无腐蚀性、寿命长、小巧、易于植入、植入后不移动、不会导致 IVC 穿孔、非铁磁性可行 MRI 检查、可回收，可经股、颈、前臂静脉入路放置的方向快速发展。滤器的输送装置也越来越精细，损伤轻微，现在外径最小的滤器输送装置仅 6F。

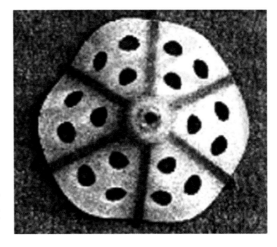

图 16-1　Mobin-uddin 伞形滤器

近 20 年来，下腔静脉滤器在国内外得到了普遍应用，美国每年植入滤器约 3 万 ~4 万个，美国全国医院出院调查（NHDS）组织完成的一项回顾性分析显示下腔静脉滤器的植入量从 1979 年的 2000 例增加到 2012 年的 259 000 例，增加了将近 130 倍，国内虽然缺乏 ICVF 植入量的具体统计数据，但是临床实际工作的使用率却越来越高。一项大型多中心的前瞻性研究显示，目前下腔静脉滤器被过度使用，并且已经成为治疗静脉血栓栓塞的一线疗法。

二、下腔静脉滤器的种类

（一）永久性滤器

1. Kimray–Greenfield 腔静脉滤器（GF）（图 16-2）的滤器为钛质或不锈钢材料制成。输送器直径为 12F（4mm）。滤器为伞形结构，有 6 条腿，每条带有钩脚，释放后固定在静脉壁上，滤器高 45mm，体外最大跨度 30mm。由于材料的特性使之强度更高、无磁性、耐腐蚀，长期通畅率与之前相似，为 97.8%。1973 年面世，是早期临床上得到广泛使用的滤器。早期产品输送装置的外径为 24F，可通过颈静脉或股静脉切开后植入 IVC。其优势在于使得滤器的 80% 都充满血栓后，IVC 血流有效的横断面直径仅减少 64%。GF20 年的使用经验表明，再发 PE 的总体发生率为 4.9%，IVC 长期通畅率高达 96%，GF 滤器现已停产，因其临床效果很好，导致后来出现的腔静脉滤器都以 GF 为基准。

经皮 Greenfield 滤器（PSGF）于 1995 年获得美国食品和药物管理局（FDA）批准，是一种可通过 12F 导鞘植入的不锈钢滤器。此款滤器解决了前两款滤器支脚引起的穿孔和滤器展开问题，适合放置的 IVC 最大直径均为 28mm。在植入过程中需使用导丝以确保中心定位效果，避免倾斜。滤器的倒钩也得到了改善，以防止滤器移位。

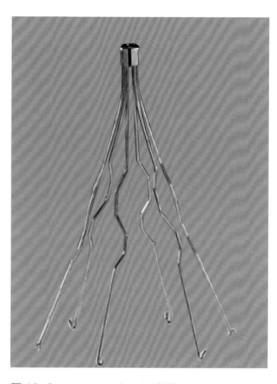

美国 BSC 的 Med-Tech 系列产品。目前市售

图 16-2　Greenfield（GF）滤器

滤器适合经右股静脉或颈静脉放置，经左股静脉安放易出现偏斜。临床上可以见到滤器释放当时位置较正无明显偏斜，而经过一段时间复查时出现偏斜现象。在特殊情况下，该滤器用来放置在肾静脉开口上方的安全性仍较高。

2. 鸟巢滤器（Bird's Nest）　鸟巢滤器（图 16-3）是一款专为经皮穿刺设计的滤器，1982 年面世，输送器外径是 14F，适合放置的 IVC 最大直径可达 42mm。滤器由直径 0.18mm，长 25cm 的不锈钢丝组成，滤器两端由 "V" 形支架钩脚构成，支架钢丝直径 0.46mm。可经颈或经股静脉放置。由于支架钩脚跨度较大，适用于下腔静脉扩大的病例，推荐最大下腔静脉直径为 40mm。释放时需要较长的下腔静脉空间，应不小于 10cm。身材矮小、下腔静脉较短或肾静脉开口较低的病例不适合使用鸟巢式滤器。据报道，该滤器植入后 IVC 血栓形成发生率 2.9%~17.0%，复发性 PE 发生率为 1%~7%。Günther-Tulip 滤器于 1992 年在欧洲推出，并于 2000 年在美国获准作为永久滤器使用，到 2003 年底获准作为可回收滤器，获准的依据是临床上已经成功回收了放置 2~20d 的 Günther-Tulip 滤器，使用该滤器的适应证没有改变，而回收滤器的适应证为 "患者不再需要静脉滤器"。

3. 西蒙斯镍钛滤器（SNF）　西蒙斯镍钛滤器（图 16-4）是一种温度记忆合金滤器。1990 年获得美国 FDA 认证。滤器在凉水中（4~10℃）处于直线状态。体温条件下能很快形成滤器的形态。形成有效滤器形态后，其高度 3.8cm。由两层滤过装置组成，上层呈圆顶形，下层为伞形。直径为 28mm。伞形由 6 条腿组成，有钩脚固定在下腔静脉壁上。SNF 滤器输送系统的管径为 9F（φ3mm）。

4. Trap-Ease 腔静脉滤器　Trap-Ease 腔静脉滤器（图 16-5）由 Cordis 公司生产，1999 年 7 月在欧洲上市，2000 年 7 月在美国上市，可经颈静脉、股静脉放置，腔静脉直径 30mm 以内。滤器周围均有倒钩，可铆钉在腔静脉壁内防止移位，上下左右对称设计，可保证放置时位于腔静脉中心，以最大限度地捕获栓子。输送装置外径 6F。

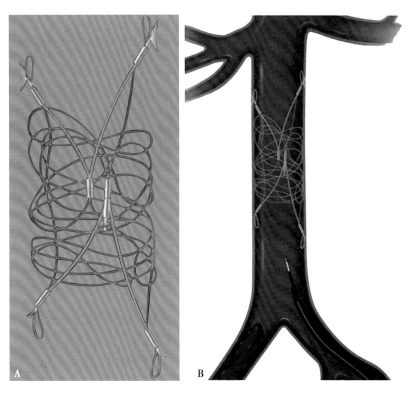

图 16-3　鸟巢式滤器（Bird's Nest）及植入示意图

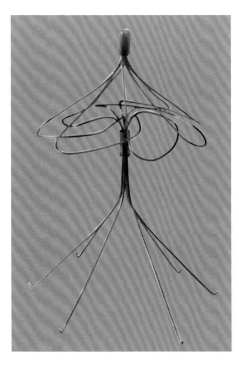

图 16-4　西蒙斯镍钛滤器（SNF）

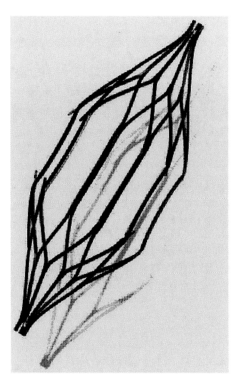

图 16-5　Trap-Ease 腔静脉滤器

还有德国贝朗的 Vena Tech–LGM 滤器（图 16-6），也是常用的永久性滤器之一，其栓子捕获能力及放置方法与其他滤器大致相同。

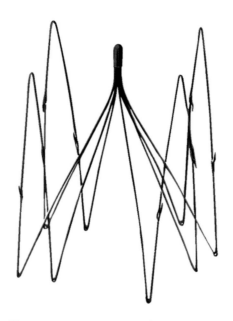

图 16-6　Vena Tech–LGM 滤器

（二）非永久性滤器

滤器的长期放置会导致一些并发症，所以近些年很多公司探讨一种以替代永久性滤器为目标的新产品。这些产品主要包括：可选择滤器（又叫可回收滤器，可回收，亦可长久放置），临时滤器及可降解滤器。

1. 可回收滤器

（1）Günther–Tulip 滤器（图 16-7A）：由 cook 公司研制。由非铁磁性材料制成，它可以用于直径达 30mm 的 IVC，可经 8F 的导引系统植入，在股静脉和颈静脉入路的植入方法不同。滤器回收时使用的是直径为 11F 的导鞘，建议回收的时间为 2 周，但滤器最多可在 4 周后取出。在滤器回收前应进行腔静脉造影检查以评估捕获的血栓量，如果圆锥内捕捉的血栓量 >25%，则属于回收相对禁忌证。新一代的 Günther–Tulip 滤器是 Celect 滤器（图 16-7B）。Celect 滤器可以通过 7F 颈静脉或 8.5F 股静脉输送系统植入。经过改良固定方式后，Celect 滤器即使长时间放置后也很容易回收。

（2）OptEase 滤器（图 16-8）：由 Cordis 公司出品。在设计上与 Trap–Ease 滤器相似，但有两个重要的不同点：第一，Opt–Ease 滤器是单向的，其头部有固定倒钩，倒钩指向头端，而尾部没有倒钩。第二，钩状附属物位于尾部顶点，便于圈套器从股静脉回收滤器。其适合的 IVC 最大直径为 30mm，因可以回收，故为可回收滤器。

（3）G2 滤器（图 16-9）：其前身是 bard 医疗的 Recovery 镍钛滤器，也即 Simon 滤器，这款滤器 2008 年被美国 FDA 批准作为永久滤器使用，现已获得 FDA 批准作为可回收滤器使用。

（4）AegisyTM 滤器（图 2-4-10）：是一款国产滤器，它可以作为永久、可回收或临时滤器使用，采用非对称的灯笼结构，远端有回收钩，回收钩内嵌螺纹，当滤器作为临时使用时，用鹅颈抓捕器抓套此钩，2 周内将滤器收入 10~12F 回收鞘内。该滤器由 6F 输送鞘、导引鞘、输送钢缆和鞘芯组成，输送钢缆与滤器由螺纹连接，是一款可控制释放的输送器。现已在临床广泛应用。该滤器最大特点，创伤小，

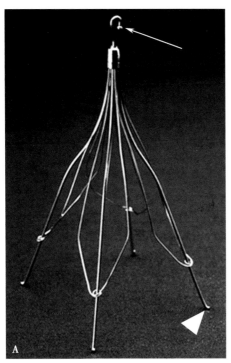
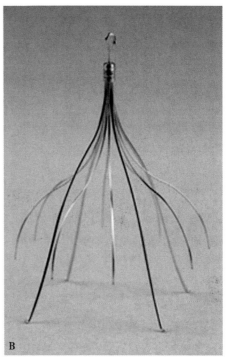

图 16-7　Günther-Tulip 滤器及 Celect 滤器
A. Günther-Tulip 滤器，顶端有回收钩（长箭），底端倒钩（三角箭）可固定于腔静脉壁；
B. Celect 滤器，为 Tulip 滤器改进后

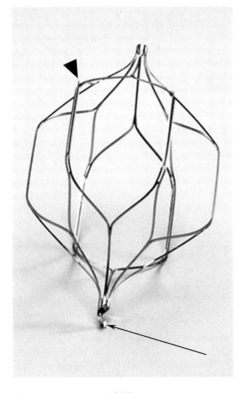

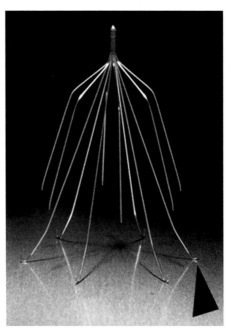

图 16-8　OptEase 滤器
顶端有回收钩（长箭），倒钩（三角箭）
位于底端，可固定于腔静脉壁

图 16-9　G2 滤器，底端可见倒钩（三角箭）

输送鞘仅 6F，定位准，因可控释放不会出现跳动，适合的 IVC 最大直径为 30 mm，IVC 通畅率高。目前在国内市场占用率极高。

可选择滤器在设计上既有使滤器固定在腔静脉壁上的倒钩，同时在滤器顶部带有小钩可通过鹅颈或圈套器抓捕器取出，其可以作为永久滤器置放体内，又可以在血栓脱落危险性解除时从体内取出。

缺点：作为可回收滤器，其置放体内的时间窗较短，以国内的 Aegisy 滤器（图 16-10）为例，在体内置放时间为 12~14d。时间越久，可取出的可能性越小，主要是由于滤器内皮化及滤器支脚与血管壁黏合而不易取出，被迫转为永久性滤器。取出需要专门的取出装置，增加医疗费用。

2. 临时滤器　主要为 LGT Tempofilter Ⅱ 滤器（图 16-11），经颈静脉入路植入，临时滤器连线的外侧端连接皮下固定锚，连线与皮下固定锚体相连。鞘管直径为 6F（2mm），该滤器可在体内保留 6 周后取出体外；回收滤器时，需切开皮肤暴露皮下锚体，将锚体取出并牵拉连线导管，直至将滤器拔出体外。Tempofilter Ⅱ 临时滤器仅适用于下腔静脉直径 ≤ 28mm 的病例。

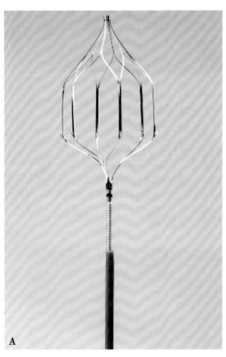
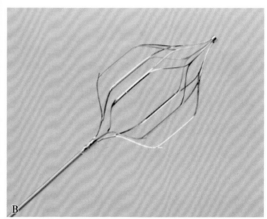

图 16-10　Aegisy™ 滤器，可回收，亦可永久放置

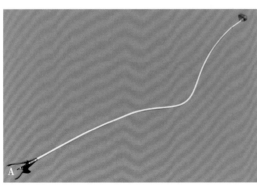
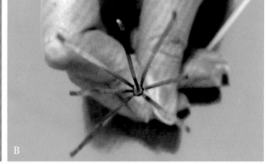

图 16-11　LGT Tempofilter Ⅱ 滤器，临时滤器

三、腔静脉滤器植入指征

腔静脉滤器是预防致死性肺栓塞有效的方法之一，但是滤器的长期放置会引起一系列并发症，包括滤器移位、腔静脉穿孔、腔静脉及下肢静脉血栓形成、血管闭塞、再发肺栓塞等，其中腔静脉及下肢静脉血栓形成更为多见，所以滤器的植入引起临床较大争议。2011年，中华医学会放射学分会介入学组参照国外介入放射学会制定遵循的指征，结合国内情况达成 IVC 滤器植入术规范专家共识，其中滤器植入术适应证包括绝对适应证、相对适应证和禁忌证。2012年中华医学会外科学分会血管外科学组也制定了《深静脉血栓形成的诊断和治疗指南（第2版）》，对滤器的植入指征做了进一步的要求。美国的胸科医师学会、心脏病学会、介入放射学会等均对滤器的植入提出了指南。其原则上的内容大概是一致的。本文根据各个协会的指南，特总结如下。

（一）下腔静脉滤器植入绝对适应证

1. 已经发生肺动脉栓塞或下腔静脉，髂、股、腘静脉血栓形成的患者有下列情况之一者：①存在抗凝治疗禁忌证者；②在抗凝治疗过程中发生出血等并发症者；③经充分抗凝治疗后仍复发肺动脉栓塞和各种原因不能达到充分抗凝者。
2. 肺动脉栓塞，同时存在下肢深静脉血栓形成者。
3. 髂、股静脉或下腔静脉有游离血栓或大量血栓。
4. 诊断为易栓症且反复发生肺动脉栓塞者。
5. 急性下肢深静脉血栓形成，欲行导管溶栓或血栓清除者。

（二）下腔静脉滤器植入相对适应证

1. 严重创伤，伴有或可能发生下肢深静脉血栓形成。包括：①闭合性颅脑损伤；②脊髓损伤；③下肢多发性长骨骨折。
2. 临界性心肺功能储备伴有下肢深静脉血栓形成。
3. 慢性肺动脉高压伴高凝状态。
4. 高危因素患者，如肢体长期制动、重症监护患者。
5. 高龄、长期卧床伴高凝状态。

相对适应证为预防性放置，必须慎重，最好植入临时滤器或可回收滤器，在肺栓塞危险解除后及时取出，以避免可能发生的长期并发症。

（三）下腔静脉滤器植入禁忌证

1. 绝对禁忌证　慢性下腔静脉血栓，下腔静脉重度狭窄。
2. 相对禁忌证　①严重大面积肺动脉栓塞，病情凶险，已生命垂危者；②伴有菌血症或毒血症者；③未成年人；④下腔静脉直径大于或等于备用滤器的最大直径者。

四、永久下腔静脉滤器植入及并发症

（一）下腔静脉滤器植入注意事项

滤器的植入一定注意把握指征，特别是永久滤器。下肢深静脉的血栓是否脱落，何时脱落是不确定事件，所以如果没有必须放置的理由应避免放置，放置时应注意以下几点（图 16-12）。

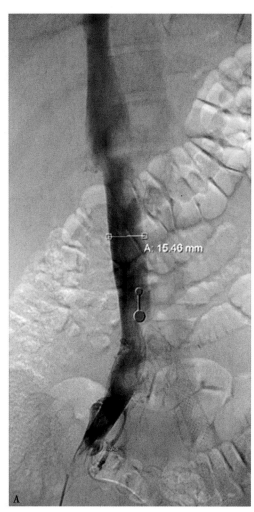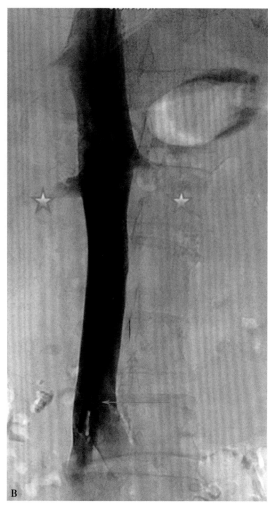

图 16-12 下腔静脉滤器植入（引自 J.J. Harvey*,J.Hopkins,I.J.McCafferty,et,al Inferior vena cava filters:What radiologists need to know,Clinical Radiology 68(2013)721-732）

A. 下腔静脉造影，测量腔静脉直径，选择合适滤器；B. 经颈静脉滤器植入术，下腔静脉造影，观察肾静脉，选择放置位置，一般应位于肾静脉以下（星），远端位于髂静脉分叉上方（箭）

1. 入路选择 首先确认下肢静脉血栓的位置，双侧的股静脉和髂静脉有无血栓，有血栓侧不能作为滤器植入入路。对于股静脉有血栓的患者滤器植入可经颈静脉或经对侧股静脉植入。其次确认要放置的滤器类型，根据滤器类型及血栓形成的位置综合判断手术入路。

2. 下腔静脉造影 一般采用猪尾导管进行造影，流率 10~12ml/s，总量 20~25ml，采用含碘量 320 以上对比剂。

3. 根据造影结果观察双侧肾静脉位置 观察不清的可采取选择性肾静脉造影，滤器的植入一般要求要放置在肾静脉以下，除非有的患者下腔静脉内有血栓，可考虑在肾静脉上方放置滤器（此时最好放置临时滤器或可取出滤器）。

4. 植入操作 定位一定要准确，放置时应注意避免滤器倾斜。

5. 造影复查 复查滤器的形态及位置。

（二）永久性滤器植入并发症

下肢静脉血栓形成的患者生存期较长，所以滤器的长久放置会出现较多并发症，常见的并发症如下。

1. 滤器位置不当　滤器未释放时与释放后长度不一，部分滤器会短缩，释放时定位不准确，均会导致滤器位置不当，或放置时位置不正，有效滤过效应减低。可采用抓捕器取出后重新放置。

2. 滤器内血栓形成（图 16-13，图 16-14）　滤器植入后抗凝不充分可导致滤器内血栓形成甚至阻塞下腔静脉，引起腹腔静脉侧支形成甚至腹水、下肢水肿等症状。

3. 下腔静脉闭塞（图 16-13，图 16-14）　大部分由于滤器内血栓形成所致。

4. 下腔静脉穿孔（图 16-15）　为使滤器不易移位，一般在滤器周围都有倒钩，放置时挂到下腔静脉壁上，使滤器位置相对固定。在滤器直径选择不当时，长期放置后倒钩可导致下腔静脉穿孔，甚至破裂出血。

5. 滤器移位（图 16-16~ 图 16-18）　滤器直径选择不当或下腔静脉过宽，滤器植入后向上移位，甚至可进入右心房引起严重的症状。

6. 滤器断裂、栓塞（图 16-19，图 16-20）　滤器长期放置后解体或部分钢丝断裂可导致异物栓塞，甚至右心房室、肺动脉穿孔等。

7. 复发肺栓塞　滤器位置不正可导致血栓防护能力下降，小的栓子可通过滤器中间的孔洞引起肺栓塞。滤器血栓形成也可能是导致复发肺栓塞的原因之一。一般都是较小的栓子，大的血栓较少。

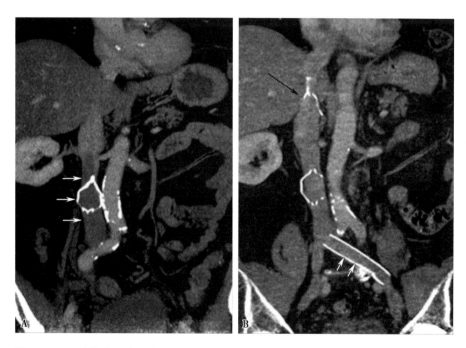

图 16-13　滤器内血栓形成

A. 下腔静脉滤器植入术后，滤器内及腔静脉内血栓形成（白箭）；B. 滤器上方又植入临时滤器（黑箭），左侧髂静脉支架植入术后（白箭）

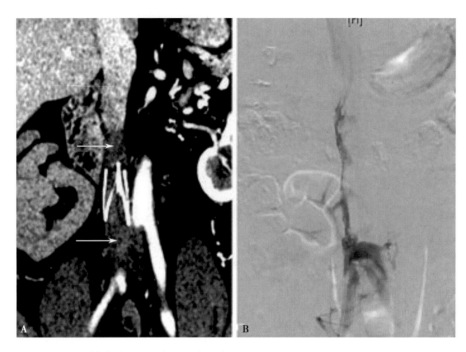

图 16-14　腔静脉滤器植入术后血栓形成

A. CT 示腔静脉滤器植入术后血栓形成；B.腔静脉造影示下腔静脉充盈缺损影，腔静脉明显狭窄近闭塞

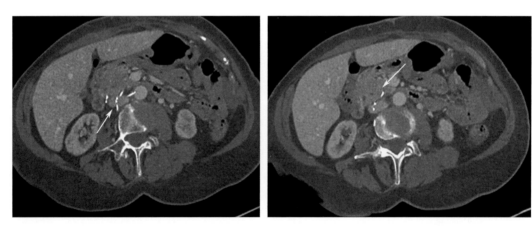

图 16-15　下腔静脉穿孔

CT 横断图示滤器脚穿透腔静脉，周围未见明显血肿（箭）

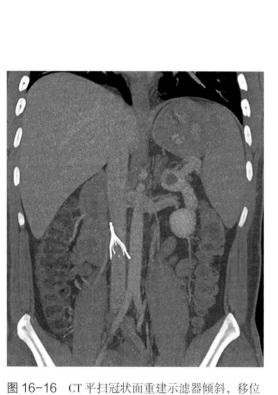

图 16-16 CT 平扫冠状面重建示滤器倾斜，移位

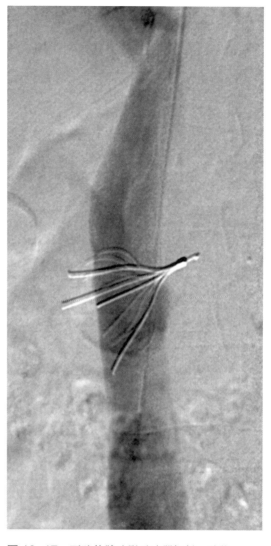

图 16-17 下腔静脉造影示滤器倾斜，移位

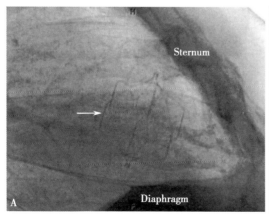

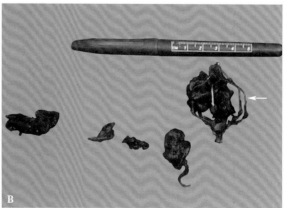

图 16-18 滤器移位

A. 滤器移位整体脱落入肺动脉内（箭）；B. 手术取出

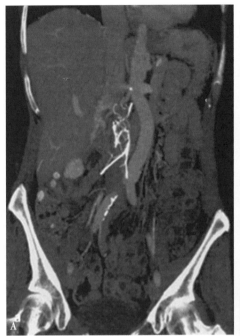

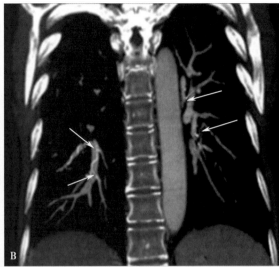

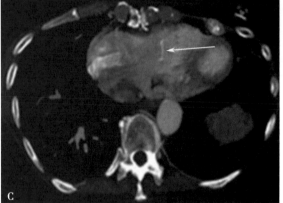

图 16-19　滤器脱落

A. CT 示腔静脉内鸟巢滤器部分解体；B.部分金属线段脱落入肺动脉内；C.右室内亦可见脱落的金属线段

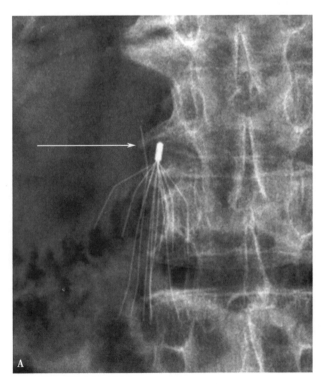

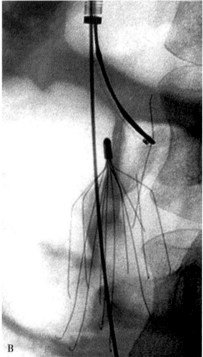

图 16-20　G2 滤器植入后钢丝脱落

A.平片显示脱落金属线；B.用鹅颈抓捕器取出脱落金属线

五、可回收滤器植入及取出

（一）可回收滤器的植入

可回收滤器植入的放置与永久滤器植入方法相同，在此不赘述。

（二）可回收滤器取出步骤（图 16-21）

1. 根据滤器种类选择入路。
2. 下腔静脉造影确定滤器位置及形态。
3. 鹅颈抓捕器或圈套器套入滤器顶部倒钩。
4. 缓慢回收至回收鞘内。
5. 复查下腔静脉造影，除外活动性出血。

临时滤器的取出相对简单，因为本身带线锚定于皮下，不需要时用小切口分别游离锚索等，将锚索、留置管和滤器一起取出即可，最长放置时间可达 6 周。

（三）可回收滤器取出注意事项

1. 滤器取出适应证
（1）需为临时滤器或可取出滤器。
（2）滤器植入后时间未超过说明书所规定的期限。
（3）造影证实腘、股、髂静脉及下腔静脉内无游离漂浮的血栓和新鲜血栓或经治疗后上述血管内血栓消失。
（4）预防性植入滤器后，经过其他治疗已不再需要滤器保护的患者。

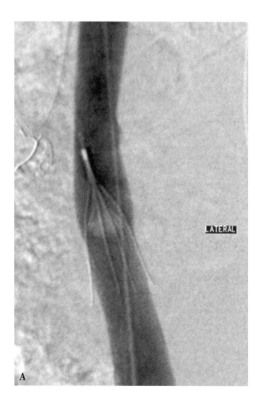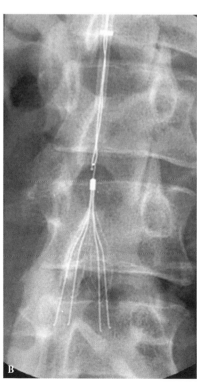

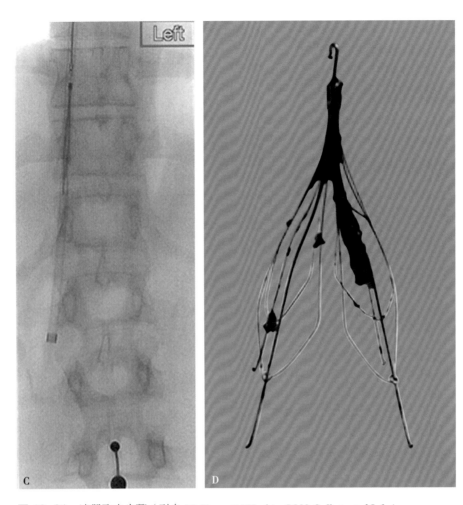

图16-21　滤器取出步骤（引自 J.J. Harvey*,J.Hopkins,I.J.McCafferty,et,al Inferior vena cava filters:What radiologists need to know,Clinical Radiology 68(2013)721-732）

A.下腔静脉造影明确滤器位置；B.经鞘管进入圈套器套入顶端倒钩；C.缓慢推送套管使滤器进入套管中；D.滤器取出后

2. 滤器取出禁忌证

（1）永久性滤器植入后。

（2）可取出滤器植入时间已超过说明书所规定的期限。

（3）造影证实腘、股、髂静脉和下腔静脉内仍有漂浮游离的血栓或较多新鲜血栓。

（4）已有肺动脉栓塞或肺动脉栓塞高危患者。

滤器的取出任何时候均不可强力拉出，以防损伤下腔静脉。

六、小结

1. 对于大多数 VTE 患者来说，不需要常规植入 IVCF。

2. 永久滤器植入可以减少肺栓塞发生率，而深静脉血栓形成概率升高，远期并发症增多。

3. 永久滤器更适于高龄、有明确引起 VTE 的原发病（如易栓症、免疫病等引起血液高凝的疾病），同时这些原发病短期难以解除、长期抗凝禁忌（如血友病等）以及患有肿瘤性疾病预期生存时间较短的 VTE 患者。

4. 对于幼儿及预期生存期较长的患者尽量不使用 IVCF，必须使用时尽量使用可回收滤器或临时滤器。

5. 下腔静脉滤器植入仅仅是降低 DVT 患者 PE 的风险，而不是完全消除。在考虑行滤器植入时，要对滤器植入后的风险及收益进行综合评估。

（马展鸿）

第 17 讲

肺动脉高压的临床分型与诊断

肺动脉高压（pulmonary hypertension，PH）是由多种原因导致的以肺血管阻力持续性增高为特征的临床综合征，随病情的发展，常会引起右心衰竭和死亡。近年来，在肺动脉高压的发病机制上取得了明显的进展，对肺动脉高压的发病机制逐渐明确，肺动脉高压的内科靶向治疗使患者的生活质量明显提高，患者的寿命进一步延长。本讲就肺动脉高压的分类、发病机制以及如何诊断进行重点介绍。

一、定义及分类

在海平面静息状态下右心导管测量的肺动脉平均压（mPAP）≥ 25mmHg 称为肺动脉高压。右心导管检查为测定肺动脉压力的参比指标（"金标准"），是临床诊断肺动脉高压的确诊依据。根据 mPAP 的数值可将肺动脉高压大致分为轻度：mPAP 为 26~35mmHg；中度：mPAP 为 36~45mmHg；重度：mPAP>45mmHg。在 WHO 第一次肺动脉高压会议上，将肺动脉高压分为继发性肺动脉高压和原发性肺动脉高压，而在 1998 年 WHO 第二次肺动脉高压会议上，对肺动脉高压进行了详细的分类，主要分为动脉性肺动脉高压、左心疾病相关性肺动脉高压、肺部疾病和低氧相关性肺动脉高压、慢性血栓栓塞性肺动脉高压以及其他未明机制的肺动脉高压 5 大类。其分类的主要依据为相似的临床表现和病理学特征、血流动力学特点和治疗策略。此后，肺动脉高压一直沿用这种分类方法，只是随着对某些类型的肺动脉高压的发病机制的不断认识，在其中有一些调整。2015 年 ESC/ERS 对于肺动脉高压的命名和分类，见表 17-1。

表 17-1　肺动脉高压的命名和临床分类

1. 动脉性肺动脉高压（pulmonary arterial hypertension）
1.1 特发性肺动脉高压（idiopathic pulmonary arterial hypertension，IPAH）
1.2 遗传性肺动脉高压（heritable pulmonary arterial hypertension，HPAH）
1.2.1 BMPR2 突变
1.2.2 其他突变
1.3 药物和毒物相关
1.4 相关因素所致肺动脉高压
1.4.1 结缔组织病
1.4.2 HIV 感染
1.4.3 门静脉高压
1.4.4 先天性心脏病

1.4.5 血吸虫病

1' 肺静脉闭塞性疾病和（或）肺毛细血管瘤样增生症

　1'.1 特发性

　1'.2 家族性

　　1'.2.1 EIF2AK4 突变

　　1'.2.2 其他突变

　1'.3 药物、毒物和放射相关

　1'.4 相关因素所致肺动脉高压

　　1'.4.1 结缔组织病

　　1'.4.2 HIV 感染

1'' 新生儿持续性肺动脉高压

2. 左心疾病相关的肺动脉高压

　2.1 左室收缩功能不全

　2.2 左室舒张功能不全

　2.3 瓣膜疾病

　2.4 先天/获得流入、流出道的梗阻和先天性心肌病

　2.5 先天/获得肺静脉狭窄

3. 肺部疾病和（或）低氧相关的肺动脉高压

　3.1 慢性阻塞性肺疾病

　3.2 间质性肺疾病

　3.3 其他可以引起限制和阻塞的肺部疾病

　3.4 睡眠呼吸障碍

　3.5 肺泡低通气

　3.6 慢性高原病

　3.7 其他进展性肺部疾病

4. 慢性血栓或其他肺动脉阻塞性肺动脉高压

　4.1 慢性血栓栓塞性肺动脉高压

　4.2 其他肺动脉阻塞

　　4.2.1 肺动脉恶性内皮瘤

　　4.2.2 其他肺动脉腔内肿瘤

　　4.2.3 动脉炎

　　4.2.4 先天性肺动脉狭窄

　　4.2.5 包虫病

5. 原因不明和（或）混杂因素所致肺动脉高压

　5.1 血液系统疾病：慢性溶血性贫血、骨髓增殖型疾病、脾切除术后

　5.2 系统性疾病：结节病、肺朗格汉斯组织细胞增多症、淋巴管平滑肌瘤病

　5.3 代谢性疾病：糖元贮积病、高雪症、甲状腺疾病

　5.4 其他：肺部肿瘤血栓微血管病变、纤维素性纵隔炎、慢性肾功能衰竭（透析/未透析）、节段性肺动脉高压

第一大类，即动脉性肺动脉高压（pulmonary arterial hypertension，PAH）是指病变直接累及肺动脉并引起肺动脉结构和功能异常的肺动脉高压。PAH 除了要满足上述肺动脉高压的诊断标准之外，尚需包括肺小动脉嵌顿压（PAWP）≤ 15mmHg，肺血管阻力（PVR）>3Wood units（1Wood Unit=80dyn.s.cm^{-5}）。正常的 mPAP 为 14±3mmHg，其正常上限为 20mmHg，mPAP 在 21~24mmHg 的临床意义尚不清楚，但这些患者尤其是在有一些危险因素并存的情况下（合并结缔组织疾病、家族成员中有肺动脉高压）需要密切随访，以期早期发现肺动脉高压，早期进行治疗。在动脉性肺动脉高压中，其中的一型为特发性肺动脉高压（idiopathic PAH），是指原因不明的 PAH，过去被称为原发性肺动脉高压（PPH），其预后差，也是临床特别关注的一类少见病。

2015 年在欧洲心脏协会与欧洲呼吸学会（ESC/ERS）联合发布的肺动脉高压诊断与治疗指南中，对于药物所致的肺动脉高压进行了进一步的明确，将可导致肺动脉高压的药物分为 3 类，一类是明确可导致肺动脉高压的药物，如食欲抑制剂芬氟拉明、右芬氟拉明、阿米雷司，还有选择性 5- 羟色胺再摄取抑制剂，发现母亲服药可增加新生儿患持续性肺动脉高压的风险。另一类是很可能导致肺动脉高压的药物，是指单中心病例对照研究或多个病例系列分析显示停止暴露后临床表现及血流动力学有改善的因素，如安非他明、达沙替尼、左旋色氨酸和脱氧麻黄碱等。第三类为有可能导致肺动脉高压的药物，是指跟前两类因素中药物作用机制类似，但尚无相关研究的药物，其相关性还不明确，如可卡因，苯丙醇胺，圣约翰草，安非他明类似物，干扰素 α、β 以及部分化疗药物如烷化剂（丝裂霉素 C、环磷酰胺）等。过去几年来，一些新的药物被证明可能导致肺动脉高压，大多都来自注册登记研究。这对我们有一定的提示作用，如对于一个不明原因的肺动脉高压患者应该仔细询问患者的用药史，且应该强调向药物管理部门报告所用药物的副作用；另外，进行国内或国际多中心注册登记研究有着较为明显的优势，可以从中发现一些潜在的危险因素。

在 PAH 的各类中，有个 1' 项，即肺静脉闭塞病或肺毛细血管瘤病（PVOD/PCH）。此类疾病与 PAH 有明显的不同之处，如患者存在显著的肺间质改变，听诊肺部可有爆裂音，CT 显示磨玻璃改变、小叶间隔增厚等，肺功能弥散量明显降低；另外，与 PAH 的治疗反应不同，表现为对常用的肺动脉高压靶向治疗药物非但无效，反而会加重肺水肿而导致病情恶化。但是，该病又不能和 PAH 截然分开，其与 PAH 的肺小动脉病理改变相似，均会出现内膜纤维化、中层肥厚等，而且临床特点相似，常难以鉴别，因而 PVOD/PCH 常被误诊为 IPAH。随着对该病的认识不断深入，2015 年 ESC/ERS 指南又将改变进一步分为特发性、可遗传性、药物、毒物或放射导致的以及疾病相关性（如结缔组织病或 HIV 感染相关）等。

对于先天性心脏病相关肺动脉高压，在 2015ESC/ERS 肺动脉高压诊治指南中又进一步分为了 4 种类型。

1. 艾森曼格综合征　包括所有心内和心外大缺损，初始表现为体—肺分流，逐渐进展为肺循环阻力严重升高并表现为逆向（肺—体）或双向分流；常表现为发绀、继发性红细胞增多和多器官受累。

2. 持续性体—肺分流所致 PAH　包括中—大缺损; 肺血管阻力轻—中度升高，体—肺分流持续存在，但静息状态下发绀不明显。此种先天性心脏病部分患者可通过手术纠正，但有部分患者已经存在有肺动脉病，无法通过手术纠正。对此类患者拟行手术前需要进行血流动力学评估。

3. PAH 合并小的同时存在的缺损　表现为肺血管阻力明显升高同时合并小的心脏缺损（通常超声评估缺损直径：室间隔缺损 <1cm、房间隔缺损 <2cm），缺损本身并不是导致肺血管阻力升高的原因；其临床表现与特发性动脉性肺动脉高压相似。修复缺损是禁忌证。

4. 缺损修复后的 PAH　先天性心脏病纠正后，在术后立即出现或术后几个月至几年内逐渐出现 PAH，无明显术后血流动力学损伤。

根据导管测得的血流动力学参数，如肺动脉压、PAWP、PVR以及计算的舒张压力梯度（DPG，DPG=肺动脉舒张压−平均PAWP），可进行肺动脉高压的血流动力学分类，表17-2给出了血流动力学分类及其相应的临床分类对应关系。

表17-2　肺动脉高压的血流动力学分类

定义	标准	临床类型
肺动脉高压	PAPm ≥ 25mmHg	所有类型
毛细血管前肺动脉高压	PAPm ≥ 25mmHg	1. 动脉性肺动脉高压
	PAWP ≤ 15mmHg	3. 肺部疾病所致肺动脉高压
		4. 慢性血栓栓塞性肺动脉高压
		5. 未明和（或）多因素所致肺动脉高压
毛细血管后肺动脉高压	PAPm ≥ 25mmHg	2. 左心疾病所致肺动脉高压
	PAWP>15mmHg	5. 未明和（或）多因素所致肺动脉高压
单纯毛细血管后性肺动脉高压（Ipc-PH）	DPG<7mmHg 和（或）PVR ≤ 3WU	
毛细血管前−后混合性肺动脉高压（Cpc-PH）	DPG ≥ 7mmHg 和（或）PVR>3WU	

二、临床表现

（一）症状

肺动脉高压无特异性的症状，大多数以疲乏和活动后呼吸困难为首发症状，通常不会引起足够的重视，所以肺动脉高压的诊断常被延误。其他的表现包括劳力性胸痛，为右心室缺血所致；头晕或晕厥、乏力，水肿的出现则往往表明存在严重的右心功能不全；雷诺现象的发生率在10%左右，几乎均发生在女性患者，此症状的出现提示预后不良；也可发生声音嘶哑，是由于增大的肺动脉压迫喉返神经引起（Ortner's综合征）；个别患者出现咯血。

患者除了有肺动脉高压的相关症状外，还可能存在基础疾病的相关症状，如先天性心脏病患者可能自幼心脏有杂音，易并发感冒，存在差异性发绀、蹲踞现象等；结缔组织病患者可能存在皮肤、黏膜、关节、骨骼等异常；血栓栓塞性疾病患者可能存在静脉血栓的相关表现；呼吸系统疾病的患者有职业史、慢性咳、痰、喘等病史。对于肺动脉高压的患者需要询问患者相关的病史，对临床判断肺动脉高压的病因会提供非常大的帮助。

（二）体格检查

肺动脉高压的体征均与肺动脉压力的高低和右心室负荷大小有关。最常见的体征是肺动脉瓣区第二心音（P_2）亢进和右心室第四心音奔马律。有严重右心室肥厚的患者可沿胸骨左缘触及抬举性搏动，在胸骨左侧第二肋间区，即肺动脉流出道的前方可触及膨出。可见颈静脉搏动。当发生右心室功能失代偿和右心衰竭时，静脉压力升高，肺动脉瓣膜环或右室流出道扩张，可沿胸骨左缘的上方听到一个柔和低调的收缩期杂音，即肺动脉瓣反流的格雷厄姆·斯蒂尔杂音（Graham-Steell murmur）。

另外，也需要注意其他疾病体征的检查，如有无肝掌、蜘蛛痣、杵状指（趾）、鼻出血等以及皮肤、关节、黏膜、骨骼的异常，还需要注意外周动脉与肺野区血管有无杂音等。这些对肺动脉高压的病因判断也能提供诊断线索。

三、辅助检查

对肺动脉高压患者进行辅助检查的目的是为了排除肺动脉高压的继发性因素并判断疾病的严重程度。在临床上应该注意肺动脉高压的早期筛查，如果能够早期诊断并早期治疗，可以明显延长患者的生存期，提高患者的生活质量。

1. 血液检查　血液检查对肺动脉高压的诊断不是十分有用，但能帮助明确某些肺动脉高压的病因。血液学检查应包括肝功能试验和 HIV 抗体检测及血清学检查，以除外肝硬化、HIV 感染和隐匿的结缔组织病。特发性肺动脉高压患者中 40% 表现有血清学异常，通常为抗核抗体阳性，但滴定度低，没有特异性。CETPH 患者应做血管形成倾向筛查，包括抗磷脂抗体、抗心磷脂抗体和狼疮抗凝物。肺动脉高压患者的 NT-proBNP 可能会升高，是肺动脉高压的独立风险预测指标，在疾病诊断及后期随访时应常规进行检测。

2. 动脉血气分析　几乎所有患者均存在呼吸性碱中毒，由于通气 / 灌注不匹配可使多数患者有轻到中度低氧血症，而重度低氧血症多与心排血量明显下降、合并肺动脉血栓（包括多发性肺细小动脉原位血栓形成）或卵圆孔开放导致心内右向左分流有关。

3. 胸部 X 线检查　对于排除肺动脉高压的病因，如肺实质性病变或左心病变很有帮助，并可提示肺动脉高压，但不能准确反映肺动脉高压的程度。提示肺动脉高压的 X 线征象有：①右下肺动脉横径增宽，≥ 15mm；②肺动脉段突出，≥ 3mm；③肺门动脉扩张与外围纹理纤细形成鲜明的对比；④右心房、右心室扩大；⑤心胸比例增大。

4. 心电图检查　心电图（ECG）可提供 PH 的诊断证据，但不能直接反映肺动脉压升高。ECG 的敏感性较低，正常 ECG 并不能排除 PH，但特异性较高，异常 ECG 更多见于严重的 PH 患者。肺动脉高压的 ECG 表现有"肺性 P 波"、电轴右偏及顺钟向转位、右束支传导阻滞等。疾病晚期可见室上性心律失常，房扑多见、房颤可见，5 年累积发病率为 25%。房性心律失常影响心排血量，可加重临床症状。室性心律失常少见。

5. 心脏超声检查　对于疑诊肺动脉高压的病例，经胸超声心动图为最主要的筛查工具。经胸超声除了可以提示是否存在肺动脉高压外，还可帮助除外先天性心脏病和引起肺动脉高压的毛细血管后原因，如二尖瓣病变或左心室功能障碍。根据超声心动图提示的三尖瓣反流峰速和其他肺动脉高压征象可以将患者分为低度、中度和高度可能性的肺动脉高压（表 17-3、表 17-4）。超声心动图并不能确诊肺动脉高压，依据超声心动图判断肺动脉高压的可能性后，需要为有症状表现的患者制定进一步的检查方法（表 17-3）。

表 17-3　超声心动图评估肺动脉高压的可能性

三尖瓣反流峰速（m/s）	其他的肺动脉高压征象	肺动脉高压可能性
≤ 2.8 或者不能测量到	没有	低度可能
≤ 2.8 或者不能测量到	有	中度可能
2.9~3.4	没有	
2.9~3.4	有	高度可能
>3.4	不需要	

表 17-4 其他肺动脉高压征象

心室征象	肺动脉征象	下腔静脉和右心房征象
右心室/左心室基底内径 >1.0	右心室流出道加速时间 <105ms，伴或不伴收缩中期切迹	下腔静脉直径 >21mm，伴吸气相下腔静脉塌陷（吸气时 <50% 或屏气时 <20%）
室间隔平直（左心室偏心指数 >1.1）	舒张早期肺动脉反流速度 >2.2m/s	收缩末期右心房面积 >18cm^2
	肺动脉直径 >25mm	

6. 肺功能检查　可以用来除外潜在的肺实质或气道病变。PAH 患者通常有与疾病严重程度相关的轻到中度的肺容量减少，表现为第一秒用力肺活量（FEV_1）和用力肺活量（FVC）的降低或一氧化碳弥散量（DLCO）下降。弥散量低于预计值的 45%~55% 往往预示着肺动脉高压的预后不良。低 DLCO 可鉴别 PVOD、硬皮病及肺实质所引起的 PH。肺容量测定可以显示残气量增加以及外周气道阻塞，但与肺动脉高压的严重程度无相关性。

慢性阻塞性肺疾病可导致引起低氧性肺动脉高压，表现为不可逆气流受限、肺残气量增加、DLCO 下降。间质性肺病患者表现为肺容量下降伴一氧化碳弥散量下降。

7. 肺通气/灌注扫描　肺通气/灌注扫描（V/Q）是用来确诊或除外慢性血栓栓塞性肺动脉高压（CTEPH）的主要方法。对于 CTEPH 的诊断，V/Q 扫描较 CTPA 具有更高敏感性（可达 90%~100%），因而，如果 CTPA 正常不能除外 CTEPH，只有 V/Q 扫描正常或呈低度可能性诊断时方可有效地排除 CTEPH。CTEPH 典型的肺通气/灌注扫描征象为至少一个肺段的灌注缺损，与通气显像不匹配。

8. 胸部 CT　可以提示肺动脉高压的病因，如严重的气道或肺实质病变。高分辨率 CT 能提供肺实质精细的影像并能提高间质性肺疾病和（或）肺气肿的诊断。增强 CT 对临床疑诊的 PVOD 可能有帮助，其主要表现为弥漫分布的磨玻璃样改变和增厚的小叶间隔，为间质水肿的特异性改变，其他表现可包括淋巴结病变、胸膜阴影和渗出。肺毛细血管瘤表现为双侧弥漫增厚的小叶间隔和出现小的、小叶中央型的、边界不清的结节状阴影。CTPA 可精确地得到 CTEPH 典型的肺血管造影结果，例如完全阻塞、动脉内带状和网状结构、内膜不规则等，有助于决定 CTEPH 是否具有手术指征。

9. 心脏磁共振　心脏磁共振（CMR）能精确、可重复地评估右心室大小、形态和功能，而且能无创地评估血流量，包括心排血量（CO）、肺动脉扩张性和右心室质量。增强的心脏磁共振对于一些不能应用 CTPA 诊断的 CTEPH 患者，例如肾功能不全、碘造影剂过敏有较大帮助。

10. 心肺运动试验　能够准确评价患者的功能情况，可以用来监测对治疗的反应性，并可通过最大耗氧量的降低和过度通气反应来提示运动受限的程度。同时，可以通过心肺运动试验为患者制定运动处方，指导患者运动锻炼。

11. 多导睡眠呼吸监测　由于 10%~20% 的阻塞性睡眠呼吸暂停低通气综合征患者存在肺动脉高压，所以有白天嗜睡的患者应行多导睡眠监测。75% 的特发性肺动脉高压患者会出现夜间低氧，但无睡眠呼吸障碍。因为低氧是导致肺血管收缩的主要原因，所以，对于所有存在不能解释的肺动脉高压患者均应进行血氧饱和度的评价，包括睡眠和运动时的血氧饱和度。

12. 腹部超声检查　腹部超声有助于识别一些 PAH 相关的临床表现。腹部超声影像可以确诊门静脉高压。

13. 右心导管检查　右心导管检查（RHC）是确诊肺动脉高压的必不可少的检查方法。另外，对于全面评价右心和左心的血流动力学、分流的存在以及血管对药物及运动负荷的反应性是非常必要的。肺血流动力学各参数与患者的生存期之间有明显的相关性，所以也可以用于对预后的评估。关于详细的右心导管检查方法及参数见相关章节。

四、肺动脉高压的诊断

（一）肺动脉高压的诊断策略

肺动脉高压的诊断策略包括肺动脉高压的疑诊、病因及危险因素的筛查、确定诊断以及病情严重程度的评估等几个方面。

1. 肺动脉高压的疑诊　主要依据病史与查体、胸部 X 线片、心电图等辅助检查做出，一旦疑诊肺动脉高压，就应该进行心脏超声检查，并根据心脏超声的检查结果决定下一步处理措施（表 17-5）。

表 17-5　疑诊肺动脉高压患者依据超声心动图可能性的诊断分类的进一步处理

超声心动图诊断 PH 可能性	无 PAH 或 CTEPHd 危险因素或相关状况	有 PAH 或 CTEPHc 危险因素或相关状况
低	选择诊断	Echo
中	选择诊断、Echo	进一步评估 PH（包括 RHC）e
	进一步 PH 检测	
高	进一步 PH 检查（包括 RHCe）	进一步评估 PH（包括 RHC）e

2. 肺动脉高压的病因筛查　病因筛查可以明确肺动脉高压类型、基础疾病和危险因素。主要依据血清学检查（包括免疫学检查、甲状腺功能、HIV、肝炎等）、V/Q 扫描、肺功能、肺动脉造影、多导睡眠监测等辅助检查的结果进行判断。

3. 肺动脉高压的确定诊断　只能通过 RHC 进行，在进行 RCH 时，可同时进行肺动脉造影和急性血管反应试验。

4. 肺动脉高压的功能和预后评价　可以根据此评价结果制定相应的治疗方案。功能评价包括 WHO 功能分级、6min 步行试验（6MWT）、心肺运动试验、心脏超声和 RHC 以及心脏生物标记物检查进行。

（1）WHO 功能分级（WHO FC）：一般将肺动脉高压分为 4 级（表 17-6），一般 WHO FC Ⅰ级和 Ⅱ级的患者预后较好。

表 17-6　WHO 功能分级

分级	描述
Ⅰ级	日常活动不受限。一般体力活动不会引起呼吸困难、疲乏、胸痛或晕厥前兆
Ⅱ级	日常活动轻度受限。休息时无不适，但一般体力活动会导致呼吸困难、疲乏、胸痛或晕厥前兆
Ⅲ级	体力活动明显受限。休息时无不适，但轻微活动即可加重呼吸困难、疲乏、胸痛或晕厥
Ⅳ级	不能进行任何体力活动，即使在休息时也会出现右心衰竭的征象

（2）6min 步行试验：嘱患者在一个长 30m 的走廊上进行往复运动 6min，计算患者所步行的距离。通常与 Borg 呼吸困难评分联合使用，能够粗略地判断患者的运动能力和预后，该方法简单易行，也可以作为使用药物有效性的判断方法。

（3）肺动脉高压病情严重程度的判断：根据前述各项检查方法可以对患者的病情严重程度进行判断，2015 年 ESC/ERS 将肺动脉高压患者分为低危、中危和高危三类，具体判断标准，见表 17-7。

表 17-7　肺动脉高压严重程度评估方法

预后决定因素（预估的 1 年病死率）	低危 <5%	中危 <5%	高危 <5%
右心衰竭的临床症状	无	无	有
症状的进展	无	低	快速
晕厥	无	偶尔晕厥	反复晕厥
WHO 功能分级	Ⅰ级或Ⅱ级	Ⅲ级	Ⅳ级
6min 步行距离	>440m	165~400m	<165m
心肺运动试验	峰值氧耗量 >15ml/（min·kg）（>65% 预计值）VE/VCO$_2$ 斜率 <36	峰值氧耗量 11~15ml/（min·kg）（35%~65% 预计值）VE/VCO$_2$ 斜率 36~44.9	峰值氧耗量 <11ml/（min·kg）（35%~65% 预计值）VE/VCO$_2$ 斜率 ≥ 45
血浆脑钠肽前体水平	BNP<50ng/L NT-proBNP<300ng/ml	BNP50~300ng/L NT-proBNP300~1400ng/ml	BNP>300ng/L NT-proBNP>1400ng/ml
影像（心脏超声，心脏磁共振成像）	右心房面积 <18cm^2 没有心包积液	右心房面积 18~26cm^2 没有或者少量心包积液	右心房面积 >26cm^2 有心包积液
血流动力学	RAP<8mmHg CI ≥ 2.5l/（min·m^2）SvO$_2$>65%	RAP8~14mmHg CI2.0~2.4l/（min·m^2）SvO$_2$60%~65%	RAP>14mmHg CI<2.0l/（min·m^2）SvO$_2$<60%

注：RAP. 右心房压力；CI. 心脏指数；SvO$_2$ 混合静脉血氧饱和度

（二）肺动脉高压的诊断流程

图 17-1 为 ESC/ERS 推荐的诊断流程。但临床上不能绝对按照此流程一步一步地进行，临床实践证明，此流程在帮助判断是否对肺动脉高压患者进行了全面的检查很有帮助，并可通过此流程判断肺动脉高压的类型。

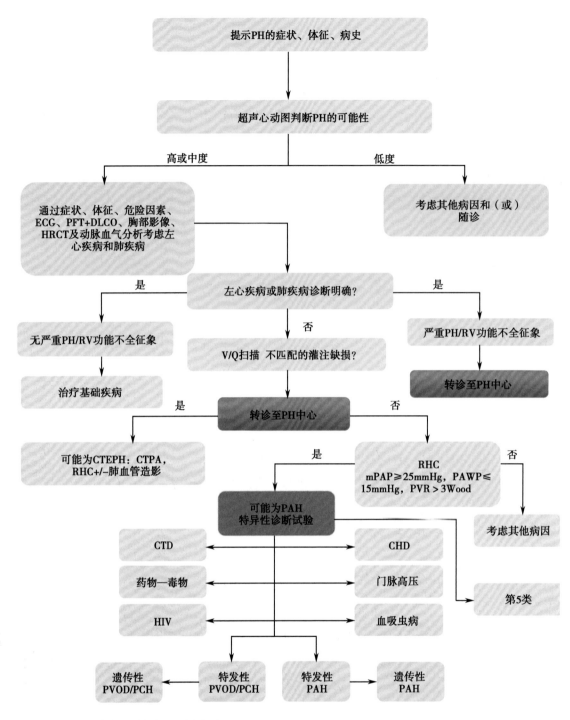

图 17-1　肺动脉高压诊断与鉴别诊断流程

（杨媛华）

第18讲

肺动脉高压的治疗

肺动脉高压（pulmonary hypertension，PH）是临床常见的严重危害人民健康的医疗保健问题。自从1998 年 WHO 第 2 届肺动脉高压会议将肺动脉高压划分为 5 大类以后，肺动脉高压的分类基本保持 5 大类的框架。虽然部分疾病的归属发生了变化，但近年来的各项临床研究多集中在第 1 大类肺动脉高压和慢性血栓栓塞性肺动脉高压（chronic thromboembolic pulmonary hypertension）。随着人们对肺动脉高压致病原因、病理和病理生理机制认识的深入，肺动脉高压的治疗也取得了显著进步。

肺动脉高压的治疗强调综合治疗。对动脉性肺动脉高压治疗应结合临床具体情况，制定科学且符合实际的治疗策略及随访策略。首先，应重视包括健康教育在内的基础治疗，对部分患者在最佳药物治疗后达到一定稳定状态时指导其进行适当运动康复；其次，对每个患者都应做急性血管反应试验和功能评价，依据其结果选择治疗方案；再者，应严密观察病情变化，适时做相应的治疗调整。对于能够手术治疗的 CTEPH 患者，应采用肺动脉血栓内膜剥脱术，对于晚期患者，作为肺移植的过渡，可考虑进行房间隔造口术。

一、治疗目标

肺动脉高压患者预后风险的划分为其治疗提供了目标，动脉性肺动脉高压患者总体的治疗目标是达到低风险状态（表 17-7），即达到良好的运动耐力，没有右心衰竭的症状，肺动脉高压的相关症状无恶化，这就意味着尽可能地使患者处于 WHO 功能分级 I 级或 II 级。6min 步行距离治疗目标的推荐有380m，440m 和 500m 等三种意见。基于目前最大的队列研究的结果，第五届世界肺动脉高压座谈会制定的指南采取 440m 作为目标值。但是在临床中也应考虑个体因素，对于老年人或者有合并症的患者，稍低的数值也是可以接受的。但是对于年轻人或者健康人 440m 可能不够。需要指出的是，对于治疗反应良好的患者，这些治疗目标可以实现，临床应尽量达到低风险状态。但是对于治疗反应不好的患者，尽量达到中危状态，对于疾病晚期患者，有严重合并症的患者往往是无法实现的，最终右心衰竭死亡。

二、肺动脉高压的治疗

1. 一般处理与基础治疗

（1）原发病和致病因素的治疗：正确认识引起肺动脉高压的相关疾病并针对相关疾病进行积极治疗是治疗疾病相关性肺动脉高压的首要措施。积极寻找肺动脉高压相关的致病因素并加以纠正，阻断其诱因或致病因素有利于更好地控制肺动脉高压的进展。

（2）健康教育：对肺动脉高压患者进行生活指导，加强相关卫生知识的宣传教育，增强患者战胜疾病的信心。例如避免餐后、气压过高或过低时运动，同时避免出现症状；预防肺部感染和贫血；避免到海拔 1500~2000m 以上的低压低氧地区；育龄期妇女注意避孕等。同时关注患者的心理状态，加强心理康复教育，同时争取更多的家庭和社会关怀。多数患者可因为长期慢性呼吸有困难或活动受限产生焦虑或抑郁的情绪，临床工作中要对此类患者加强识别，早期干预，积极治疗。

（3）运动康复：一直以来，大多数专家对肺动脉高压的运动康复持否定态度，主要是他们认为运动导致血流量短暂增加，血管剪切力增加使肺血管重塑加重，压力上升，同时运动后血容量增加，而肺动脉前向血流受阻，导致右心扩大，室间隔左移，左室充盈压下降，可导致心衰加重。但人们惊喜地看到冠心病患者的有氧运动可以改善其内皮功能、运动耐力和生活质量，部分临床研究提示了肺动脉高压患者运动锻炼的有效性和安全性，因此 2009 年 ESC 肺动脉高压指南开始提出鼓励患者在医师的监护条件下进行运动康复锻炼。2015 年 ESC/ERS 指南则推荐患者在医师监护的条件下进行运动锻炼。运动锻炼应在有经验的肺动脉高压患者治疗与护理和康复中心进行，必需在最佳药物治疗后达到临床稳定以后进行。但目前肺动脉高压患者理想的康复训练方法、强度和持续时间尚不明确，需要进一步研究。

（4）氧疗：低氧刺激可引起肺血管收缩、红细胞增多而血液黏稠、肺小动脉重构加速 PAH 的进展。大多数肺动脉高压患者应给予氧疗以预防和治疗低氧血症，保持其动脉血氧饱和度持续大于 90%。如果考虑酸碱平衡的影响，SpO_2 大于 92% 时，PaO_2 大于 60mmHg。

（5）抗凝：在无抗凝禁忌的情况下，特发性肺动脉高压和食欲抑制剂相关的肺动脉高压均应进行抗凝治疗；而对于其他类型的肺动脉高压是否抗凝治疗需要充分衡量抗凝治疗的风险和收益。一般认为，结缔组织病相关肺动脉高压和门脉高压相关肺动脉高压有较高的胃肠道出血风险，先天性心脏病相关肺动脉高压出现咯血的风险较高，对其应用抗凝治疗时应反复权衡利弊。口服华法林抗凝治疗者推荐 INR 目标值控制在 2.0~3.0，出血风险较高的患者控制在 1.5~2.5。

（6）利尿：肺动脉高压患者应注重容量管理，合并右心衰竭时对容量负荷的限制应比左心衰竭限制液体入量更严格。对于没有咳嗽、咳痰症状的肺动脉高压患者而言，适当限制液体入量和利尿治疗有助于患者症状的改善。对于存在心功能不全的患者应给予利尿剂，但利尿应适度，谨防水电解质紊乱，尤其应密切监测血钾，同时关注患者咳痰情况，避免痰液黏稠、咳出不畅。

（7）地高辛：地高辛能迅速改善 IPAH 的心排血量，但其长期疗效不确切，多用于肺动脉高压合并房颤心室率增快的患者。

2. 针对肺动脉高压发病机制的药物治疗　随着人们对肺动脉高压发病机制的逐渐认识和大规模随机对照研究的开展，越来越多的药物用于肺动脉高压的临床治疗，肺动脉高压患者的 5 年生存率也显著提高。联合治疗的开展更有利于改善患者的症状。目前，相关治疗药物主要有钙通道阻滞剂、前列环素及其类似物、内皮素受体拮抗剂及磷酸二酯酶–5 抑制剂、鸟甘酸环化酶激动剂、Rho/Rho 激酶抑制剂以及部分正在研究的新药。

（1）钙通道阻滞剂：钙通道阻滞剂（CCB）通过扩张肺血管平滑肌，使肺血管阻力和肺动脉压降低，心排血量增加。我国应用 CCB 治疗肺动脉高压较为普遍，但必须指出，CCB 并非对所有的肺动脉高压患者均有效，应用 CCB 治疗肺动脉高压时必需严格掌握适应证。只有 10%~15% 特发性肺动脉高压患者的急性血管反应实验阳性。急性血管反应试验阴性的患者不能使用钙通道阻滞剂治疗肺动脉高压，而阳性患者可试用 CCB 治疗，并应在使用 3~6 个月后再次评价患者是否对 CCB 保持持续反应性。如果经过 3~6 个月的治疗，WHO 肺动脉高压功能分级维持在 Ⅰ ~ Ⅱ 级状态，并且血流动力学指标持续改善，则认为患者对 CCB 治疗保持持续反应，可以长期给予 CCB 治疗。这种持续阳性的患者占急性血管反应试验阳性者的一半左右，其临床预后较好。推荐的钙通道阻滞剂包括地尔硫䓬、氨氯地平和长效硝苯地平。注意应从小剂量开始，逐渐加量，直至达到耐受剂量，用药过程中加强监测血压和心率。其主要副作用包括低血压、通气—灌注不匹配、心脏抑制作用；偶有头痛、面红、心悸等不良反应。

（2）前列环素及其类似物：前列环素是花生四烯酸的代谢产物，是很强的肺血管舒张剂和血小板聚集抑制剂，还具有内皮细胞保护和抗增殖的特性。已证实能有效治疗肺动脉高压的前列环素及其类似物包括依前列醇（epoprostenol）、曲前列环素（treprostinil）、贝前列环素（beraprost）、伊洛前列素（iloprost）。国内目前有的前列环素类似物：吸入制剂伊洛前列素（万他维）和口服贝前列环素（德纳：每片 20μg）、曲前列尼尔。曲前列尼尔注射液可以通过皮下输注和静脉输注两种方式给药，其中皮下输注为首选给药方式，起始剂量为 1.25ng/（kg·min），如果由于全身效应不能耐受初始剂量，应将注射速率减半，轻至中度肝功能不全患者，初始剂量减半。

selexipag 是一种可口服的选择性的前列环素 IP 受体激动剂，最近美国 FDA 已批准用于肺动脉高压的治疗。研究表明，应用 selexipag 17 周后肺血管阻力降低。一项入选了 1156 名患者的 3 期 RCT 临床研究表明，selexipag 单独治疗或者在单独使用 ERA 或 PDE-5i 后再加入 selexipag 治疗可以减少 39% 的复合病死率和最终病死率。

（3）内皮素受体拮抗剂：在肺动脉高压患者的肺组织及血浆中均可发现内皮素系统的激活。通过与肺血管平滑肌中的两种独立的受体亚型，即内皮素受体 A 及内皮素受体 B 结合，内皮素 1 发挥血管收缩及促进有丝分裂的作用。临床研究已经证实通过干扰内皮素途径可有效治疗 PAH。内皮素受体拮抗剂有非选择性内皮素受体拮抗剂波生坦（bosentan）和选择性 ET-A 受体拮抗剂塞塔安力生坦（ambrisentan），对治疗肺动脉高压都是有效的。波生坦（bosentan）已在我国上市（Tracleer- 全可利），为口服制剂，起始量 62.5mg，bid，治疗 4 周后，加量至 125mg，bid 维持治疗。其主要副作用是肝功能异常，需要每个月检测一次肝功能，其他的副作用包括血红蛋白减少、贫血、致畸、睾丸萎缩、男性不育、液体滞留和下肢水肿，可用于 WHO 功能Ⅲ和Ⅳ级的 PAH 患者。

（4）磷酸二酯酶 -5 抑制剂：磷酸二酯酶 -5（phosphodiesterase-5，PDE-5）抑制剂可抑制肺血管环磷酸鸟苷（cyclic guanosine monophosphate，cGMP）的降解，使血管平滑肌细胞松弛，抑制细胞增殖，从而降低肺动脉压力，改善血管重构。代表药物有西地那非（sildenafil）、伐地那非（vardenafil）和他达那非（tadanafil）。在美国已批准专门用于肺动脉高压治疗的西地那非剂型（商品名 Revatio，每片 20mg），他达拉非在我国已批准用于肺动脉高压的治疗。

（5）cGMP 激动剂：利奥西胍（riocigult）。研究表明，sGC 刺激物可提高 cGMP 生成，sGC 激动剂的前期临床研究在多种动物模型中证实具有抗增殖作用。一项 RCT 研究纳入 443 例 PAH 患者（44% 既往 ERAs 治疗，6% 前列环素治疗）予以利奥西胍 2.5mg，tid，结果表明，在运动耐力、血流动力学、WHO-FC 以及临床恶化时间上都有所改善。在对照组及 2.5mg 组中，晕厥是最为严重的不良事件（分别占 4%、1%）。在一项开放阶段的 RCT 研究中发现，由于低血压及其他不良反应，不推荐利奥西胍与 PDE-5 抑制剂联合使用。

（6）Rho/Rho 激酶抑制剂：盐酸法舒地尔。Rho/Rho 激酶组成人体内一条信号转导通路，参与调控细胞形态维持、细胞黏附与迁移、细胞增殖与凋亡、基因转录、平滑肌收缩等多种生物学行为。Rho 激酶抑制剂可通过阻止肌球蛋白轻链（MLC）磷酸化过程、保持肌球蛋白轻链脱磷酸化酶（MLCPh）的活性，双重途径降低 MLC 的磷酸化水平，缓解平滑肌细胞痉挛，并阻止炎症细胞（中性粒细胞、巨噬细胞等）的迁徙和浸润；并可增加内皮型 eNOS 的表达，促进一氧化氮（NO）的生成，从而达到扩张痉挛血管、改善局部血供和减轻炎症损伤的目的。用法：盐酸法舒地尔 60mg + 0.9% 盐水或 5% 葡萄糖注射液 100ml 静脉滴注，2 次 / 日，连续 7~14d，滴速小于 1mg/min。其禁忌证主要为颅内出血，低血压患者。

注意肝肾功能障碍者可适当减少剂量，妊娠、哺乳期妇女避免使用。推荐剂量下降压作用极小，但也需要监测血压和给药速度。

（7）靶向药物的选择与联合治疗：经过近年基础研究的深入开展，目前公认有3种路径导致PAH形成：内皮素路径、一氧化氮路径和前列环素路径。基于3种路径的靶向治疗已经应用于临床实践，例如ERAs，PDE-5is和前列环素及其类似物均有助于改善患者的症状及预后，但目前尚无研究证实哪种药物是治疗优选。前列环素及其类似物只适用于WHO功能Ⅲ和Ⅳ级的PAH患者。而ERAs，PDE-5is可用于WHO功能Ⅱ、Ⅲ、Ⅳ级的PAH患者。对于WHO功能Ⅰ级的患者是否应用靶向治疗目前指南没有推荐意见。

基于人们治疗恶性肿瘤和高血压的经验，联合不同作用机制的药物有助于增强疗效和减轻单一药物的毒副作用。肺动脉高压患者的治疗也开展了不同药物联合治疗的疗效与安全性的评估，取得了一定效果，但是联合治疗还是存在许多问题与争议：如联合治疗的时机即初始联合还是序贯联合，哪些药物联合具有协同作用，哪些药物联合有害，治疗的效益经济比如何等均需进一步探讨。虽然2015 ESC/ERS肺动脉高压诊治指南提供了初始联合序贯联合的推荐意见，大多数为C类级别，需要更进一步的研究证实，同时国内患者的治疗还需结合患者的经济水平和承受能力。

3. 介入及外科手术治疗

（1）经皮球囊房间隔造口术（balloon atrial septostomy，BAS）：该操作通过建立左右心房间的交通，产生右向左分流，可降低右心室压力，增加左室前负荷和左心排血量，从而改善体循环氧气的输送和降低交感活性。该操作风险性较高，要求严格掌握适应证，建议在有经验的中心进行。一般选择晚期PAH患者WHO功能Ⅲ级或Ⅳ级，经过充分的内科治疗仍反复出现晕厥和右心衰竭者；或用于肺移植前的过渡。对于静息状态下呼吸室内空气血氧饱和度低于85%，右房压 >20mmHg者应避免行BAS。

（2）右心辅助装置：即ECMO，用于移植前的过渡或可经治疗恢复的过渡。

（3）肺移植和心肺联合移植：心肺移植或双肺移植是药物治疗失败的PAH患者的最终选择。WHO功能分级为Ⅲ级或Ⅳ级的IPAH患者进行了最大程度的内科和（或）外科治疗后，疾病仍然呈进展性，是进行移植的候选对象。PVOD和PCH患者预后很差，一旦诊断就必须推荐这些患者进行移植评估。接受肺移植的患者首选方法是双肺移植。简单的先天性心脏病患者在进行肺移植的同时修补心脏缺损。

4. 肺动脉高压所致右心衰竭的治疗　肺动脉高压进一步发展出现右心衰竭是肺动脉高压患者最常见的死亡原因。右心室对后负荷非常敏感，后负荷急剧升高导致右心射血减少，右心室扩张，室间隔左移，左室舒张末容积减少，血压下降。如果后负荷逐渐上升，右心室心肌代偿性肥厚，维持充分射血，但失代偿后，右心室扩张，室壁张力升高，心肌氧耗增加，右冠供血减少，供氧减少，心肌收缩力下降。右心扩张后，三尖瓣相对关闭不全，出现反流，右心室容积更加扩张，形成恶性循环，同时导致左心容积减少，舒张末下降，血压下降，出现右心功能不全进而衰竭，其血流动力学标准：CI小于2.5L/（min·m²），右房压大于8mmHg。对于前向血流受阻的肺动脉高压所致急性右心衰竭，临床需要关注的是禁止大量补液，可以应用多巴酚丁胺、西地那非、左西孟旦、去甲肾上腺素等血管活性药，保证患者的血压与灌注，适当利尿，从而降低循环负荷。

5. 肺动脉高压危象的治疗　肺动脉高压危象是指由于肺动脉压力急剧增高，达到或超过主动脉水平，导致严重的低血压及低氧血症。心脏手术严重的并发症也是术后早期死亡的危险因素。常见于2周内肺循环阻力尚未下降的新生儿及术前左右分流并发重度肺动脉高压者，多发生于术后3d内，术后任何微小刺激（如缺氧、酸中毒、气管吸引等）均可诱发急性肺动脉高压危象的发生。晚期重度肺动脉高压患者活动增加后亦可发生，表现为肺动脉压力升高，心率增快，血氧饱和度下降，患者烦躁不安。其治疗包括镇静、充分氧合、应用升压药物以维持血流动力学稳定、静脉应用降低肺动脉高压药物，同时禁止大量补液，避免右心衰竭进一步加重。

三、肺动脉高压的长期管理与随访

1. 随访和长期管理的内容　住院明确诊断肺动脉高压的具体类型给予相应的治疗后，需要对肺动脉高压患者进行长期随访管理，尤其是动脉性肺动脉高压和慢性血栓栓塞性肺动脉高压患者。长期随访中需要关注治疗效果，评估其基础治疗和靶向治疗，主要判断患者容量负荷的管理和靶向治疗的效果，同时需要进一步关注诊断问题。临床上可见约10%IPAH患者最终诊断为PCH（肺毛细血管瘤样增生症）或肺静脉闭塞病（PVOD）、部分结缔组织相关性肺动脉高压被发现为血管炎、部分CTEPH患者被发现合并结缔组织病，而且肺动脉高压可以是部分结缔组织病患者的首发表现而被诊断为IPAH，但其最终被诊断为结缔组织相关性肺动脉高压。因此必须根据治疗反应和后续检查反省当初诊断是否正确。

2. 规律随访是保证达标治疗的关键　规律随访了解患者的用药情况有助于监督患者治疗方案的执行情况，掌握患者对治疗的反应情况，同时及时调整治疗方案，实时指导患者的日常生活，制定合适的运动锻炼方案，了解患者心理、精神状态，及时获得家庭和社会的支持，尽量使患者达到低危状态，提高患者的生活质量和生存率。表18-1是2015 ESC/ERS肺动脉高压指南推荐的随访时限和项目的安排，可作为临床实际操作的参考。

3. 临床上如何简易判断肺动脉高压患者的治疗效果　肺动脉高压的治疗效果评价是多方面的，简单地可从临床表现、超声心动图和BNP或NT-proBNP来评价。临床表现可以从以下几个角度评价：体力活动是否改善？胸闷、气短症状是否改善？水肿是否改善？食欲是否改善？心率是否减慢？脉压是否增大？如果上述指标都显著改善，提示患者病情改善，治疗效果好。复查超声心动图明确是否有心包积液、右室/左室内径比值是否缩小、右心功能减退是否改善、下腔静脉吸气塌陷程度（间接反映右房压力）改善来评价患者心功能的情况，结合BNP或NT-proBNP的水平决定治疗方向和力度，调整治疗药物。同时边观察治疗效果边调整治疗方案，尽量改善患者的病情，改善预后。

表18-1　肺动脉高压患者随访时限与项目安排（根据2015版ESC/ERS指南更改）

随访项目	基线	每3~6个月[a]	每6~12个月[a]	改变治疗后3~6个月[a]	发生临床恶化时
医学评估与功能分类测定	+	+	+	+	+
心电图	+	+	+	+	+
6MWT/Borg呼吸困难评分	+	+	+	+	+
心肺运动试验	+		+		+
超声心动图	+		+	+	+
实验室评估	+	+	+	+	+
血气分析	+		+	+	+
右心导管	+		+	+	+

[a]. 可根据患者需要调整间隔

四、展望

随着人们对肺动脉高压发病机制研究的进一步深入，新型靶向治疗药物将进一步被开发，不同途径药物的联合治疗将更进一步改善预后，减少药物副作用，新型抗凝药也可能使用到肺动脉高压的规范化抗凝中来，肺动脉高压患者的治疗管理将展现出崭新局面，其 5 年生存率将得到更进一步改善。

（邝土光）

参考文献

[1] Galiè N,Humbert M,Vachiery JL,et al.2015 ESC/ERS Guidelines for the diagnosis and treatment of pulmonary hypertension：The Joint Task Force for the Diagnosis and Treatment of Pulmonary Hypertension of the European Society of Cardiology(ESC) and the European Respiratory Society(ERS)：Endorsed by：Association for European Paediatric and Congenital Cardiology (AEPC),International Society for Heart and Lung Transplantation(ISHLT).Eur Respir J,2015 Oct,46(4)：903-975.

[2] Galiè N,Hoeper MM,Humbert M,et al.ESC Committee for Practice Guidelines(CPG).Guidelines for the diagnosis and treatment of pulmonary hypertension：the Task Force for the Diagnosis and Treatment of Pulmonary Hypertension of the European Society of Cardiology(ESC)and the European Respiratory Society(ERS),endorsed by the International Society of Heart and Lung Transplantation(ISHLT).Eur Heart J,2009 Oct,30(20)：2493-2537.

[3] Babu AS,Padmakumar R,Maiya AG,et al.Effects of exercise training on exercise capacity in pulmonary arterial hypertension：a systematic review of clinical trials.Heart Lung Circ,2016 Apr,25(4)：333-341.

第19讲

慢性血栓栓塞性肺动脉高压的内科治疗

一、概述

慢性血栓栓塞性肺动脉高压（chronic thromboembolic pulmonary hypertension，CTEPH）是一种由肺动脉近端血栓栓塞和远端血管重构而导致肺动脉和肺小动脉梗阻，肺血管阻力进行性升高，肺动脉压力升高，右心负荷加重，最终导致右心室肥厚、扩张，右心衰竭进行性加重的疾病。CTEPH 属于肺动脉高压的第 4 大类，常表现为呼吸困难、乏力、运动耐量下降和右心功能衰竭，是少数潜在可以治愈的肺动脉高压类型。

二、流行病学及高危因素

通常认为，CTEPH 是肺血栓栓塞症（pulmonary thromboembolism，PTE）的不良结局之一。N Engl J Med、chest、circulation 等期刊多篇文献报道，PTE 后继发 CTEPH 的比率波动于 0.3%~5.7%，多数报道在 4% 以上。我国 PTE 的发病率约为 0.23%，据估计，我国至少有 300 万 PTE 患者，有至少 12 万的 CTEPH 患者。

因 PTE 后发生 CTEPH 的病例较少，影响了对 CTEPH 高危因素的研究。目前较为明确的高危因素有：高龄、抗磷脂综合征、狼疮、Ⅷ因子升高、非 O 型血、慢性炎症。另外，北京朝阳医院课题组的研究结果也发现：PTE 急性期心脏彩超 sPAP > 50mmHg、纤维蛋白原 A α 链 Thr312Ala 单核苷酸多态性也是 CTEPH 发病的独立危险因素。

三、发病机制

CTEPH 的发病机制尚不明确，目前的主要学说为"双室学说"，即"血栓形成与不溶"和"肺血管重塑"两方面的共同作用。

传统观点认为，PTE 患者体内的血栓未能及时溶解或持续形成而持续存在，导致肺动脉压力的升高，进而致右心功能障碍。这些观点被如下几类研究所支持：①CTEPH 患者中有近 80% 的患者有肺栓塞病史。②在 CTEPH 尸检病例中将近 60%~90% 的患者发现有新鲜或陈旧的肺血栓栓塞。③手术取出 CTEPH 患者肺动脉内的栓子后，瞬时肺血管阻力明显降低，肺动脉压力明显降低。而对术后患者进行的随访也发现，大多数患者的肺动脉压力都较术前明显降低，并且患者病死率明显降低（1 年病死率仅 7%）。④纤维蛋白原基因异常致血栓结构改变可能是部分 PTE 患者进展为 CTEPH 的原因之一。因此，多数学者认为血栓栓塞是 CTEPH 的主要病因。

但这种观点被另外一些报道所质疑，如①大量的流行病学资料提示，急性肺栓塞后，仅有 0.5%~8.8%的患者发生了慢性血栓栓塞性肺动脉高压。② CTEPH 患者的肺动脉压力与堵塞面积无关。血管病变并不仅仅是由血栓栓塞造成的，因为单纯的血栓剥脱术不如动脉血栓内膜剥脱术效果好，即将血管内膜一起剥脱后才能有效降低肺动脉压，该点提示内皮细胞及中层的平滑肌细胞在 CTEPH 的病理生理过程中可能起了关键作用。③ CTEPH 患者未堵塞的血管同样发生与其他类型肺动脉高压相似的病理表现，如内膜增生，中膜肥厚及局部丛样改变。并且活检的组织标本及尸检病理结果均显示 CTEPH 患者发生了动脉内膜增厚、中膜肥大增生、血管丛样改变，这些都与动脉性肺动脉高压，尤其是特发性肺动脉高压类似。因此，另一种观点认为 CTEPH 患者与特发性肺动脉高压（idiopathic pulmonary hypertension, IPAH）的发病机制相似，即为肺部血管本身发生病变，与 PTE 无关。

因此，目前认为，血栓及血管重塑为参与 CTEPH 发病的两个主要方面。

四、临床表现

患者多有下肢静脉血栓形成或血栓性静脉炎病史。主要表现为：①进行性活动后呼吸困难和活动耐力下降（92%~97%）。②劳力后胸痛（25%~38%）。③晕厥：常见于严重心功能不全的患者。④咯血：多与肺血管阻塞严重致支气管侧支循环出现及肺血管床压力增高有关。⑤气短、疲乏无力。

常见体征有：①④⑤。另可能存在 1）肺动脉高压相关体征，如 $P_2 > A_2$、P_2 亢进。2）三尖瓣反流相关体征，如三尖瓣区心脏杂音。3）右心功能不全相关体征，如颈静脉怒张、肝大、双下肢水肿、发绀等。

五、辅助检查

1. 实验室检查　①血尿便常规、生化、凝血可无异常。②血气：常见低氧血症、Ⅰ型呼衰。③肺功能：可有弥散降低。

2. 影像学检查　① X 线胸部 X 线片：可见局部血流减少、肺动脉扩张、右心增大。②周围血管彩超：可发现静脉血栓。③心脏彩超：为筛查首选，肺动脉增宽、偶可见血栓。右心大、估测肺动脉收缩压升高。④同位素肺通气灌注显像（V/Q）：为诊断基础，可见灌注缺损。⑤ CT 肺动脉造影（CTPA）：可见腔内充盈缺损、肺动脉纤细、右心增大等。⑥核磁肺动脉造影（MRPA）：对于不适宜行 CTPA 的患者可应用 MRPA，或需鉴别大动脉炎等自身免疫病时建议行 MRPA 检查。⑦肺动脉造影及右心漂浮导管：为诊断"金标准"，可确定栓塞部位和阻塞程度，并评估右心功能。

六、诊断及评估

1. 诊断标准（诊断三步曲）

第一步：证实肺动脉高压的存在。右心导管测得平均肺动脉压（mean pulmonary arterial pressure, mPAP）≥ 25mmHg。需注意：超声心动图可用于筛查肺动脉高压，但不足以确诊。

第二步：证实存在慢性血栓栓塞。肺血管造影或 V/Q 显像证实存在慢性血栓栓塞，且经过至少 3 个月的规范化治疗性抗凝后，肺动脉主干、叶、段、亚段仍有阻塞。

第三步：除外肺动脉高压的其他原因。

2. 诊断流程图　结合指南推荐及临床工作实践，CTEPH 诊断可参考以下流程图（图 19-1）。

3. 评估 评估的主要目的是评估能否手术，若适宜手术，首选动脉血栓内膜剥脱术（详见外科治疗适应证及禁忌证）。

对于不宜手术的患者，应评估患者的功能状态及预后。与预后相关的指标主要有①症状：右心衰竭、晕厥常提示预后差。② WHO 功能分级（WHO-FC）：级别越高，预后越差。③ 6min 步行距离（six-minutes walk distance，6MWD）：距离越短，预后越差。④脑钠肽前体（NT-proBNP）：越高，提示预后越差，但受影响因素较多。⑤影像评估右心增大程度及功能：右心越大、心肌纤维化程度越高，提示预后越差。⑥右心导管评估血流动力学参数：mPAP、PVR、RAP、CI、SvO_2 等。

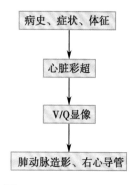

图 19-1 慢性血栓栓塞性肺动脉高压的诊断流程

七、预后

CTEPH 患者如果得不到及时的治疗，预后非常差。在 mPAP > 50mmHg，5 年生存率约 10%。在我国，统计了北京朝阳医院诊断的 CTEPH 患者 100 余例，提示我国 CTEPH 患者诊断时的 mPAP 平均约 52mmHg，提示我们在早期诊断方面存在缺陷。而且，mPAP 越高的患者，往往因心功能太差而导致手术机会减小。

八、治疗

1. 治疗策略 CTEPH 的治疗策略主要分三步走：①抗凝治疗是治疗的基础。对于没有明显禁忌证的患者应终生抗凝。②评估手术可能性。对于有手术指征的患者首选手术，即肺动脉血栓内膜剥脱术。③对于不能手术的患者应给予积极的内科药物治疗或介入治疗。介入治疗方法即球囊扩张，目前尚不十分成熟，不作为治疗首选。内科药物治疗详见后述。

结合指南推荐及临床工作实践，CTEPH 治疗可参考图 19-2。

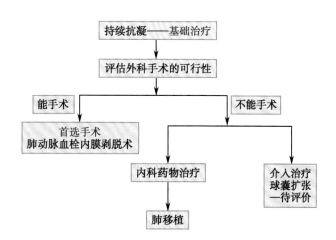

图 19-2 慢性血栓栓塞性肺动脉高压的治疗流程

2. 内科治疗的药物种类、作用原理及用法 抗凝治疗是基础：长期抗凝一般首选华法林，INR 控制在 2~3。利尿治疗有助于减轻 CTEPH 患者的容量负荷，CTEPH 患者右心衰竭容量管理甚至比左心衰竭更严格。对于 COPD 所致肺动脉高压、肺心病使用利尿剂时遵循小剂量、间断、缓慢利尿的原则，主要是考虑痰液黏稠不易咳出的问题，对于 CTEPH 患者而言，不存在痰液引流问题，需要合理使用利尿剂以确保适当负平衡，同时注意电解质水平。

靶向药物治疗：主要适用于无法手术治疗的患者、术前准备或术后复查残存肺动脉高压的患者。目前获批用于治疗 CTEPH 的靶向药只有利奥西胍（riociguat）。其他可选的药物种类、作用原理及用法如下：

（1）钙离子通道阻滞剂：指南并未推荐 CTEPH 行血管反应试验，但北京朝阳医院对 200 多例 CTEPH 做急性血管反应试验的阳性率与动脉性肺动脉高压（pulmonary arterial hypertension，PAH）相似，甚至略高一些。对于血管反应试验阳性的患者推荐应用钙离子拮抗剂，常用地尔硫䓬30mg，tid 起始，可用至 240~720mg/d。也可试用其他钙离子通道阻滞剂，如硝苯地平、氨氯地平等。

（2）前列环素类药物：药物通过模拟前列环素的作用达到扩张血管、改善重塑的作用。常用的前列环素类药物及用法如下。

1）贝前列素钠：40μg，tid~80μg，tid；

2）依前列醇：起始剂量 2~4ng/（kg·min）静脉泵入，逐渐增加剂量至 20~40ng/（kg·min）；

3）曲前列尼尔：1~2ng/（kg·min）皮下泵入起始，可用至 15~20ng/（kg·min）。

（3）内皮素受体拮抗剂：通过拮抗内皮素的缩血管及促进血管重塑的作用而发挥作用。常用药物及用法有如下。

1）波生坦：62.5mg，bid，4 周后调整为 125mg，bid；

2）安立生坦：5mg，qd，逐渐增量至 10mg，qd。

（4）磷酸二酯酶 5- 抑制剂：通过抑制磷酸二酯酶 5 的作用减少一氧化氮（nitric oxide，NO）的消耗，通过强化 NO 的扩血管作用而发挥作用。常用药物及用法如下。

1）西地那非：20mg，tid；

2）他达拉非：10mg，qd~40mg，qd；

3）伐地那非：10mg，qd。

（5）sGC 激动剂：通过促进 NO 的作用而发挥扩血管、改善重塑的作用。常用药物有利奥西胍 2.5mg，po，tid。

九、围术期处理

术前：评估能手术的患者，术前将抗凝方式由华法林过渡为低分子肝素或普通肝素。

术后并发症：常见的近期并发症有再灌注肺水肿、出血、心脏压塞、感染、肝素诱导的血小板减少症等；常见的远期并发症有：心包切开术后综合征、残余肺动脉高压、神经系统并发症等。详见外科部分。

十、总结

CTEPH 是以血栓栓塞和血管重塑为特征的一大类肺动脉高压。发病率不低，极易漏诊。我国普遍存在诊断较晚的情况，预后极差。V/Q、心脏彩超为初筛，肺动脉造影、右心漂浮导管确诊。诊断后需及时评估，评估的第一目的是能否行肺动脉血栓内膜剥脱术，能手术的患者首选手术治疗，不能手术的患者给予积极药物治疗。内科治疗中抗凝利尿为基础治疗，可加用靶向药物。同时，围术期的处理很重要。

（李积凤）

参考文献

［1］王辰.肺动脉高压.北京：人民卫生出版社,2014.

［2］Simonneau,G.,M.A.Gatzoulis,I.Adatia,et al.Updated clinical classification of pulmonary hypertension.J Am Coll Cardiol,2013, 62(25 Suppl):D34-41.

［3］Pengo,V.,A.W.Lensing,M.H.Prins,et al.Incidence of chronic thromboembolic pulmonary hypertension after pulmonary embolism.N Engl J Med,2004,350(22):2257-2264.

［4］Pepke-Zaba,J.,M.Delcroix,I.Lang,et al.Chronic thromboembolic pulmonary hypertension(CTEPH):results from an international prospective registry.Circulation,2011,124(18):1973-1981.

［5］Delcroix,M.,K.Kerr,P.Fedullo.Chronic thromboembolic pulmonary hypertension.epidemiology and risk factors.Ann Am Thorac Soc,2016,13 Suppl 3:S201-206.

［6］Yang,S.,Y.Yang,Z.Zhai,et al.Incidence and risk factors of chronic thromboembolic pulmonary hypertension in patients after acute pulmonary embolism.J Thorac Dis,2015,7(11):1927-1938.

［7］Li,J.F.,Y.Lin,Y.H.Yang,et al.Fibrinogen alpha Thr312Ala polymorphism specifically contributes to chronic thromboembolic pulmonary hypertension by increasing fibrin resistance.PLoS One,2013,8(7):e69635.

［8］Mayer,E.,D.Jenkins,J.Lindner,et al.Surgical management and outcome of patients with chronic thromboembolic pulmonary hypertension:results from an international prospective registry.J Thorac Cardiovasc Surg,2011,141(3):702-710.

［9］Egermayer,P.,G.I.Town.The clinical significance of pulmonary embolism：uncertainties and implications for treatment--a debate.J Intern Med,1997,241(1):5-10.

［10］Corsico,A.G.,A.M.D'Armini,I.Cerveri,et al.Long-term outcome after pulmonary endarterectomy.Am J Respir Crit Care Med, 2008,178(4):419-424.

［11］Colorio,C.C.,M.E.Martinuzzo,R.R.Forastiero,et al.Thrombophilic factors in chronic thromboembolic pulmonary hypertension. Blood Coagul Fibrinolysis,2001,12(6):427-432.

第 20 讲

慢性血栓栓塞性肺动脉高压的外科治疗

一、概述

慢性血栓栓塞性肺动脉高压（chronic thromboembolic pulmonary hypertension，CTEPH）是一种常见、多发且病死率和致残率高的疾病，在所有心血管疾病中发病率仅次于冠状动脉粥样硬化性心脏病和高血压。大多数急性肺动脉血栓栓塞经及时的溶栓抗凝等治疗和（或）自身的纤溶系统能将血栓不同程度地溶解，部分患者因血栓在急性期未能溶解或栓塞反复发生，血栓机化，肺动脉内膜慢性增厚，进而发展成 CTEPH。最终导致呼吸功能不全、低氧血症和右心衰竭。在美国 63 万例急性肺动脉血栓栓塞症（APE）患者中，约 3.8%~5% 患者发展为 CTEPH，其中每年新发 CTEPH 12 000 例。CTEPH 病死率为 20%~35%，仅次于恶性肿瘤和心肌梗死，占住院死亡构成比 15% 以上，每年直接导致 5 万人死亡，20 万人死于 CTEPH 相关疾病。CTEPH 患者病死率与平均肺动脉压（mPAP）有关，mPAP 在 30~50mmHg 时 5 年生存率为 30%，mPAP 高于 50mmHg 时 5 年生存率仅为 10%。在所有 CTEPH 死亡的患者中，有 2/3 在死亡前未得到正确的诊断，93.5% 未得到正确的治疗，平均误诊时间高达 3 年。我国的人口基数巨大，下肢深静脉血栓形成等血栓性疾病的发病率较高，并且目前采取的抗凝强度不够，CTEPH 的绝对发病数远高于美国。在北京朝阳医院近 3 年诊断的 600 余例肺栓塞患者中，CTEPH 有 30 余例。根据我们的初步资料估计，CTEPH 的发病率至少为 APE 的 5%~10%。

尽管近年来大量新型降肺动脉压药物问世并逐步应用于临床，但是 CTEPH 的内科治疗往往是姑息性的，肺动脉血栓内膜剥脱术（PTE）仍是治愈 CTEPH 的最有效手段。1961 年，Synder 应用血栓内膜刮匙（spatula）完成首例 PTE 手术。1963 年，Houk 率先完成双侧 PTE 手术。1964 年，Castleman 等首次应用体外循环辅助进行 PTE 手术。1987 年，Daily 等具体地描述了 PTE 的手术指征和手术操作，使这一技术被普遍应用。由于 PTE 手术难度大、风险高，对医院整体实力要求高，所以全世界完成例数少，近 50 年累计少于 10 000 例，其中美国 UCSD 医疗中心是技术最成熟的单位。随着对 CTEPH 疾病认识的加深，医疗诊疗水平的提高和手术规范的确立，欧美及日本部分大型医疗中心的 PTE 手术病死率已由 40% 降至 11.6%，美国 UCSD 医疗中心手术病死率仅为 4.7%，手术安全性大大提高。

在我国 PTE 手术还处于起步阶段，有能力提供手术治疗的医疗中心极少，完成例数更少。由于对手术适应证及手术方式都存在许多误区，国内手术病死率与国际先进水平存在较大差距。目前国内对 PTE 的误区主要有：①对没有经过系统抗凝治疗的急性和亚急性期患者纳入手术选择范畴。②对手术方式的误解：把中低温低流量的体外循环误认为深低温停循环技术。从文献中可知，美国 UCSD 采用深低温停循环技术的平均转机时间为 245.0 ± 46.0min，国内有文献可查的大于 10 例的两家医院，虽然文中报道采用的是深低温停循环技术，但平均转机时间却分别为 189.5 ± 41.5min 和 191min，从时间上推断采用的应该是中低温低流量的体外循环。美国 UCSD 的经验提示，不采用深低温停循环技术是很难完成真正的、完全的 PTE，手术的疗效和安全性无法保证。

我院从 2002 年起开展 PTE，早期我们由于担心深低温停循环的并发症，不敢完全停止体外循环机，所以实际采用的是中低温低流量的体外循环，造成在术中手术视野不能完全做到无血，加上没有专业的手术器械，术中不能顺利找到正确的剥离层面，仅能做到局部不完全的 PTE，手术效果差，手术病死率高。2004 年开始北京朝阳医院与美国 UCSD 医疗中心交流合作，并派出一组团队去美国交流学习，对 UCSD 术式的 PTE 有了深入的了解和掌握，也逐步认识到国内对这项技术的认识误区，手术效果显著提高，手术病死率大幅下降。表 20-1 是北京朝阳医院 2009 年在《中华胸心血管外科杂志》发表的文章中两个时期患者术前术后血流动力学显著不同结果的对比。

表 20-1 两组患者术前术后血流动力学对比

	DHCA		No-DHCA	
	术前	术后	术前	术后
肺动脉收缩压（mmHg）	111.2 ± 21.8	46.6 ± 5.1*	86.5 ± 19.5	72.5 ± 16.7
肺血管阻力（dyn·s·cm^{-5}）	1158 ± 489	197 ± 62*	803 ± 314	518 ± 129

*.$P < 0.05$

引自：刘岩，顾松，苏丕雄，等．两种肺动脉血栓内膜剥脱术术式的对比研究．中华胸心血管外科杂志,2009,25（3）:200-201

目前我们医院已独立开展完成了 PTE 手术近 100 余例，并在消化吸收国外 PTE 先进技术及器械的基础上不断再创新，提出了标准化肺动脉血栓内膜剥脱术规程的概念，初步确立了新的适合我国国情的诊断和手术操作规范。提出：①必须采用真正的深低温停循环技术，进而完成真正的、完全的 PTE；②必须具有完善的、专业的手术操作器械；③具有确实的脑保护技术；④肺血管阻力（PVR）> 1500 dyn·s·cm^{-5}，氧饱和度（SpO$_2$）< 90%，右心功能差的患者应高度怀疑已经发生继发小动脉病变，手术风险大。

二、手术指征与禁忌证

手术指征：①活动时出现呼吸困难等症状，NYHA Ⅲ ~ Ⅳ级；② mPAP ≥ 40mmHg，PVR > 300dynes/s/cm^5 且 PVR < 1500 dyn·s·cm^{-5}；③慢性血栓位于肺动脉主干、叶或段动脉水平，手术可及；④愿意接受手术风险；⑤所有患者均需经过系统抗凝治疗半年以上。

禁忌证：①相对轻的临床症状（NYHA Ⅱ级），可接受的血流动力学状态（PVR < 300 dyn·s·cm^{-5}，CO 较高）；②完全的远端血管病变或继发性肺小动脉病变，单纯累及肺段或亚段，不适合 PTE，可选择肺移植；③高龄 > 70 岁；④严重右心衰竭；⑤伴有严重疾病，如肝肾衰竭、恶性肿瘤等；⑥ PVR > 1500 dyn·s·cm^{-5}。

三、标准化 PTE 手术方式

应用标准化肺动脉血栓内膜剥脱术：①真正的深低温停循环技术；②完善的、专业的手术操作器械：专用剥离器、自制改良撑开器、完备多种规格的 DeBakey 镊子；③自制改良的脑保护装置。

患者取仰卧位，全身麻醉后，经颈内静脉穿刺放置 Swan-Ganz 导管。经胸骨正中切口建立体外循环。自制改良的脑保护装置设置 4~6℃，脑保护，降温（15℃）。降温过程中游离上腔静脉至无名静脉，保留奇静脉，避免膈神经损伤，在心包内肺门处游离显露左右肺动脉前壁直至肺叶血管分叉处。根据肺动脉造影所见及术中触诊决定切口部位，必要时切断上腔静脉。当鼻咽温达 18~20℃ 时，升主动脉近段放置 BCD 停跳液插管，阻断升主动脉远端，正灌低温（5℃）晶体停跳液 1000ml。心脏停跳后放置心脏降温垫（cooling jacket）。在升主动脉与上腔静脉之间用改良小脑撑开器显露右肺动脉，切开右肺动脉前壁直至右下肺动脉，切口大约 6~9cm，在停循环前去除肺动脉内的疏松、机化或者附壁血栓。深低温（肛温 15~20℃）停循环，间断膨肺，排除肺动脉积血，避免支气管动脉分流的大量血液妨碍视野。用小球刀在右肺动脉后壁建立剥离层，采用"内膜外翻技术"，应用专用剥离吸引器耐心剥离血栓内膜，由肺动脉主干直至段及亚段水平。剥离时需轻柔、渐进，在中膜层面上将血栓完整切除，不宜过深或过浅，过深易撕裂肺动脉导致致死性大出血，过浅则不能充分剥脱血栓及内膜，导致术后残余肺动脉高压。每次停循环时间限制在 20min 之内，之后恢复灌注 10min，否则易导致脑损伤。同法剥离左侧肺动脉血栓内膜，6-0 prolene 连续双层闭合肺动脉切口恢复循环。停循环时间总共不能超过 50min。

四、肺动脉血栓内膜剥脱术后的常规处理

多数情况下，血栓内膜剥脱术后的处理和其他的心脏手术并无明显差别。住院期间有必要进行间断的小腿腓肠肌充气加压。手术当晚即给予肝素，拔管后可口服华法林，根据凝血酶原时间调整用量，出院后应长期服用。血栓内膜剥脱术后应强烈推荐长期抗凝治疗。由于抗凝治疗的中断或是由于亚临床水平的治疗导致数个病例血栓栓塞的复发，经常被迫再次进行手术。

具体的操作方法：术后 4~6h 监测 1 次 APTT，若 APTT 降至 2 倍正常值，排除手术部位出血后，开始应用肝素抗凝，一般于手术当晚应用肝素，剂量 18U/（kg·h）静脉泵入，并根据 APTT 调整剂量，使 APTT 维持在 1.5~2.0 倍正常值。术后在各种介入导管拔除后应用华法林，每日初始剂量为 3.0~5.0mg。由于华法林需要数天才能发挥全部作用，因此与肝素需至少重叠 4~5d，当连续 2d 测定的国际标准化比率（INR）达到 2.5（2.0~3.0）时，或 APTT 延长至 1.5~2.5 倍时即可停止使用肝素，单独口服华法林治疗。应根据 INR 或 PT 调节华法林的剂量。在达到治疗水平前，应每日测定 INR，其后 2 周监测 2~3 次，以后根据 INR 稳定情况每周监测 1 次或更少。本病多有易栓因素存在，多需长期抗凝治疗，约每 4 周测定 INR 并调整华法林剂量 1 次。

为了防止术后再栓塞，术前或术后安置下腔静脉滤过器防止下肢静脉产生的栓子进入肺循环。尽管没有对手术后的短期和长期血流动力学结果的对照研究，对大多数患者而言，结果是理想的。正常情况下，理想的结果是肺动脉压力和肺血管的阻力可以明显下降，平均肺血管阻力下降约 65%。并有报道手术后出现相应的气体交换和运动耐力的改善。纽约心脏联合会报道：大多数患者在手术前表现为三级和四级肺功能，手术后转变为一级和二级肺功能，部分患者甚至可以完全恢复正常。

CTEPH 行剥脱术后 3 个月心排血量、气体交换、临床情况得到明显改善，心功能由 NYHA Ⅲ~Ⅳ 级降到 Ⅰ~Ⅱ 级；术后 2 年 mPAP、TLco 及活动耐力逐渐改善；术前 PVR 低于 300 dyn·s·cm⁻⁵ 者预后较好，而大于 500 dyn·s·cm⁻⁵ 者预后差。术后持续肺动脉高压发生率约 10%。目前在经验丰富的医院手术期病死率约为 7.6%，影响手术病死率的因素有：年龄、右房压、NYHA 分级、受累血管数目，主要死亡原因为再灌注肺水肿和术后持续肺动脉高压、右心衰竭。

五、术后并发症及处理

术后可出现与其他心脏手术相似的并发症，如凝血障碍、出血、心律失常、手术切口感染、胸腔或心包积液、心脏手术后综合征、肺不张等，所有这些并发症与其他手术所致者处理相同。但因 PTE 术后存在急剧肺血流重分布和相应的右心室后负荷减低，因此应特别注意以下情况。

1. 再灌注性肺水肿　是术后主要死亡因素，多发生于术后 24h 内，但也可以发生在 72h 以后，轻重程度不一致，轻者仅有低氧血症，重者可出现肺泡出血。与其他肺水肿不同的是仅累及栓子切除肺动脉所供区域。

术后肺损伤及水肿的原因：①肺再灌注损伤，局部炎性介质释放增加，肺血管通透性增加；②血栓剥脱去除后肺血流增加；③体外循环：体外循环中血液与管道接触破坏后可损伤肺组织；血液成分激活和血管活性酶释放使肺毛细血管内皮损伤；转机后肺毛细血管通透性增加使肺水肿增加或发生灌注肺、肺表面活性物质减少；一般情况下肺动脉血栓剥脱越彻底，肺动脉压减低越明显，肺再灌注损伤及水肿越重。

术后再灌注肺水肿的治疗：①糖皮质激素。一般于术中给予甲泼尼龙 500mg，术后第 2 天及第 3 天各给予 200mg。②术后机械通气 24~48h，麻醉后自主呼吸未恢复时选用控制通气模式，如 IPPV；自主呼吸恢复后选用辅助通气模式，如 SIMV、PSV 等模式，同时加用 PEEP 以减少肺泡渗出。PEEP 水平一般选用 5~10cmH$_2$O。③严格控制液体出入量：保持体循环平均动脉压大于 70mmHg、尿量大于 1ml/(kg·h) 的前提下严格限制液体入量，保持液体出入负平衡，减轻肺内渗出。目标：CVP 5~10cmH$_2$O，血细胞比容大于 30%，循环稳定，电解质正常，无酸碱平衡紊乱。方法：每小时计算出入量，每 2h 给予干预并纠正出入量失衡。每天液体入量 1500ml 左右，合理给予热量及电解质，根据病情应用速效利尿剂呋塞米（速尿）。其他如吸入一氧化氮（20~40ppm）也有助于改善气体交换；选择素介导的中性粒细胞黏附抑制剂也可试用。

2. 术后持续肺动脉高压　术后约有 10% 患者仍有肺动脉高压，是导致 PTE 术后死亡的主要原因之一。术后肺动脉高压的原因：①残余肺动脉高压，由于肺动脉血栓内膜清除不完全或由于远端手术不可及部位的血栓造成；②手术打击、缺血、缺氧等造成反应性肺动脉高压；③手术损伤造成炎性介质释放，肺动脉痉挛收缩导致肺动脉高压。有时肺血栓已清除，但肺动脉造影或胸部 X 线片仍显示栓塞区血供少，其原因主要为上述第②和第③条原因造成，此即肺窃血现象（pulmonary steal），指血流由术前灌注好的区域重新分布于行血栓内膜切除术的肺动脉。其机制可能与手术区域血管调节异常和肺血管床阻力异常有关，其后果在于可导致气体交换障碍，但长期随访发现大部分可恢复正常。

治疗目标以降低全身氧耗量、增加右心室前负荷为主。主要应用扩张肺动脉措施来降低肺动脉压，降肺动脉压的治疗主要针对肺血管收缩痉挛造成的一过性肺动脉高压。常用的药物主要有：①前列腺素 E1 作为血管扩张药物其作用迅速，半衰期仅 5~10min，出现血液动力学反应迅速，宜深静脉持续泵入给药，剂量 5~10ng/(kg·min)。前列腺素 E 剂量为 3~5ng/(kg·min)。治疗目标为肺动脉压降至 35/15mmHg 水平，若无效，则考虑肺动脉高压主要由于残余肺动脉高压引起，可停药。②盐酸地尔硫草 5μg/(kg·min)，据病情调节剂量。③硝普钠开始 5μg/min，每 5min 可增加 5μg/min，据病情调节剂量。④硝酸甘油 0.3~0.5μg/(kg·min)。⑤一氧化氮（NO）气体吸入，常用浓度 20~60ppm，15~30min 多有良好反应。吸入 NO 从理论上讲应有所裨益，但应用后效果并不理想。残余肺动脉高压多顽固存在，对治疗多不起反应，术后残余肺动脉高压越重，手术效果越差。

3. 术后出血　由于术中应用肝素及术后应用抗凝治疗，应密切观察手术部位及其他部位的出血情况。心包及纵隔引流管出血大于 200ml/h 时应紧急外科处理。注意观察皮肤、黏膜、内脏及浆膜腔出血的症状及体征，如头痛、腹痛、皮肤黏膜的出血点及淤斑、胃内容物及大便的颜色及潜血试验，尤其注意抽血及其他穿刺部位有无出血。

术后出血的防治：①术后每日给予雷尼替丁预防上消化道出血；仅出现胃内容物潜血试验阳性时可不做特殊处理，可用去甲肾上腺素冰盐水胃内冲洗止血，冰盐水 100ml ＋ 去甲肾上腺素 8mg，每 4~6h1 次，冲洗后可胃内注入凝血酶止血，出血量多时应用奥美拉唑，40mg，静脉滴注，每日 1 次，奥曲肽，0.1mg ＋ 10％葡萄糖 20ml 静脉注射，25~50μg/h 持续静脉滴注。术后尽早胃内给予营养亦可减少胃肠道出血。②动脉穿刺及深静脉拔管后加压包扎至少 24h。

六、研究前景与展望

尽管没有对手术后的短期和长期血流动力学结果的对照研究，对大多数患者而言，结果是理想的。正常情况下，理想的结果是肺动脉压力和肺血管的阻力可以明显下降，平均肺血管阻力下降约 65％。并有报道手术后出现相应的气体交换和运动耐力的改善。纽约心脏联合会报道：大多数患者在手术前表现为三级和四级肺功能，手术后转变为一级和二级肺功能，部分患者甚至可以完全恢复正常。

CTEPH 领域仍有诸多问题需要解决。PTE 的自然病程与慢性栓塞性肺动脉高压的发病过程、易栓症、易栓状态在 CTEPH 发生中的作用与相应防治策略；诊断与治疗技术的开发；新的肺血管扩张药物的 CTEPH 的治疗作用；肺动脉血栓内膜剥脱术后残留肺动脉高压病理生理机制和可能干预措施；再灌注肺损伤问题等。

（刘 岩）

参考文献

[1] Nagaya N, Sasaki N, Ando M, et al.Prostacyclin therapy before pulmonary thromboendarterectomy in patients with chronic thromboembolic pulmonary hypertension.Chest,2003,123(2):338-343.

[2] Zoia MC, D'Armini AM, Beccaria M, et al.Mid term effects of pulmonary thromboendarterectomy on clinical and cardiopulmonary function status.Thorax,2002,57(7):608-612.

[3] Arents DN Jr.Chronic thromboembolic pulmonary hypertension.N Engl J Med,2002,346(11):866.

[4] Lee KC, Cho YL, Lee SY.Reperfusion pulmonary edema after pulmonary endarterectomy.Acta Anaesthesiol Sin,2001,39(2):97-101.

[5] Tscholl D, Langer F, Wendler O, et al.Pulmonary thromboendarterectomy-risk factors for early survival and hemodynamicimprovement.Eur J Cardiothorac Surg,2001,19(6):771-776.

[6] Dixon JE, King MA.Images in clinical medicine.Chronic thromboembolic pulmonary hypertension.N Engl J Med,2001,344(9):644.

[7] Ribeiro A.The Role of Echocardiography Doppler in Pulmonary Embolism. Echocardiography,1998,15(8 Pt 1):769-778.

[8] Egermayer P.Chronic thromboembolic pulmonary hypertension and upper limb thrombosis.Eur Respir J,2000,16(1):187.

[9] Dunning J, McNeil K.Pulmonary thromboendarterectomy for chronic thromboembolic pulmonary hypertension.Thorax,1999,54(9):755-756.

[10] Chaouat A, Weitzenblum E, Higenbottam T.The role of thrombosis in severe pulmonary hypertension.Eur Respir J,1996,9(2):356-363.

［11］ 程显声，李瑛，李清，等. 慢性栓塞性肺动脉高压 72 例临床分析. 中华内科杂志，1997，36（5）：321-324.

［12］ 吴清玉，吴永波，王东进，等. 肺动脉血栓内膜剥脱术治疗慢性栓塞性肺动脉高压. 中华结核和呼吸杂志，2001，24（5）：273-275.

［13］ Singh R，Shah DV，Joshi JM.Chronic thromboembolic pulmonary hypertension--diagnosed on spiral CT angiography.J Assoc Physicians India，2003 Nov，51：1119-1120.

［14］ Langer F，Schramm R，Bauer M，et al.Cytokine response to pulmonary thromboendarterectomy.Chest，2004 Jul，126（1）：135-141.

［15］ Kreitner KF，Ley S，Kauczor HU，et al.Chronic thromboembolic pulmonary hypertension：pre- and postoperative assessment with breath-hold MR imaging techniques.Radiology，2004 Jun 23.

［16］ Skoro-Sajer N，Becherer A，Klepetko W，et al.Longitudinal analysis of perfusion lung scintigrams of patients with unoperated chronic thromboembolic pulmonary hypertension.Thromb Haemost，2004 Jul，92（1）：201-207.

［17］ Amano S，Tatsumi K，Tanabe N，et al.Polymorphism of the promoter region of prostacyclin synthase gene in chronic thromboembolic pulmonary hypertension.Respirology，2004 Jun，9（2）：184-189.

［18］ Dartevelle P，Fadel E，Mussot S，et al.Chronic thromboembolic pulmonary hypertension.Eur Respir J，2004 Apr，23（4）：637-648.Review.

［19］ Bresser P，Fedullo PF，Auger WR，et al.Continuous intravenous epoprostenol for chronic thromboembolic pulmonary hypertension.Eur Respir J，2004 Apr，23（4）：595-600.

［20］ Oikonomou A，Dennie CJ，Muller NL，et al.Chronic thromboembolic pulmonary arterial hypertension：correlation of postoperative results of thromboendarterectomy with preoperative helical contrast-enhanced computed tomography.J Thorac Imaging，2004Apr，19（2）：67-73.

［21］ Kim NH，Fesler P，Channick RN，et al.Preoperative partitioning of pulmonary vascular resistance correlates with early outcome after thromboendarterectomy for chronic thromboembolic pulmonary hypertension.Circulation，2004 Jan 6，109（1）：18-22.Epub 2003 Dec 29.

［22］ Sakamaki F，Kyotani S，Nagaya N，et al.Increase in thrombomodulin concentrations after pulmonary thromboendarterectomy in chronic thromboembolic pulmonary hypertension.Chest，2003 Oct，124（4）：1305-1311.

［23］ Kramm T，Eberle B，Krummenauer F，et al.Inhaled iloprost in patients with chronic thromboembolic pulmonary hypertension：effects before and after pulmonary thromboendarterectomy.Ann Thorac Surg，2003 Sep，76（3）：711-718.

［24］ Bonderman D，Turecek PL，Jakowitsch J，et al.High prevalence of elevated clotting factor Ⅷ in chronic thromboembolic pulmonary hypertension.Thromb Haemost，2003 Sep，90（3）：372-376.

第21讲

慢性血栓栓塞性肺动脉高压的介入治疗

一、概述

慢性血栓栓塞性肺动脉高压（chronic thromboembolic pulmonary hypertension，CTEPH）的治疗包括一般治疗、支持治疗、肺动脉高压靶向药物治疗、外科手术治疗。外科手术治疗包括肺动脉内膜剥脱术（pulmonary endarterectomy，PEA）和肺移植术，其中 PEA 目前是有效的治疗方法。2001 年，美国学者 Feinstein 首次报道了一组 CTEPH 患者接受肺动脉球囊成形术（balloon pulmonary angioplasty，BPA）。近年来日本学者对该技术进行了深入研究，使该技术逐渐成熟。目前常用的名称是经皮肺动脉血管成形术（percutaneous transluminal pulmonary angioplasty，PTPA）。

二、治疗原理

CTEPH 患者应用 PTPA 术可使肺血流的分布改善、增加肺血管的顺应性和减少右心室的后负荷，从而改善症状。对于适合行 PTPA 术的 CTEPH 患者，其肺血管主要有两种类型病变：段或亚段肺动脉的闭塞、段动脉或亚段肺动脉的狭窄。

PTPA 术的治疗效果主要来自于：①肺动脉血流重建，改善通气血流 / 比例失调。通过开通闭塞的段动脉，恢复该段动脉支配区域的血流，可使肺通气血流比例失衡得到改善，使患者的血液中血氧饱和度增加，运动耐力得到改善。②降低肺动脉压力和肺血管阻力，降低右心室后负荷。在有些 CTEPH 患者，在急性 PE 之后，即使经过系统的抗凝治疗，管腔内的血栓消失，但在某些段动脉和亚段动脉，特别某些段动脉起始部或近心段、在血栓的机化过程中，导致不同程度的限局性狭窄，通过球囊扩张的方法使之消失，肺动脉压力及肺动脉阻力均可明显下降。

三、适应证

总结文献，建议下列情况下可以考虑行 PTPA 术，仅供参考，有待随着临床实践经验增多不断修正。

1. 段动脉的狭窄或闭塞病变，经外科专家会诊后不适合行 PEA 术者。

2. PEA 术后残留，肺段动脉或亚段动脉有血流动力学意义的残存狭窄。

3. 所在区域未开展 PEA 而患者不能转诊者。

4. 有 PEA 术禁忌证，包括合并其他疾病而不能行 PEA 术者。

5. 作为 PEA 术的"桥接治疗"。暂时无法行 PEA 术者，可考虑先行部分肺段动脉的 PTPA 术择期行 PEA 术。

四、禁忌证

同一般的心导管检查常见禁忌证，尤其是肾功能不全和严重肺功能减低者。伴有严重右心功能不全的CTEPH患者在入院初期可出现肾前性肾功能不全，经过系统治疗后肾功能不全可以纠正或血肌酐轻度升高。对于这类患者，PTPA术前后如能给予充分水化治疗，并不是PTPA术的禁忌证。

五、经皮肺动脉血管成形术

（一）术前准备

1. 器材准备　8F血管鞘、6F MPA2导管、145°猪尾造影导管、8F MPA大腔导管、6F JR3.5大腔导管、260cm超滑导丝、260cm交换导丝、0.014导丝、直径2.0~6.0mm的球囊导管。

2. 患者准备　包括以下内容。

（1）充分纠正右心功能不全：第一次接受PTPA手术的患者，很多患者是因为严重的右心功能衰竭入院，这些患者不宜过早接受PTPA术，应在右心功能不全基本被纠正后，心功能达Ⅱ级左右时再接受PTPA术。注意消除过重的容量负荷，降低术后再灌注性肺水肿的程度，建议采用BNP而非NT-ProBNP来评价心功能的变化，将BNP水平控制在500pg/ml以下，同时观察经治疗后血浆BNP水平的变化。积极使用肺动脉高压靶向药物治疗改善患者心功能和运动耐力。

（2）积极规范的抗凝治疗：在部分CTEPH患者存在原位血栓形成，尤其在原有闭塞的肺段动脉的近心段或狭窄以远，由于右心功能衰竭，肺动脉血流速度减慢和血氧水平下降，触发原位血栓形成。给予抗凝治疗后，可使原位血栓消散，减少介入的工作量。

3. 影像学准备　两肺共有20个肺段动脉，术中仅依靠左、右肺动脉造影不能提供肺段动脉的病变精细情况，而且会增加造影剂的用量。术前行肺动脉CTA不仅可以判断肺动脉的病变部位、类型，而且可以在三维重建后以不同的角度显示病变的类型和程度，可帮助做好介入治疗术前的准备工作，特别是帮助选择拟行介入治疗的靶血管、最佳投照角度和合适导管的选择。

4. 充分的水化治疗　由于PTPA术中首先行左右肺动脉的选择性造影，随后对选定的靶血管进行超选造影，并在术中多次造影评估导管、导丝和球囊的到位情况，所以仅单次PTPA术需要300~400ml的造影剂；在部分CTEPH患者不同程度存在右心衰导致肾前性肾功能不全，所以术前充分的水化治疗是防止术后出现肾功能不全加重的关键。

（二）导管插入途径

一般首选右侧股静脉，部分患者，特别是合并抗心磷脂抗体综合征患者常常合并髂总静脉闭塞，导致下肢导管插入困难，此时可选右侧锁骨下静脉。

（三）操作步骤

1. 右心导管检查　局部麻醉下穿刺右侧股静脉（右锁骨下静脉），送入鞘管。首先行右心导管检查，重点要记录肺动脉压力、右心室压力和右心房压力。

2. 左、右肺动脉选择性造影　肺动脉选择性造影是PTPA术中的一个重要环节。造影投照体位的选择对于判断血管病变具有重要作用。既往肺动脉造影多选用正、侧位，可较为清楚地显示肺动脉各段动脉，但是需要患者双上肢上举，如果作为诊断性肺动脉造影检查，由于时间较短，患者可以耐受。但如果行 PTPA 术，由于手术时间普遍在 2~3h 左右，患者难以耐受。所以选择合适的固定投照体位，保证术中便于对照、比较尤为重要。

1）左肺动脉选择性造影：以右前斜位为首选，其次为后前位。由于每位患者的病变和病程的不同，导致肺动脉扩张情况差异明显，所以为保证造影评价的趋同性，建议均以右前斜45°为统一的投照角度。该投照角度可清晰地显示左肺的上、下舌段和左肺下叶的各基底段动脉病变情况。

2）右肺动脉选择性造影：同左肺动脉相比，右肺动脉并无最佳投照角度，建议首选后前位，随后依次为左前斜45°和右前斜45°。

3. 导管操作技术

1）单导管技术：国外很多文献介绍的方法都是选用单根大腔导管送入病变血管，随后送入导丝和扩张球囊，行 PTPA 术。

2）双导管技术：北京朝阳医院采用的双导管技术或称为"双大腔技术"，系借鉴冠脉介入治疗技术的中"子母导管"方法。日本学者报道过这种方法，但没有对该方法及优点做具体的描述。

该技术的操作流程：将 8F MPA 大腔导管经 8F 血管鞘沿交换导丝送入主肺动脉中，随后将另外一个大腔导管（如 6F JR3.5 或 JL4.0）从 8F MPA 导管尾端插入，直至主肺动脉，形成 8F MPA + JR3.5 的双大腔组合。

双导管技术的优点：首先，较单导管技术相比，可以提供足够的支撑力；其次，由于 8F MPA 导管长度较 6F JR3.5 导管短，可依据病变血管的走行形态，通过调整 6F JR3.5 导管伸出的长度来获得不同的弯曲度，使之顺利进入病变血管；最后，在某些进入比较困难的血管，可以采用两个大腔导管交替前进的方法，使双大腔组合进入病变血管。

3）双导丝技术：双导丝技术指的是在同一支病变血管放入两根导丝或在紧邻靶血管的另一支血管内放入另一根导丝，一根导丝是超滑导丝，另外一根是 PCI 导丝。不同于冠脉介入治疗的是，由于 PTPA 术并无专用导管，使用的是冠脉介入治疗的器材，需要调整导管并借助导丝实现操作系统稳定在靶血管内。双导丝技术可增加双大腔系统的稳定性，即使导管一度从靶血管中脱出，可借助导丝迅速将导管恢复至原来的位置，减少重复操作、造影剂用量和 X 线曝光时间。需要指出的是，如果使用直径 6mm 及以上扩张球囊，则需要撤出超滑导丝，否则推送球囊时会很困难。

4. 靶血管的选择　优先开通闭塞病变，随后消除血管狭窄。依据经验，通常在同一患者中，特别是未经过系统、规范抗凝治疗的肺栓塞患者，往往同时存在闭塞的肺段动脉和狭窄的肺段动脉。而经过系统、规范抗凝治疗的患者则以血栓机化后形成的狭窄病变为主。如何选择靶血管进行介入治疗，是首先开通闭塞血管还是消除肺动脉的狭窄，可能是一个令人困惑的问题，提供建议如下。

优先开通闭塞的段动脉。首先，开通闭塞的段动脉可以纠正血流/通气比例异常，增加患者的血氧饱和度，增加患者活动耐力；其次，通过开通闭塞的段动脉，可使肺部血流分布更加分散，在消除狭窄的段动脉、特别是高度狭窄的病变时，可相对减少进入该段动脉支配区域的血流，降低再灌注肺水肿的程度。

随后扩张狭窄的段动脉。对于以段动脉狭窄为主的患者，通过 PTPA 术，消除段动脉存在的管腔狭窄可使肺动脉的压力迅速下降。对于狭窄病变的确定，术前依靠肺动脉 CTA 的三维重建来完成。需要提醒的是，目前大多数单位的肺动脉 CTA 报告多数是报告管腔有无血栓存在，对于是否有管腔狭窄并不重视，二维图像上提示管腔狭窄的征象主要是扩张的段动脉在其下的数个层面管腔突然变细，三维重建可清晰显示。术中通过肺段动脉的造影可以确认，但更重要的是依靠收缩期压力阶差的存在来证实，以收缩期压力阶差 ≥ 20mmHg 为诊断标准。

日本学者对靶血管的选择建议是：通过肺灌注扫描确定灌注不良的肺叶；如双肺同时存在灌注不良的肺叶，右肺优先行 PTPA 术；同一肺内，下肺优于上肺；狭窄优于闭塞病变。

5. 球囊的选择

1）球囊直径：一般不超过病变所在靶血管的直径。对于高度狭窄的肺动脉段动脉，应逐步扩张，先从直径 2mm 起步，逐步递增至 4mm，直至 6mm。

2）扩张时间：根据国外文献报道和北京朝阳医院的经验，一般单次扩张时间不超过 30s。对于部分高度狭窄病例可以延长扩张时间至 60s。

3）扩张终点：球囊腰征消失或狭窄前后压差消失（< 10mmHg），不宜超过球囊的爆破压。

6. 手术终点

1）单次手术终点：日本学者建议，以动脉血氧饱和下降 4% 或者出现血痰为手术终点。北京朝阳医院的经验提示少量的痰中带血并不少见，可暂停在该靶血管的操作，观察血痰的情况，如无加重迹象或咯血停止，可继续完成拟定的介入治疗或选择另一支靶血管进行介入治疗。

2）PTPA 术的终点：以肺动脉平均压 < 30mmHg 为终点。

7. 手术间隔　日本学者建议每次介入治疗间隔为 1~2 周。北京朝阳医院的经验以 4 周为宜。

（四）并发症及处理

1. 咯血或痰中带血　可发生在术中或术后。少量咯血并不影响介入治疗，可停止在该肺段动脉的操作或以球囊低压堵塞，咯血会逐渐终止。患者发生咯血后应嘱护士备好吸引设备，并注意观察咯血的量和速度，如咯血量逐渐减少且速度减慢，提示咯血逐渐停止，否则可给予少量鱼精蛋白中和肝素。

2. 肺动脉破裂　常见于初始扩张球囊大于段血管直径时，造影检查可见造影剂外渗，可停止操作，并以球囊低压堵塞。常用的处理方法是用弹簧圈堵塞该段动脉。避免肺动脉破裂的方法：血管扩张大小不宜大于 90% 原始大小；以血管内超声或光学相干断层成像（optical coherecnce tomography，OCT）为指导。

3. 肺动脉夹层　多发生于患者病程较长且肺动脉压力较高者，但较体动脉夹层不同的是，停止在已经发生夹层的动脉相关操作后，夹层不会扩展且患者不会出现明显的胸痛和血流动力学恶化征象。

4. 间质性肺炎和间质性肾炎　比较少见。

5. 再灌注性肺水肿（reperfusion pulmonary edema，RPE）　是制约和影响 PTPA 术的主要并发症。RPE 是源于原本低灌注血管床经球囊扩张后局部肺血流量和压力突然增加，导致毛细血管床灌注压骤然上升所致。临床上患者可表现为呼吸困难、干咳或咳痰。严重的再灌注性肺水肿患者呼吸困难在平卧后加重，需坐位方能缓解。部分患者会咳出大量黄色、较为稀薄的胶冻样痰，持续 2~3d 后逐渐停止，考虑为渗入肺泡的血浆，这种类型的患者术后往往恢复较好。体格检查会发现局限于某肺段的湿性啰音，在此之前表现为该肺段的呼吸音减低，无创血氧饱和度监测会发现血氧饱和度的降低。放射学检查和分级：日本学者在这方面做了大量的工作，提出分级和处理方法（图 21-1）。需要指出的是，对于再灌注性肺水肿的识别，胸部 CT 检查要优于胸部平片。

1 级：胸部 X 线片上无明显可识别的再灌注性肺水肿。

2 级：胸部 X 线片可以看到轻度的再灌注性肺水肿，增加吸氧数日后自行缓解。

3 级：胸部 X 线片上可以看到中度的再灌注性肺水肿，需要增加吸氧浓度和面罩供氧，使动脉血氧饱和度维持在合适的水平。

4 级：胸部 X 线片上可以看到中到重度的再灌注性肺水肿，需要无创正压通气和高浓度的氧气吸入。

5 级：胸部 X 线片上看到极为严重的再灌注性肺水肿，需要有创通气治疗。

再灌注性肺水肿的危害大，发生率高，重点在于预防。我们常采用以下措施加以防范再灌注性肺水肿的发生：①每次血管扩张数不大于 2 根；②加强术前用药，以基础药物、肺动脉高压靶向药物、抗右心衰药等稳定患者全身状况，如血流动力学、右心功能、营养状况等后再行 PTPA；③OCT 指导 PTPA

降低 RPE 风险；④血管扩张大小不宜大于 90% 原始大小。2013 年日本学者提出了肺水肿预测评分指数（pulmonary edema predictive scoring index，PEPSI）来预测肺水肿的发生，PEPSI= 肺血流等级评分改变值 ×PVR 基线值，前者是单次 PTPA 术实施治疗的血管术后血流分级情况（日本学者称之为肺动脉血流分级，以下简称为肺动脉血流分级）的总分，后者是介入术前（基础状态下）肺血管阻力。肺动脉血流分级的计分方法是：以肺段动脉为计分单位，如该肺段动脉分为两个亚段，则每个亚段动脉为 0.5 分，依此类推；比较术前和术后血流分级的计分差值，并计总和。作者经过研究发现，PEPSI 值 > 35.4 对再灌注性肺水肿的发生具有预测价值。根据日本学者提出的 PEPSI 预测值，可根据患者 PTPA 术前肺阻力（PVR）的数值，计算出本次 PTPA 术可以完成的血管数量和开通程度。所以 PVR 基线值低的患者，肺血流等级评分改变值高，可扩张血管数量多，RPE 发病率低，PTPA 术后预后好。

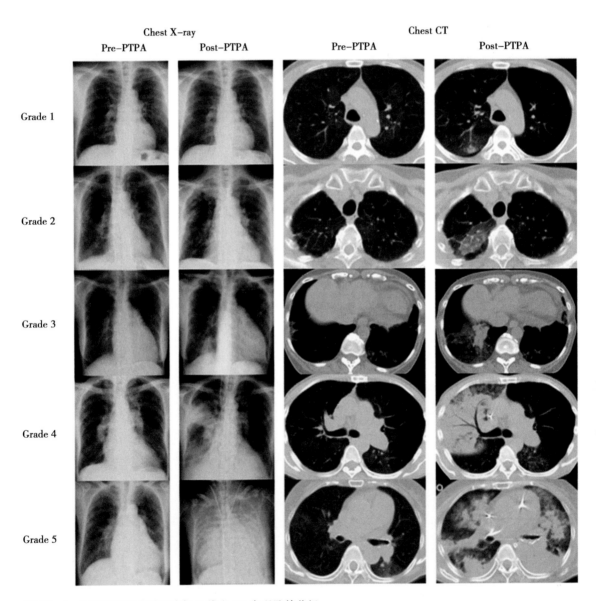

图 21-1　再灌注性肺水肿的胸部 X 线和 CT 表现及其分级

（摘自：Inami T.Pulmonary edema predictive scoring index（PEPSI），a new index to predict risk of reperfusion pulmonary edema and improvement of hemodynamics in percutaneous transluminal pulmonary angioplasty.J Am Coll Cardiol Intv，2013，6：725-736.）

肺动脉血流分级的划分方法类似 TIMI 分级

TIMI 0 级（0 分）：无再灌注或闭塞远端无血流。

TIMI Ⅰ 级（1 分）：造影剂部分通过闭塞部位，管腔充盈不完全。

TIMI Ⅱ 级（2 分）：造影剂能够完全充盈管腔，但进入和清除的速度都较正常血管慢。

TIMI Ⅲ 级（3 分）：造影剂在血管内的充盈和清除正常。

一旦出现再灌注性肺水肿必须积极处理：根据再灌注性肺水肿的分级方法给予不同的处理建议。第一，维持血氧饱和度是首要的目标。可以参照日本学者的建议，通过增加吸氧流量的方法来维持血氧饱和度在一个合适的水平（以 $SaO_2 > 90\%$ 为宜），可根据病情变化依次采取：增加氧流量、双路吸氧（即一路鼻导管而另一路为面罩的方法）、无创正压通气（BIPA），如果上述措施不能维持血氧饱和度在一个合适的水平，可考虑行有创机械通气的方法。第二，积极的利尿治疗。通过积极的利尿治疗，使患者右心室的前负荷减少，进而使进入肺动脉的血流量减少，同时利尿治疗可促进造影剂排泄，降低造影剂对肾脏的损害。可以酌情使用糖皮质激素。日本学者的研究表明，糖皮质激素对肺水肿的预防和缓解并无确切的作用。病情需要可使用多巴胺、多巴酚丁胺等血管活性药物。多巴胺具有升压和对右心室的正性肌力作用，使右心收缩力增强，可能会使肺循环灌注压增加。基于以上考虑，我们早期曾经使用多巴胺治疗灌注性肺水肿，后期不再使用，对该药物在治疗再灌注性肺水肿的作用有待进一步评价。

PTPA 术的出现是 CTEPH 治疗方法重大的进步，相信随着 PTPA 术病例数量的不断增加和经验的逐渐积累，经皮肺动脉血管成形术 PTPA 会成为 CTEPH 患者除 PEA 术、肺移植术和传统药物治疗以外的又一个新选择。

（王剑锋）

参考文献

［1］Keogh A，Strange G，McNeil K，et al.The Bosentan Patient Registry：long-term survival in pulmonary arterial hypertension.Intern Med J，2011，41：227-234.

［2］de Perrot M，Granton JT，McRae K，et al.Outcome of patients with pulmonary arterial hypertension referred for lung transplantation：a 14-year single-center experience.J Thorac Cardiovasc Surg，2012，143：910-918.

［3］Galie N，Hoeper MM，Humbert M，et al.Guidelines for the diagnosis and treatment of pulmonary hypertension：the Task Force for the Diagnosis and Treatment of Pulmonary Hypertension of the European Society of Cardiology（ESC）and the European Respiratory Society（ERS），endorsed by the International Society of Heart and Lung Transplantation（ISHLT）.Eur Heart J，2009，30：2493-2537.

［4］Sugimura K，Fukumoto Y，Satoh K，et al.Percutaneous transluminal pulmonary angioplBASty markedly improves pulmonary hemodynamics and long-term prognosis in patients with chronic thromboembolic pulmonary hypertension.Circ J，2012，76：485-488.

［5］Mizoguchi H，Ogawa A，Munemsa M，et al.Refined balloon pulmonary angioplasty for inoperable patients with chronic thromboembolic pulmonary hypertension.Circ Cardiovasc Interv，2012，5：748-755.

［6］Feinstein JA，Goldhaber SZ，Lock JE，et al.Balloon pulmonary angioplasty for treatment of chronic thromboembolic pulmonary hypertension.Circulation，2001，103：10-13.

［7］Kataoka M，Inami T，Hayashida K，et al.Percutaneous transluminal pulmonary angioplasty for the treatment of chronic thromboembolic pulmonary hypertension.Circ Cardiovasc Interv，2012，5：756-762.

［8］Esch JJ，Shah PB，Cockrill BA，et al.Transcatheter Potts shunt creation in patients with severe pulmonary arterial hypertension：

initial clinical experience.J Heart Lung Transplant,2013,32：381-387.

［9］ Lang I,Meyer BC,Ogo T,et al.Balloon pulmonary angioplasty in chronic thromboembolic pulmonary hypertension.Eur Respir Rev,2017,26（143）.

［10］ 熊长明，程晓玲.慢性血栓栓塞性肺动脉高压的介入治疗.中华医学杂志,2016,96：1236-1238.

［11］ Satoh T,Kataoka M,Inami T,et al.Endovascular treatment for chronic pulmonary hypertension：a focus on angioplasty for chronic thromboembolic pulmonary hypertension.Expert Rev Cardiovasc Ther,2016,14：1089-1094.

［12］ Ogawa A,Matsubara H.Balloon pulmonary angioplasty：a treatment option for inoperable patients with chronic thromboembolic pulmonary hypertension.Front Cardiovasc Med,2015,2：4.

［13］ Hosokawa K,Abe K,Oi K,et al.Balloon pulmonary angioplasty-related complications and therapeutic strategy in patients with chronic thromboembolic pulmonary hypertension.Int J Cardiol,2015,197：224-226.

［14］ Dimopoulos K,Kempny A,Alonso-Gonzalez R,et al.Percutaneous transluminal pulmonary angioplasty for the treatment of chronic thromboembolic pulmonary hypertension：Challenges and future directions.International Journal of Cardiology,2015,187：401-403.

［15］ Ishiguro H,Kataoka M,Inami T,et al.Percutaneous transluminal pulmonary angioplasty for central-type chronic thromboembolic pulmonary hypertension.JACC Cardiovasc Interv,2013,6：1212-1213.

［16］ Feinstein JA,Goldhaber SZ,Lock JE,et al.Balloon pulmonary angioplasty for treatment of chronic thromboembolic pulmonary hypertension.Circulation,2001,103：10-13.

［17］ Voorburg JA,Cats VM,Buis B,et al.Balloon angioplasty in the treatment of pulmonary hypertension caused by pulmonary embolism.Chest,1988,94：1249-1253.

第22讲

右心导管技术及急性血管反应试验的临床应用

一、概述

右心漂浮导管技术又称右心 Swan-Ganz 导管技术。1970 年由 Swan 和 Ganz 首先研制成顶端带有气囊的导管，临床常用于各种复杂的心血管疾病诊断、指导临床治疗。同时，右心导管技术是诊断肺动脉高压的基本技术，可以用于监测肺动脉压力水平、评估右心功能及完成血管反应试验。

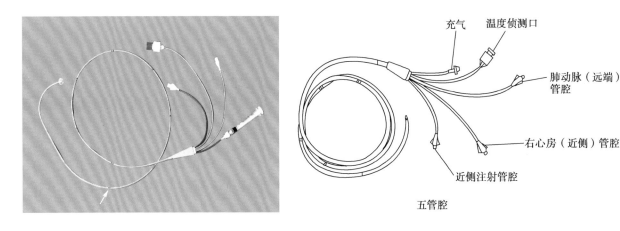

图 22-1　右心漂浮导管管路

（一）适应证

1. 先天性心脏病手术评价；

2. 心脏移植术中及术后监护；

3. 左心功能不全合并血流动力学不稳定；

4. 右心功能不全合并血流动力学不稳定；

5. 其他血流动力学剧烈变化患者；

6. 科研需要。

（二）禁忌证

1. 急性感染期；

2. 右心房、右心室内肿瘤或血栓形成患者，导管漂浮时可导致瘤块或血块脱落；

3. 三尖瓣或肺动脉瓣严重狭窄患者，导管难以通过狭窄部位，即使通过会加重阻塞血流；

4. 严重心律失常未控制；

5. 严重高血压尚未控制；

6. 出血倾向或现有出血疾病；

7. 无穿刺点可选择患者；

8. 严重心力衰竭及其他脏器功能衰竭患者。

二、右心导管操作流程

（一）导管路径的选择

1. 股静脉：静脉解剖位置固定，管径较粗，穿刺难度不大，然而该路径至右心距离远，漂浮路径长，不适合初学者或者严重右心功能不全患者；

2. 肘正中静脉　该位置静脉较细，穿刺和漂浮难度相对较大，所需导管直径较小，然而该路径创伤较小，感染、血肿风险也较小，可以作为熟练术者的选择。

3. 颈内静脉　静脉解剖位置固定，变异较少，到右心距离短，途径直，气胸、血胸、臂丛神经及胸导管损伤较其他途径少，是我中心最常用的右心导管穿刺路径。

（二）右心导管检查术前和术后注意事项

备皮，完善常规化验，和患者及家属谈话、签字，交代右心导管检查的必要性和可能出现的意外情况。若为股静脉穿刺需要加压包扎1~2h，卧床4h，同时有动脉穿刺者加压包扎6h，卧床12h。

术前应用华法林者无需常规停用华法林，监测 INR < 2.5 即可进行右心导管检查，术前应用低分子肝素者术前无需停用低分子肝素。

术后密切观察生命体征、出血等情况。

（三）导管检查器材准备

导管和导丝：5F-6F 端侧孔导管、Swan-Ganz 导管等，常用导丝 150cm 长、0.035 英寸普通直头导丝、"J" 形头导丝等。

静脉穿刺针、5F-8F 静脉或动脉鞘管。

多导生理记录仪、监测心电图和压力的变化。

血气分析仪用于及时测定取血样标本的血氧饱和度。

（四）操作步骤

1. 术前穿刺部位备皮，消毒。

2. 建立静脉通路，连接心电图监测、调整好导管测压装置，必要时连接好肱动脉血压监测。

3. 静脉穿刺，送入导管至右心各部位，取血样测定血氧饱和度，测定各部位压力。

4. 利用漂浮导管测定肺毛细血管楔压和测定心排血量。

（五）压力和血氧饱和度测量注意事项

测压时必须保证导管、三通管、压力延长管、换能器的连接严密和通畅。导管、三通管、压力延长管必需定时用肝素水冲洗，排气要完全，避免气泡和血凝块堵塞导管影响压力测定。如发现压力波形与导管位置不符，需仔细检查。每次测压前必需重新校零，以避免零点漂移带来的误差。

测压取血时要保持准确、良好的导管位置。正确的导管位置是游离于心脏、大血管腔内，如导管头端顶在血管壁或心腔壁上则会取血困难，测压不准确。测压时不要触动导管，以保证测压的稳定性。如果需要测定血氧饱和度，在每个部位取血样时必需充分冲洗导管，并先用 10ml 注射器弃去 2~4ml 导管内（前一个部位）残留血液后，再用 5ml 注射器取血样标本。

三、右心导管测量指标及临床意义

（一）血流动力学指标

1. 身体基础指标　身高、体重、体表面积（计算获得）、基础热量。
2. 右房压（RAP）　A 波 /V 波 / 平均压（A/V/M）。
3. 右心室压力（RVP）　收缩压 / 舒张压 / 平均压（S/D/M）。
4. 肺动脉压力（PAP）　收缩压 / 舒张压 / 平均压（S/D/M）。
5. 肺小动脉楔压（PAWP）
6. 全肺阻力（PVR），肺循环阻力指数（PVRI）和体循环阻力指数（SVRI）
7. 心排血量（CO）及心排血指数（CI）
8. 右心腔分段取血的血氧饱和度（图 22-2）

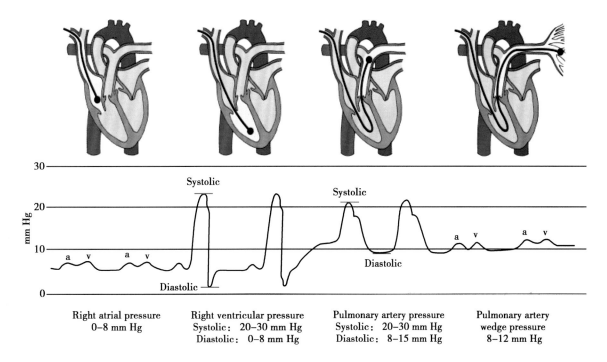

图 22-2　漂浮导管经过各部位压力模拟图

（二）血流动力学指标的测定及正常值

1. 右心房压力波形（RAP） 由 a 波和 v 波组成，a 波代表心房收缩，v 波代表心房充盈。右房压升高常见于血容量相对增多、心功能不全、容量血管收缩；右房压降低常见于血容量相对不足。正常值为 0~8mmHg。

2. 右心室压力波形（RVP） 右心室波是一个较易识别的压力波形，上升幅度大、速度快、舒张压低，接近零点。右心室收缩压升高见于肺动脉高压、肺动脉瓣狭窄、增加肺血管阻力的因素；舒张压升高见于高血容量、充血性心力衰竭、心脏压塞、限制性心包疾病；舒张压降低见于低血容量状态。正常值为收缩压 20~30mmHg，舒张压 1~7mmHg。

3. 肺动脉压波形（PAP） 导管前端继续向前，到达主肺动脉位置，可以显示肺动脉压力波形，肺动脉波下降支可见重脉切迹，是由肺动脉瓣的关闭引起，可作为肺动脉波形的识别标志。肺动脉压升高常见于肺动脉高压、三尖瓣反流、二尖瓣狭窄或反流、心衰、心肌病、先天性心脏病、肺部疾病；肺动脉压下降常见于低血容量、肺动脉瓣狭窄、三尖瓣狭窄、三尖瓣闭锁、Ebstein 畸形等。正常值为 25~30mmHg，舒张压 8~12mmHg，平均压 10~20mmHg。

4. 肺小动脉楔压（PAWP） 当漂浮导管继续向前漂浮，给导管前端气囊充气，可以在肺小动脉远端嵌顿，此时测得的压力即 PAWP。PAWP 是一个低平缓和的波形，亦由 a 波和 v 波组成，当不存在二尖瓣病变、肺血管畸形情况下，PAWP 应等于左房压和左室舒张末压力，可以反映左心功能，PAWP 升高提示左心收缩或舒张功能不全。正常值 4~12mmHg。

5. 心排血量的测定 心排血量（CO）的测定方法可采用 Fick 法和标准热稀释法或连续热稀释法。

（1）Fick 法：曾经是测量心排血量的"金标准"，是根据 Adolph Fick 在 19 世纪 70 年代提出的理论发展起来的。Fick 认为，某个器官对一种物质的摄取或释放是流经这个器官的血流量和动静脉血中这种物质的差值的乘积。故在已知氧耗量的情况下，测得肺静脉和动脉血氧饱和度，即可算出心排血量。肺动脉血氧饱和度可以通过导管直接采血测得，而肺静脉血氧饱和度很难直接测得，故该值是通过体动脉血氧饱和度估测的：当存在心内分流性先天性心脏病时，如果体动脉饱和度 > 95% 时，肺静脉血饱和度以 100% 计算；如果体动脉血饱和度 < 95% 时，肺静脉血饱和度以 95% 为准。当不存在心内分流先天性心脏病时（如特发性肺动脉高压等），肺静脉血氧饱和度则按股动脉血氧饱和度计算。但如果存在肺动脉高压导致的卵圆孔开放引起的右向左分流，那么肺静脉血氧饱和度按 98% 计算。氧耗量直接测定比较繁琐，临床上常采用体表面积和基础热量推算法间接测定每分钟氧耗量。

$$氧耗量（ml/min）= \frac{基础热卡（卡/米^2/小时）\times 209}{60} \times 体表面积（m^2）$$

$$心排量（l/min）= \frac{氧耗量（ml/min）}{（肺静脉血氧饱和度 - 肺动静血氧饱和度）\times 1.34 \times Hb(g/dl)} \times 1/10$$

Fick 法的局限性：在测量过程中患者必需处于生理学稳定状态，而大多数需要心排血量测量的患者都是危重患者，也就是"不稳定状态"。氧耗量是根据正常人年龄、性别和体表面积估算出来的，而患者基础代谢与正常人不同，有创检查时的不适和紧张进一步影响代谢状况，使患者实际氧耗量与估算值不符。肺血管病患者多数伴有动脉低氧血症，当动脉血氧饱和度 < 95% 时如何估算肺静脉血氧饱和度并无统一标准。

（2）标准热稀释法（间断心排血量 –Bolus 测定法）：运用染料/指示剂稀释原理，利用温度变化作为指示剂，将一定量的已知温度的液体通过导管快速注入右心房，冰冷的液体与心内血液混合，使其温度降低，由内置在导管里的热敏电阻感知到这种温度的下降，得到一条相似的"时间—温度曲线"，曲线下面积与心排血量成反比。标准热稀释法是我中心主要采用的心排血量测定方法，数据稳定，且不受患者生理病理状态的影响，但需要注意几个问题。①正确的导管位置：漂浮导管顶端必需位于主肺动脉内才能获取准的心排血量，同时需确认是否有正确的右房压力波形、正确的肺动脉压力波形、标准的球囊充气容量。②如何减少测量数据误差：肺动脉内血温度和注射盐水温度之差应该至少在10℃以上；必需在4s内将10ml冰盐水快速平稳地注射到漂浮导管的近端腔（位于右心房）内，至少用3次心排血量值进行加权平均；两次注射需间隔70s以上；最好由一个人操作；删除和平均值相差10％以上的测定值。

热稀释法的局限性：该方法因为测定的是流经心腔内血流量的体积，如果存在先天性心脏病心内分流的患者，该法测定的心排血量将不准确。

（3）连续热稀释法（连续心排血量测定法）：利用漂浮导管内置的热敏导丝连续向血液内发放小的脉冲能量，通过肺动脉漂浮导管记录主肺动脉末端处的血温变化，发放的能量曲线与血温变化波形之间存在相关解码关系，由此获得冲刷波形——稀释曲线，依据热量守恒的定律（改良的 Stewart-Hamilton 公式）计算出心排血量。目前临床上多采用爱德华公司的 Vigilance®连续血流动力学 / 氧动力学监测系统来测定心排血量，应严格按照仪器操作规程来操作。

CO 正常值为 4~7L/min。CO 增加见于缺氧，氧消耗增加，正性肌力药，贫血，早期脓毒症；CO 降低见于低血容量，灌注不足，心源性休克，代谢性酸中毒，晚期脓毒症。

正常值 2.5~4.0L/min。

$$心脏指数（CI）= \frac{心排量（CO）}{体表面积（BAS）}，正常值：2.5–4.0L/min$$

6. 全肺阻力（PVR） 全肺阻力反映患者右心后负荷，PVR 升高提示全肺循环阻力水平升高，肺动脉收缩更严重，血管重塑更明显。

$$PVR = \frac{(平均肺动脉压 –PAWP) \times 80}{心排量}$$

PVR 由平均肺动脉压力和心排血量决定。患者的平均肺动脉压力越高，CO 越低，PVR 越高。正常值 < 3WOOD。

7. 右心腔分段取血的血氧饱和度 正常人腔静脉、右房、右室至肺动脉段是封闭的腔室，各个部位的血氧饱和度仅存在细微差异。右房比腔静脉的血氧饱和度差异 < 9％，右室比右心房的血氧饱和度差异 < 5％，肺动脉比右室的血氧饱和度 < 3％，如果存在房间隔、室间隔以及肺动脉层面的分流，相应部位的血氧饱和度差异将超过以上水平。通过右心导管在各部位检测血氧饱和度可以帮助判断是否存在异常心内或肺动脉水平分流。

四、右心导管在肺动脉高压中的应用

在肺动脉高压的诊断中右心导管检查是必不可少的。它既可以直接测定肺动脉的收缩、舒张和平均压，又可以评估右心和左心功能，通过急性血管反应试验还有助于制定用药方案，故所有疑诊肺动脉高压的患者需要接受右心导管检查。

（一）右心导管在肺动脉高压诊断中的应用

肺动脉高压的诊断标准：海平面水平，右心导管测得平均肺动脉压力（mPAP）≥ 25mmHg，若 PAWP ≤ 15mmHg 可以诊断为毛细血管前肺动脉高压，包括动脉性肺动脉高压（第1类）、肺部疾病相关性肺动脉高压（第3类）、慢性血栓栓塞性肺动脉高压（第4类）和多种因素相关或原因不清的肺动脉高压（第5类）。

若 PAWP > 15mmHg 则应诊断为毛细血管后肺动脉高压，包括左心疾病相关性肺动脉高压（第2类）和第5类肺动脉高压。右心导管术中可以完善肺动脉造影，帮助鉴别慢性血栓栓塞性肺动脉高压（CTEPH）。

（二）急性血管反应试验

急性肺血管扩张试验（急性血管反应试验，AVT）是利用右心导管技术在监测肺动脉高压（PAH）患者血流动力学的情况下进行短效药物试验，以预测患者是否对长期的扩血管治疗有效，并证实不会发生体循环低血压或右房压升高的情况。该试验目的是筛选对口服钙通道阻滞剂（CCB）敏感患者，寻找可能适合长期使用 CCB 治疗的患者，判断患者的预后。AVT 筛选阳性患者可以应用 CCB 类药物降低肺动脉高压，且预后明显优于阴性患者。常用于 AVT 的药物有依前列醇（前列环素）、NO 气体、腺苷、依洛前列素（万他维）。我中心采用依洛前列素作为 AVT 的药物。依洛前列素是一种人工合成的前列环素类似物，吸入后直接作用于肺血管壁外膜，体循环不良反应少，安全性好，易耐受，起效快，半衰期短，使用方法是 20μg（2ml）放入雾化器内，吸入 8~10min。腺苷的用法为：起始剂量 50μg/（kg·min），如果患者无心率、血压明显变化，可以每2分钟增加一次滴速，每次递增剂量为 25μg/（kg·min），直至出现不良反应或试验显示阳性。

1. 适应证　动脉型肺动脉高压患者（WHO 肺动脉高压分类中的第一大类，包括特发性肺动脉高压、遗传性肺动脉高压、药物和毒物所致肺动脉高压、结缔组织病相关性肺动脉高压、先天性心脏病相关性肺动脉高压、门脉高压相关性肺动脉高压、HIV 感染相关性肺动脉高压等）、慢性血栓栓塞性肺动脉高压患者（WHO 肺动脉高压分类中的第四大类）。

2. 禁忌证　怀疑肺静脉闭塞病和（或）肺毛细血管瘤样增生症的患者该试验应列为禁忌，其他同右心导管检查。

3. 术前准备　签署手术知情同意书（血管造影、深静脉穿刺、Swan-Ganz 导管、急性血管反应试验）。

（1）术前 6h 禁食水。

（2）术前药物应用问题：长期应用高血压、冠心病治疗药物者，继续常规应用；无高血压、冠心病但服用钙离子拮抗剂者，术前至少 36~48h 停药（停药后观察患者耐受情况，若症状加重需恢复用药）。

（3）物品准备：多参数监护仪、压力插件及导线、输入键盘、Swan-Ganz 导管及导管鞘、血气穿刺针 4 个。

（4）抢救物品：除颤仪、简易呼吸器、氧气袋、吸氧管、抢救药物［阿托品、肾上腺素、胺碘酮（可达龙）、毛花苷 C（西地兰）、地塞米松、尼可刹米（可拉明）、洛贝林等］。

（5）术后注意事项：嘱患者半卧位，静脉穿刺处制动 4~6h，注意局部出血情况；嘱患者多饮水；注意肾功能变化。

4. 操作步骤

（1）多参数监测的准备：患者平卧于手术台，连接心电图、无创血压、经皮血氧饱和度、呼吸等监测系统；开启并备好多参数监护仪，将患者身高、体重等基本资料输入多参数监护仪中，备用。

（2）植入导管：植入导管后，连接压力插件，监测压力波形，判断导管位置。进入右房后可将球囊充气，易于进入右室及肺动脉，在进入肺动脉后将气囊放掉。

（3）获取基础资料：记录心率、血压、血氧饱和度；连接心排血监测系统与漂浮导管后，开始心排血量测定；确认漂浮导管位置后，记录肺动脉压力；测定 CVP 和 PAWP；应用急性血管反应药物：依洛前列素 20μg 加入雾化器中，开始雾化吸入，直至药物雾化完毕（约 15min）。在吸入药物过程中，注意患者有无不适，注意监测患者心率、血压、氧合等指标变化。再次获取肺动脉压力、心排血量、测定 CVP、测定 PAWP，根据以上数据进行血流动力学和氧动力学计算。

5. AVT 的 ACCP/ESC 阳性标准　吸入药物后，肺动脉平均压（mPAP）下降 ≥ 10mmHg，mPAP < 40mmHg，CO 增加或不变，同时满足上述 3 个条件者为 AVT 阳性。对于 AVT 阳性患者，可以给予 CCB 类药物降低肺动脉高压，3 个月后再次复查 AVT，如果仍然阳性，可以长期应用 CCB 类药物。

6. AVT 注意事项　出现如下情况，需要立即中止试验。

（1）体循环低血压，通常是收缩压低于 90mmHg；

（2）与用药前相比，右房压增加 20%~50%，或心排血指数减少 > 10%；

（3）中重度的不能耐受的副作用，如恶心、潮红、头痛；

（4）达到预期的最大剂量（不同研究中本条标准不一致）。

总之，右心导管对于肺动脉高压的诊断和治疗至关重要，且该项检查的并发症发生率不高，建议肺动脉高压中心均开展该项技术，虽然放置这些导管并不困难，但为了通过肺动脉插管获得可靠的血流动力学数据并减少并发症的发生，我中心是在 X 线机下完成的，专科医师的培训和大量的经验也是必要的。

（龚娟妮）

第三篇

临床病例与评析

病例 1

猝死型肺栓塞

【病史】

患者男性，33岁，电脑工程师，未婚。以"咳嗽、咳痰3d，胸痛2d"为主诉于2010年6月28日收住院。患者入院前3d无诱因出现咳嗽、咳痰，痰为白色，测体温37.5℃，无寒战、流涕、咽痛、鼻塞，无胸闷、胸痛、咯血，未予特殊治疗。2d前咳痰加重，伴痰中带血丝，双侧季肋部胸痛，与呼吸、咳嗽有关，平卧位疼痛明显，因疼痛剧烈不敢呼吸及大声言语，伴双侧胸廓紧缩感、乏力、纳差，无盗汗、消瘦，外院血常规示 WBC 9.71×10^9/L，N 83.1%；胸部X线片示双肺纹理增粗、模糊。给予输注"头孢他定、阿奇霉素"等药物2d，并服用"曲马多"止痛治疗，疼痛可缓解，仍伴咳嗽、咳痰和咯血，以"胸痛待查：肺炎？"收治，发病以来无明显喘息、前胸痛、左侧肩背部放射痛，无呼吸困难和双下肢水肿，睡眠差，大小便正常，体重无明显减轻。既往史：1个月前左膝关节滑膜炎、痛风，影响行走。否认冠心病、糖尿病、高血压病等疾病，否认肝炎结核病史，否认手术外伤史，对诺氟沙星过敏。无烟酒嗜好，未婚未育。入院时 T 38.5℃，HR 120次/分，RR 24次/分，BP 120/90mmHg。发育正常，营养良好，急性病容，全身皮肤黏膜无苍白、黄染，未见出血点。全身浅表淋巴结均未触及肿大。唇无发绀，咽不红，扁桃体不大，颈软，无抵抗，颈静脉无怒张，气管居中，甲状腺未触及肿大。胸廓无畸形，胸廓呼吸运动减弱，胸骨、肋骨无压痛及叩痛。双肺呼吸动度对称，节律规整，双肺未触及震颤，双侧语颤正常，呼吸急促，24次/分，双肺叩诊清音，双肺呼吸音清，未闻及干湿啰音。心界不大，心率120次/分，律齐，P2=A2，各瓣膜听诊区未闻及病理性心音及杂音。腹平坦，未见腹壁静脉曲张，腹软，无压痛、反跳痛，肝、脾肋下未触及，移动性浊音（−），双肾区叩击痛（−），肠鸣音正常。脊柱四肢无畸形，关节无畸形，左侧膝关节水肿、压痛，局部无发红，双下肢不肿。

【诊治经过】

入院后仍有咳嗽、咳痰、偶有痰中带血丝，因胸痛保持半卧位，呼吸浅快，因左侧膝关节滑膜炎不能行走，卧床休息，查 D-dimer 2.2ng/ml，血气分析提示 pH 7.43，PaO_2 72mmHg，$PaCO_2$ 40mmHg，SpO_2 95%，血沉75mm/h；查胸部CT：双侧肺不张，肺动脉增宽，左下肺片状实变影，高度可疑肺栓塞。心脏超声未见异常。2d后行下肢静脉超声示左下肢静脉血栓形成：左侧股总、股浅、腘、胫前、胫后静脉管腔充满实质样低回声，部分回声增强，即应用低分子肝素，严格卧床，下肢制动。入院后第3天（2010年7月1日）行 CTPA + CTV（图病例1-1）结果显示双侧肺动脉栓塞，下腔静脉、左侧髂动脉、左侧下肢静脉血栓。患者在 CTPA + CTV 检查前、检查中、检查后均未诉特殊不适。检查结束后转移至病床上准备返回病房，患者突然向右侧倾倒，眼球上翻，呼之不应，主管医师、CT室医师及家属急推床至急诊抢救室，过程 20~30s。9：48 入急诊抢救室，呼之不应，颈动脉搏动测不到，无自主呼吸，口唇发绀，给予心外按压，气管插管，呼吸机辅助呼吸，肾上腺素 1mg、阿托品 0.5mg 静脉推注。加用冰袋行脑保护。9：51 患者血压仍测不到，呼吸 41 次/分，心律 143 次/分，氧饱和度 100%。心电图示窦性心律、右束支传导阻滞。与患者家属谈话，家属同意溶栓治疗。给予 rt-PA 10mg，2min 静脉推注，之后 40mg 缓慢静脉滴注。10：10 患者神志转清，可按照医嘱动作，持续数分钟后再次昏迷。10：22 血压仍测不到，血气分析示（FiO_2 100%）pH 7.16，PaO_2 373mmHg，$PaCO_2$ 47mmHg，SpO_2 100%，BE −11.9mmol/L。给予万汶 500ml、碳酸氢钠 250ml 静脉滴注，应用多巴胺、多巴酚丁胺、去甲肾上腺素泵入等升压，血压逐渐上升。13：40 血压升至 101/54mmHg。14：25 仍呼之不应，神志不清，患者有痰，吸痰，痰为血性，患者有抵抗动作，双侧瞳孔 4mm，对光反应射减弱，双肺呼吸音清，未闻及干湿啰音。16：47 患者呼之可睁眼，无其他应答，双侧瞳孔 4mm，对光反应弱。患者于 19：00 转入 RICU，神志不清，呼唤可睁眼，但不能配合动作，双肺呼吸音清，未闻及干湿啰音，心率 129 次/分，律齐，腹平软，无压痛、反跳痛，肝脾肋下未触及，双下肢不肿。给予呼吸机辅助通气，氧浓度 100%，SpO_2 可维持在 93% 左右。血压在多巴胺 14~19μg/（kg·min）及去甲肾上腺素 9μg/min 持续泵入下，平均动脉压维持在 60~85mmHg。应用低分子肝素钙抗凝、舒普深抗感染治疗。7 月 2 日 7：00 患者神志仍不清楚，呼唤可睁眼，呼吸机模式 PSV + PEEP：PS 8cmH$_2$O，PEEP 6cmH$_2$O，FiO_2 50%，SpO_2 94%~96%。7 月 2 日 17：00 考虑脑水肿和急性肾功能不全，行 CRRT 治疗至 7 月 4 日神志转清，可自主睁眼，遵嘱眨眼，不能配合动作，双肺呼吸音清，未闻及干湿啰音，双下肢不肿。7 月 5 日 11：00 拔出气管插管，鼻导管吸氧，流量 3L/min，监测 SpO_2 98%~100%。可自主咳嗽，咳出少量褐色痰液。可按吩咐睁眼，简单对答，四肢配合运动。7 月 12 日可自行进食，可按吩咐配合动作，简单对答，但近期记忆下降。7 月 15 日咳嗽频繁，少量淡红色黄白非泡沫痰，黏稠度Ⅱ°，痰细菌学多次查见 MRSA，深静脉导管培养查见人葡萄糖球菌，更换深静脉及血滤导管，并给予替考拉宁抗炎治疗，氧合逐渐恶化，鼻导管及文丘里面罩，氧合无法维持。胸部 X 线片提示肺水肿。考虑重症感染，ARDS，立即予气管内导管，呼吸机辅助呼吸，调整 PEEP 值行肺复张，并予以利奈唑胺、卡泊芬净静脉滴注，经积极救治于 7 月 19 日成功撤机拔管，同日复查下肢静脉超声示血管回声增强，部分血管再通。并于 7 月 21 日加用口服华法林钠 3mg，7 月 26 日转出监护室。患者体温正常，神志清，精神好，言语顺畅，近期记忆力仍欠佳，但较前明显改善。自主呼吸平稳，鼻导管吸氧 2L/min，SpO_2 可维持在 97% 以上。7 月 30 日（图病例 1-2）复查 CTPA 肺动脉血栓栓塞明显减轻。出院后规律随访，调整华法林剂量使 PT-INR 控制在 2~3。

【专家点评】

肺栓塞的临床症状不特异，可以表现为猝死，也可以没有症状。本例患者肺栓塞诊断明确，在从 CT 检查床搬运到病床时突发猝死，经积极抢救成功心肺脑复苏。猝死（sudden death）是指貌似健康或近日内无死亡危险的人，短时间内突然、意外的自然性死亡，多为发病 6h 内的死亡。致死性肺栓塞（fatal pulmonary embolism）占院外猝死 4%~13%，多误认为心脏性猝死，75% 患者存在肥胖。如未经正确治疗，PTE 的病死率为 25%~30%，近 2/3 的患者在发病后的 2h 内死亡，其中约 66% 死于栓塞后 15min 以内，85% 在发病 6h 内死亡。欧美报道，在猝死病例中，PTE 占 8%。日本东京的调查显示，猝死病例中有 20%~30% 由 PTE 所致。国内尚缺乏系统完整的统计资料。PTE 的临床表现类型与栓子大小、栓子脱落的递次间隔和潜在的心肺基础功能等因素有关。栓塞范围很大或存在明显的心肺基础疾病时，肺动脉压可急剧升高，甚至引起休克或急性肺心病，继而可引起血流动力学不稳定和心肌的低灌注状态。急性 PTE 时猝死的发生主要是由于大块血栓脱落堵塞肺动脉主干或其主要分支，加之神经体液因素的作用引起肺动脉广泛而强烈的收缩肺动脉痉挛，肺血管阻力突然升高，肺循环急剧中断，出现所谓"断流"现象。右心的急剧扩张可导致左心急剧缩小，心排血量急剧下降，冠状动脉及大脑供血减少引起缺氧、呼吸困难、血压下降、休克，最终导致心、脑等脏器血供急剧下降，直至患者死亡。

　　猝死的发生是内外因素共同作用的结果。内因主要有：创伤、手术（骨科、妇科、腹部大手术后，长期卧床）；合并基础疾病，如恶性肿瘤、心肺基础疾病；合并神经系统疾病或肿瘤；年龄大于75岁等。栓子多来源于下肢静脉（约占80%）、其次为心腔内附壁血栓（20%）。外因包括搬动、便秘、突然站立等使腹腔及胸腔压力突然变化的动作，光有内因没有外因诱发不会发生猝死，所以对于已经诊断急性肺栓塞的高龄、肥胖存在近端深静脉血栓尤其是心腔内附壁血栓的患者，一定要严格制动，保持大便通畅，禁下地，同时予以充分的抗凝治疗，必要时溶栓治疗。一旦发生猝死，应进行持续的心肺复苏，越早越好，并且就地就近实施。同时紧急溶栓治疗以解除梗阻是治疗急性PTE的关键，且越早越好，能使心肺复苏的成功率提高到2倍以上。rt-PA的60min、90min开通率大于尿激酶，因此选择开通快的药物更有助于患者的成功抢救，本患的抢救采用rt-PA溶栓治疗，开始应用10mg采用"弹丸式"注射，之后40mg缓慢静脉滴注，2h内滴注完毕。同时加强脑保护和脏器支持，本例患者虽经严格心肺复苏和脑保护、脏器支持，出院时患者近期记忆力仍欠佳，说明脑保护的重要性。如果心肺复苏成功、脑复苏不成功，患者可能成为植物人，将给家庭和社会带来沉重负担。至于切开取栓术由于病死率高，其抢救价值尚存在争议，但手术患者并发的猝死采取溶栓治疗能够显著增加出血的危险性，切开取栓可能具有一定价值。

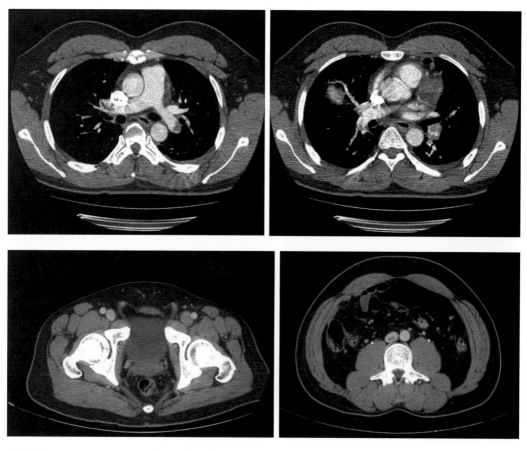

图病例 1-1　CTPA ＋ CTV（2010 年 7 月 1 日）

临床上也可以见到没有症状的肺栓塞（silent pulmonary embolism，沉默型肺栓塞），可见于肿瘤和下肢DVT的患者，此类患者因为没有症状提示诊断较为困难，需要提高诊断意识。文献报道，约32%DVT患者存在沉默型PE，近端DVT患者出现沉默型PE的发生率比远端DVT者高，而且存在沉默型PE的DVT患者复发率更高（5.1% vs0.6%），因此诊断DVT后需行CTPA检查明确是否合并PE。沉默型PE也可累及中央肺动脉，治疗与常规急性肺栓塞的治疗无差异。

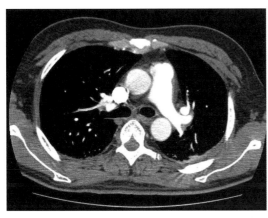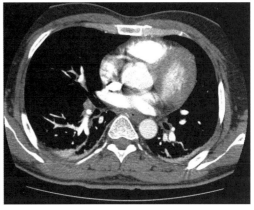

图病例1-2　CTPA（2010年7月30日）

（邝土光）

病例 2

低危肺栓塞抗凝并发消化道大出血

【病史】

患者，73 岁，女性，主因"活动后喘憋半个月"于 2013 年 2 月 1 日入院。患者半个月前无明显诱因出现活动后喘憋，伴头晕、心悸、四肢乏力，自认为"感冒"，口服药物后无好转。1 周前患者喘憋加重，慢走 5min 即出现，无胸痛、咯血，无发热、流涕，无咳嗽、咳痰。就诊于当地县人民医院，查 CTPA 示左肺上叶尖段、下叶前基底段及右肺下叶前基底段、外基底段、后基底段动脉栓塞；双肺尖陈旧性病变。昨日入我院急诊，予抗凝治疗，为进一步诊治入我科。患者自发病以来精神可，饮食、睡眠欠佳，二便如常，体重无明显减轻。既往史：类风湿关节炎病史 10 余年，长期服用非甾体类抗炎药物。

入院查体：T 36.8℃，P 84 次 / 分，R 21 次 / 分，BP 110/70mmHg。神志清，精神可。颈静脉未见怒张。双肺呼吸音清，未闻及明显干湿性啰音。心律齐，P2 < A2，各瓣膜听诊区未闻及杂音。腹软，无压痛，肝脾未及。双下肢无水肿。

【诊疗经过】

入院后完善相关检查。血常规：白细胞（WBC）6.17×10⁹/L，中性粒细胞%（NE%）62.3%，血红蛋白（HGB）76g/L，血小板（PLT）244×10⁹/L。尿、便常规正常。生化：白蛋白（ALB）26.7g/L，谷草转氨酶（AST）20U/L，谷丙转氨酶（ALT）16U/L，肌酐（CREA）71.0μmol/L，钾（K）4.0mmol/L。脑钠肽前体（NT-proBNP）108.70pg/ml，心肌酶正常。血气分析（未吸氧）：pH 7.42，$PaCO_2$ 35mmHg，PaO_2 85mmHg，HCO_3^- 23.4mmol/L。凝血功能：凝血酶原时间（PT）18.2s，活化部分凝血活酶时间（APTT）34.7s，凝血酶原活动度（PA）56.0%。D- 二聚体 415.09ng/ml。红细胞沉降率（ESR）31mm/h，C 反应蛋白（CRP）0.35mg/dl。肿瘤标记物：糖类抗原 19-9（CA19-9）、甲胎蛋白（AFP）、细胞角蛋白 19 片段（CYFRA 21-1）、糖类抗原 125（CA125）、鳞状细胞癌相关抗原（SCC）、癌胚抗原（CEA）、神经元特异性烯醇化酶（NSE）、糖类抗原 72-4（CA72-4）均正常。抗中性粒细胞胞浆抗体（ANCA）、抗核抗体（ANA）、抗双链 DNA（ds-DNA）、ENA 谱、抗心磷脂抗体（ACA）均正常，类风湿因子（RF）60.70U/ml，抗环瓜氨酸抗体（CCP）404.78U/ml。心电图示窦性心律，ST 改变。腹部 B 超：肝、胆、胰、脾、双肾未见明显异常。心脏超声提示心脏结构、功能及血流未见明显异常。结合患者 CTPA 表现和心脏超声、心肌酶 + CTNI、NT-Pro BNP 的检查结果，本患者急性血栓栓塞症（低危）诊断明确，入院后予低分子肝素、口服华法林抗凝治疗。入院后 3d 患者晨起觉恶心，呕吐 1 次，下午出现呕血，急查 HGB 59g/L，INR 2.17，诊断消化道出血，予禁食、补液、止血、抑酸、奥曲肽泵点，维生素 K 5mg 静脉滴注，并予输注红细胞、营养支持，暂停抗凝治疗。患者未再呕血，间断排黑便，监测患者便潜血转阴、HGB 稳定，逐渐减停止血药物，进流食，继续应用抑酸、保护胃黏膜药物。消化内科会诊考虑消化性溃疡及肿瘤可能，建议病情稳定后行电子胃镜检查，患者家属拒绝。患者便潜血转阴 1 周后予低分子肝素钙 0.4ml，qd 开始小剂量抗凝治疗，3d 无出血后调整为低分子肝素钙 0.4ml，q12h 抗凝治疗。

【专家点评】

急性肺栓塞的危险分层决定了患者的治疗方案的选择和预后，目前对于急性肺栓塞的治疗基本一致的共识是：高危肺栓塞如果没有溶栓的禁忌证需要溶栓治疗，中高危患者首选抗凝治疗，密切监测血流动力学，如果病情不改善或进一步恶化可考虑溶栓治疗，低危患者考虑规范化抗凝治疗，欧洲指南推荐此类患者可以门诊或家庭治疗。结合本例情况，急性肺栓塞低危病例并不等于患者抗凝治疗没有风险，临床评价患者风险，选择治疗地点需要全面权衡患者病情，本患为出血高风险患者（年龄＞65 岁，长期服用非甾体类抗炎药），居家治疗或门诊就诊都可能出现意外。因此对于存在消化道疾患、长期应用非甾体类消炎药的患者合并肺栓塞进行抗凝治疗时，需要严密观察出血风险，此类患者即使是危险分层为低危，也需住院严密观察，及时调整药物剂量，同时完善相关检查，警惕消化道肿瘤。

（刘　芳　邝土光）

病例 3
急性肺栓塞抗凝并发大咯血

【病史】

患者，男性，25 岁，因"左下肢疼痛 10d"入院。患者入院前 10d，长时间（10h）开车后出现腰痛，双下肢酸痛，影响行走，到当地医院就诊，行腰椎 CT、腹部超声、胸部 X 线片等相关检查后，考虑腰 5 骶 1 椎间盘突出，给予对症治疗，患者腰痛症状缓解，但左下肢疼痛加重，当地医院给予行下肢血管超声检查提示深静脉血栓形成。之后完善 CT 肺动脉造影检查，提示肺栓塞。立即给予低分子肝素 0.6ml 皮下注射，每 12h 1 次，在使用低分子肝素 3 次后，患者突然出现咯血，为鲜血，总量约 600ml，立即转入我院急诊就诊，急诊行 CTPA ＋ CTV 提示：肺栓塞、深静脉血栓形成。为进一步诊治，以"急性肺栓塞"收入院。既往史：半个月前患者反复出现口腔溃疡。患者 3 个月前曾出现一次痰中带鲜血现象，1 个月前出现一次咯血现象。否认肝炎史、疟疾史、结核史，否认高血压史、冠心病史，否认糖尿病史、脑血管病史、精神病史，否认手术史、外伤史、输血史，否认过敏史，预防接种史不详。个人史：无疫水、疫源接触史。否认冶游史。否认性病。否认嗜酒史、吸烟史。未婚。入院查体：T 37.8℃，P 102 次 / 分，R 18 次 / 分，BP 129/72mmHg。神清，精神可，肝颈静脉回流征阴性，双肺呼吸音清，双侧未闻及干湿性啰音和胸膜摩擦音。心律齐，心率 110 次 / 分，律齐，各瓣膜听诊区未闻及杂音，P2 ＞ A2。腹软，无压痛。左下肢水肿。下肢周径：髌骨上 15 处测量，左侧 54.5cm，右侧 49.5cm；髌骨下 10cm 处测量，左侧 40cm，右侧 36.5cm。实验室检查：血常规 WBC 9.37×10^9/L，中性粒细胞%（NE%）74.4%，血红蛋白（HGB）109.00g/L，血小板（PLT）483×10^9/L。尿、便常规正常。生化：白蛋白（ALB）31.8g/L，谷草转氨酶（AST）24U/L，谷丙转氨酶（ALT）27U/L，乳酸脱氢酶（LDH）251U/L，α–羟丁酸脱氢酶（HBDH）214U/L，γ–谷氨酰转肽酶（GGT）106U/L，总胆红素（TBIL）7.90μmol/L，直接胆红素（DBIL）1.70μmol/L，肌酐（CREA）81.80μmol/L，钾（K）3.7mmol/L。

脑钠肽前体（NT–proBNP）80.04pg/ml。动脉血气分析（未吸氧）：pH 7.464，$PaCO_2$ 32.9mmHg，PaO_2 77.0mmHg。凝血功能：凝血酶原时间（PT）13.8s，活化部分凝血活酶时间（APTT）35.1s，凝血酶原活动度（PA）76.5%，国际标准化比值（INR）1.16，血浆纤维蛋白原 660.1mg/dl。D- 二聚体 47.61ng/ml。红细胞沉降率（ESR）63mm/h，C 反应蛋白（CRP）15.90mg/dl。乙型肝炎表面抗原、核心抗体、表面抗体、e 抗原、e 抗体均为阴性；丙型肝炎抗体阴性。抗中性粒细胞胞浆抗体（ANCA）、抗核抗体（ANA）、抗双链 DNA（ds–DNA）、ENA 谱、抗心磷脂抗体（ACA）、抗环瓜氨酸抗体（CCP）均正常。血清免疫球蛋白（IgA、IgG、IgM）及补体 C3、C4 均正常。影像学检查：CTPA ＋ CTV（2015 年 11 月 21 日我院）（图病例 3–1）右肺下叶、左肺下叶背段肺动脉内可见不同程度的片状充盈缺损，部分管腔呈膨胀性改变。双肺弥漫小片状磨玻璃影，右肺多发斑片状、大片状实变影，其内可见支气管充气征。下腔静脉、双侧髂静脉、左侧股静脉可见充盈缺损，左侧髂静脉、股静脉扩张。超声心动图示右心轻度增大，左房室腔内径正常范围。室间隔及左右室壁厚度正常，各节段运动协调，收缩幅度及增厚率正常。左室射血分数正常。TI法估测肺动脉收缩压49.4mmHg。心包未见明显异常。

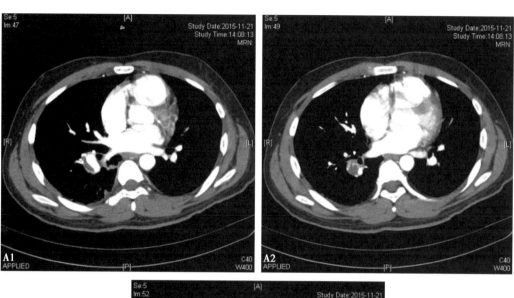

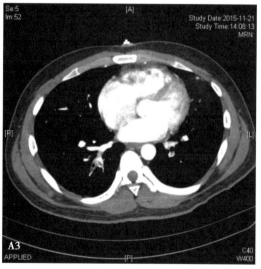

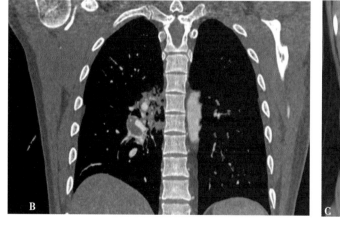
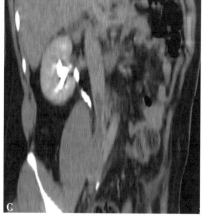

图病例 3-1　CTPA + CTV 部分图像

A1~A3.右下肺动脉内充盈缺损；B.重建片见右下肺动脉瘤样扩张，其内充盈缺损；C.CTV重建片见下腔静脉内充盈缺损

病例 3　急性肺栓塞抗凝并发大咯血

257

【诊疗经过】

根据 CTPA 右下肺动脉瘤样扩张，考虑动脉炎可能性大，仔细询问病史，发现患者在发病前有反复口腔溃疡史，考虑贝赫切特综合征引起的动脉炎可能性大。

在当地医院抗凝治疗后出现大咯血，目前抗凝风险大于获益，入院后暂未予以抗凝治疗。

行下腔静脉滤器植入，同时请胸外科行右下肺切除术。术后 12h 开始予低分子肝素规范抗凝治疗。针对患者贝赫切特综合征治疗，予甲强龙 80mg，静脉滴注，3d 后改口服强的松 60mg，qd 治疗。出院后继续应用依诺肝素钠 0.6ml，q12h 皮下注射抗凝治疗，后改为口服华法林抗凝治疗。强的松逐渐减量，直至 30mg，长期口服。1 个月后，取出下腔静脉滤器。

病理诊断：

右肺下叶切除标本：肺组织大小约 9cm×8cm×5.5cm，肺膜灰蓝光滑。沿支气管剪开：紧邻血管断端血管腔内可见一灰白灰红样血栓，大小约 2.5cm×2cm×0.8cm，与血管壁粘连，不易剥离脱落。周围肺组织灰红质软。

镜检及诊断：（右下叶）局部肺动脉血栓形成，部分机化，部分动脉内膜增厚，纤维组织增生，淋巴细胞浸润及泡沫细胞聚集。周围肺组织局部肺泡出血。

【专家点评】

患者在抗凝治疗过程中出现了大出血，在这种情况下应该如何处理是临床医师经常面对的问题。遇到这种情况时，首先从患者的安全性考虑，应该停用抗凝药物治疗。同时积极寻找造成大出血的原因。另外，当存在抗凝治疗禁忌证时，应植入下腔静脉滤器，以防止血栓再次脱落而导致威胁生命的情况发生，这是下腔静脉滤器植入的绝对适应证。目前，推荐应用可回收滤器，该患者在植入滤器 1 个月后取出滤器，防止因滤器植入的长期并发症的发生。该患者在抗凝治疗 1 年后停用抗凝药物，由于没有滤器之忧，因而停用抗凝药物是安全的。

该患者在抗凝治疗时发生了大咯血，仔细观察患者的 CTPA 发现右下肺动脉瘤样扩张，再询问病史发现患者有反复发生口腔溃疡的情况，因而考虑患者为贝赫切特综合征导致肺动脉瘤样扩张。贝赫切特综合征是一种全身慢性疾病，基本病理改变为血管炎。临床以复发性口腔溃疡、生殖器溃疡、皮肤和眼部病变最为常见，但全身各脏器均可受累。贝赫切特综合征又称丝绸之路病，因为这一疾病在日本、中国、土耳其、伊朗等地的发病率较高，发病范围与古代丝绸之路的线路基本吻合。据统计，我国发病率为 1.4/ 万，任何年龄均可患病，好发年龄为 16~40 岁，以女性居多。

贝赫切特综合征的基本病变为血管炎，全身大小血管均可累及。主要病理改变为动脉壁的弹力纤维破坏及动脉管壁内膜纤维增生，造成动脉狭窄、扩张或产生动脉瘤，肺动脉瘤破裂会导致大咯血。静脉系统受累较动脉系统多见，25% 左右患者发生表浅或深部的迁移性血栓性静脉炎及静脉血栓形成，下腔静脉及下肢静脉受累较多见。

该患者由于已经出现了咯血的症状，如果继续抗凝则可能导致致命性出血，因而应该首先处理出血。由于患者动脉瘤已经形成，且为孤立性的，因而采取了手术切除的方法进行治疗。由于去除了咯血的原因，再抗凝治疗没有再发生出血的情况。

总结上述病例，在患者抗凝治疗发生大出血时，应该停抗凝，植入滤器，寻找出血的原因并积极处理，然后再进行规范性的抗凝治疗。

（谢 飞 杨媛华）

病例 4

合并蛛网膜下腔出血的急性肺栓塞

【病史】

患者，70 岁，女性，主因"间断头晕、胸闷 6 个月"于 2016 年 4 月 27 日入院。患者 6 个月前无明显诱因间断出现胸闷、气短，休息可缓解，未予重视。5 个月前因小腹痛、恶心，就诊于我院泌尿外科，诊为"肾结石、尿路结石"，予对症治疗后好转。隔日患者于当地医院行碎石治疗，次日晨起感胸闷，并突发晕厥、颜面苍白、大汗，意识丧失 5min，家属予掐人中处理后意识恢复，无大小便失禁、肢体活动障碍。就诊于我院急诊，完善 CTPA 诊为肺栓塞，收住我院呼吸与危重症医学科，予低分子肝素、重叠口服华法林抗凝治疗，患者症状明显好转。住院期间查泌尿系彩超示膀胱内异常回声，不除外占位，泌尿外科会诊建议肺栓塞病情稳定后行膀胱镜检查。因患者未明确诊断肿瘤，继续调整华法林剂量，达标后出院。患者出院后继续应用华法林，监测并调整 INR 为 2~3。40d 前患者于我院复查，CTPA 示双侧肺动脉未见栓塞；肺通气 / 灌注扫描未见明显异常，提示肺血栓栓塞好转。考虑到抗凝治疗仅为 40d，疗程较短，建议停用华法林，改为低分子肝素继续抗凝治疗，1 周后可至泌尿外科治疗。13d 前（2016 年 4 月 14 日）患者行经尿道膀胱肿瘤电切术，病理为乳头状尿路上皮癌，术后未继续应用低分子肝素抗凝。1d 前患者外出时突发晕厥摔倒，并出现胸闷、心慌，就诊于我院急诊，行 CTPA 示（图病例 4-1）急性肺栓塞，予低分子肝素抗凝治疗。为进一步诊治入我科。既往史：55 年前患黄疸型肝炎，已治愈。梅尼埃综合征 50 余年，间断感头晕。慢性咽炎病史 30 余年。14 年前右侧桡骨远端骨折病史。8 年前右侧脚踝骨折病史。8 年前诊为双眼开角型青光眼。5 年前发现有腔隙性脑梗死。入院查体：T 36.3℃，P 82 次 / 分，R 20 次 / 分，BP 121/57mmHg。神志清，精神可。颈静脉未见怒张。双肺呼吸音清，未闻及明显干湿性啰音。心律齐，P2 < A2，各瓣膜听诊区未闻及杂音。腹壁静脉可见，腹软，无压痛，肝脾未及。双下肢无水肿。

【诊疗经过】

入院后完善相关检查。血常规：白细胞（WBC）4.76×10^9/L，中性粒细胞 %（NE%）61.4%，血红蛋白（HGB）95g/L，血小板（PLT）202×10^9/L。尿、便常规正常。生化：谷草转氨酶（AST）19U/L，谷丙转氨酶（ALT）12U/L，肌酐（CREA）43.5μmol/L，钾（K）3.9mmol/L。心肌肌钙蛋白（CTNI）0.04ng/ml。脑钠肽前体（NT-proBNP）217.30pg/ml。血气分析（鼻导管吸氧 2L/min）：pH 7.38，$PaCO_2$ 30mmHg，PaO_2 170mmHg，HCO_3^- 25.0mmol/L。凝血功能：凝血酶原时间（PT）11.9s，活化部分凝血活酶时间（APTT）33.9s，凝血酶原活动度（PA）98.6%。D- 二聚体 1967.63ng/ml。红细胞沉降率（ESR）2mm/h，C 反应蛋白（CRP）0.68mg/dl。同型半胱氨酸（HCY）7μmol/L。肿瘤标记物：糖类抗原 19-9

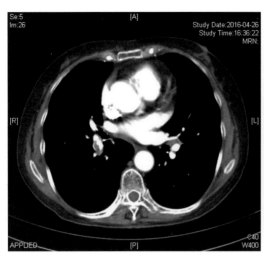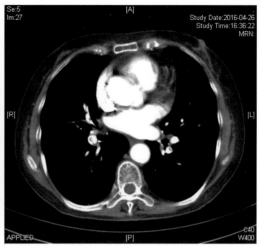

图病例 4-1 CTPA 纵隔窗

（CA19-9）、甲胎蛋白（AFP）、细胞角蛋白 19 片段（CYFRA 21-1）、糖类抗原 125（CA125）、鳞状细胞癌相关抗原（SCC）、癌胚抗原（CEA）、胃蛋白酶原 Ⅰ、胃蛋白酶原 Ⅱ、神经元特异性烯醇化酶（NSE）、糖类抗原 72-4（CA72-4）均正常。抗中性粒细胞胞浆抗体（ANCA）、抗核抗体（ANA）、抗双链 DNA（ds-DNA）、ENA 谱、抗心磷脂抗体（ACA）、抗环胍氨酸抗体（CCP）均正常。补体 C3 69.5mg/dl，血清免疫球蛋白（IgA、IgG、IgM）及补体 C4 均正常。下肢静脉超声提示双侧小腿肌间静脉扩张，右侧小腿肌间静脉血栓。心脏超声提示升主动脉轻度增宽。

结合患者症状、体征、心脏超声、BNP、心肌酶谱 + CTNI 等检查，本患者确诊为低危急性肺栓塞，应予规范化抗凝治疗，于是入院后予依诺肝素钠抗凝治疗。患者间断头晕，完善头颅 CT 示右侧蛛网膜下腔出血（图病例 4-2）。后完善其他相关检查，脑 MRI 提示左侧额叶异常信号，缺血灶可能；右侧顶叶 FLAIR 相见线状稍长 T2 信号，建议增强扫描；左侧小脑半球脑梗死灶；老年性脑改变；左侧中下鼻甲肥大。颈椎 MRI 提示 C4/5、C5/6、C6/7 椎间盘向后膨出伴突出，硬膜囊轻度受压，双侧椎间孔较窄；颈椎轻度退行性变。脑静脉核磁 MRV 未见明显异常。脑动脉核磁 MRA 提示脑动脉硬化改变。患者肺栓塞与蛛网膜下腔出血同时存在，治疗矛盾，抗凝治疗增加蛛网膜下腔出血风险，考虑患者肺栓塞为低危，嘱患者绝对卧床休息，保持二便通畅，平稳控制血压，暂不予抗凝治疗。2 周后复查颅脑 CT，蛛网膜下腔出血好转，开始予依诺肝素钠 0.4ml，qn 抗凝治疗，观察患者未再出现头晕、头痛，四肢活动如常，无出血倾向，逐渐加量至 0.4ml，

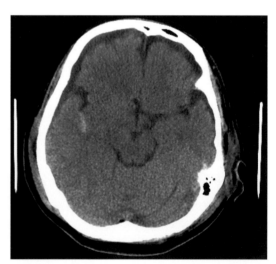

图病例 4-2　头颅 CT 示蛛网膜下腔出血

q12h，出院后继续依诺肝素钠抗凝治疗。2 个月后再度因"头晕、左下肢麻木"住神经外科，考虑慢性蛛网膜下腔出血，复查 CTPA 未见肺动脉血栓，行开颅积血引流术，术后 1 周加用低分子肝素抗凝，随访至今未见出血倾向。

【专家点评】

本患者曾发作一次肺栓塞，规范治疗 40d 后复查 CTPA 未见肺动脉内血栓征象，可考虑泌尿外科手术治疗。患者手术后未予抗凝治疗，随后再度出现血栓事件。提示抗凝治疗 40d 是不足以防止复发的。指南推荐肺栓塞的治疗至少 3 个月，因此我们在本患 40d 复查 CTPA 已发现肺动脉内血栓消失时仍建议患者继续抗凝治疗，为桥接手术换用低分子肝素抗凝治疗，术前处理恰当，但术后未能继续抗凝治疗，加上患者肿瘤因素导致血栓事件再度发生。对于抗凝、溶栓治疗过程中出现头痛、头晕一定要引起临床医师的注意，警惕并排除脑出血、蛛网膜下腔出血的发生。尤其是在肺栓塞发生的过程中，许多患者出现晕厥倒地，可能造成外伤性蛛网膜下腔出血，或者合并脑出血导致晕厥。因此对于晕厥倒地的肺栓塞患者不能光满足肺栓塞的诊断，一定要完善头颅 CT 甚至是核磁共振检查，以保证抗凝、溶栓治疗的安全性。本例诊疗时急诊未行头颅 CT 检查是患者当时坚持认为自己梅尼埃病导致晕厥而拒绝检查，入院后经过详细问问和查体发现患者肢体有麻木感，遂提高警惕，完善了头颅 CT 检查。如果未能及时明确蛛网膜下腔出血，按照患者低危肺栓塞给予规范足量抗凝治疗，患者蛛网膜下腔出血将进一步扩大，危及患者生命，同时也会给医师带来不必要的医疗纠纷。本例的成功处置得益于临床细致查体和病史的严格询问，对于抗凝治疗过程中出现的任何问题都需要分析原因，尤其是患者出现头痛、头晕时。

（刘　芳　邝土光）

病例 5

明确诊断的急性肺栓塞规范化治疗后症状不缓解

【病史】

患者，57 岁，女性，主因"喘憋、胸痛 2d"于 2012 年 12 月 1 日入院。患者入院前 2d 突然出现喘憋（脑膜瘤术后 1 个月基本卧床），伴胸骨后疼痛，否认咯血和发热，否认双下肢疼痛和局部按摩。急诊就诊，行 CTPA（图病例 5-1）提示：肺动脉骑跨型血栓，左右肺动脉内多处充盈缺损。超声心动提示：右心室增大，右室室壁运动减低，收缩功能减低（EF 38%），肺动脉高压（sPAP 58mmHg）。双下肢静脉超声：右下肢腘静脉血栓形成。D- 二聚体显著增高（7.82mg/L），NT-proBNP 显著增高（9978pg/ml）。为进一步诊治，以"次大面积（中高危）肺栓塞"收住院。既往史："高血压"病史 10 年，血压最高 140/90mmHg，曾服用尼莫地尔，近 1 个月血压 110/70mmHg。1 个月前行"脑膜瘤切除术"，术后患者昏迷，考虑"颅内手术部位出血"行二次手术，术后遗留左侧肢体偏瘫，半个月前开始康复训练。否认肝炎、结核史，否认外伤、输血史，否认过敏史。入院查体：T 36.6℃，P 70 次 / 分，R 22 次 / 分，BP 110/70mmHg。神志清，精神可。全身皮肤黏膜无黄染、出血点、瘀斑及结节。颈部软，无抵抗，颈静脉充盈。双侧肺呼吸音清，未闻及干湿性啰音。心律齐，P2 > A2，各瓣膜听诊区未闻及杂音。腹软，无压痛。双下肢轻度可凹性水肿。右上肢、右下肢肌力 5 级、肌张力正常，左上肢、左下肢肌力 0 级。

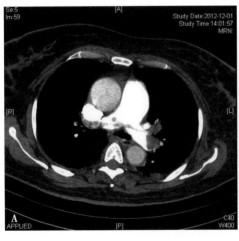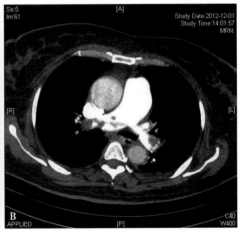

图病例 5-1　肺动脉 CTA 示骑跨型血栓

【诊疗经过】

入院后实验室检查。血常规：白细胞（WBC）11.04×10⁹/L，中性粒细胞%（NE%）78.5%，血红蛋白（HGB）104g/L，血小板（PLT）236×10⁹/L。生化：谷草转氨酶（AST）1335U/L，谷丙转氨酶（ALT）500U/L，乳酸脱氢酶（LDH）1475U/L，α-羟丁酸脱氢酶（HBDH）602U/L，肌酐（CREA）144.9μmol/L，尿素氮（BUN）14.67mmol/L，钾（K）4.8mmol/L。心肌肌钙蛋白（CTNI）0.00ng/ml。脑钠肽前体（NT-proBNP）17 671.00pg/ml。血气分析（鼻导管吸氧2L/min）：pH 7.515，PaCO₂ 27.5mmHg，PaO₂ 54.2mmHg，HCO₃⁻ 24.4mmol/L。D-二聚体4201.96ng/ml。C反应蛋白（CRP）10.40mg/dl。红细胞沉降率（ESR）19mm/h。肿瘤标记物：糖类抗原125（CA125）67.10U/ml，神经元特异性烯醇化酶（NSE）22.10ng/ml，糖类抗原19-9（CA19-9）、细胞角蛋白19片段（CYFRA 21-1）、鳞状细胞癌相关抗原（SCC）、癌胚抗原（CEA）均正常。超声心动：右心增大，室间隔运动幅度减低，三尖瓣反流（轻度），肺动脉高压（sPAP 60mmHg），右肺动脉增宽。

患者入院诊断为急性肺血栓栓塞症（中高危）、右下肢深静脉血栓形成、Ⅰ型呼吸衰竭。考虑患者1个月内2次开颅手术，出血风险大，患者体重80kg，低分子肝素减量，予低分子肝素钙0.6ml，Sc，q12h抗凝治疗。患者症状不缓解，入院第2日患者病情有加重趋势，血压较入院时降低，BP 90/77mmHg，心率110次/分，BNP 17 671pg/ml，予溶栓治疗（rt-PA 50mg，2h），后肝素持续泵入，根据APTT调整剂量。

溶栓后患者血压恢复BP 130/80mmHg，心率80~90次/分。喘憋症状未完全缓解，入院第4日查体双肺可闻及哮鸣音，未闻及湿啰音，考虑不除外气道痉挛，予甲强龙40mg，静脉滴注，症状仍未改善。入院第5日考虑肺水肿（图病例5-2），予速尿20mg，静脉推注，次日患者症状明显改善，双肺哮鸣音消失。应用速尿20mg，iv，qd，共4d，患者喘憋改善，监测每日总出量大于入量，BNP逐渐降至正常。10d后复查CTPA + CTV，提示肺栓塞较2012年12月1日片栓子部分吸收；左胫后及腓静脉血栓形成；双肺下叶实变灶，考虑与肺栓塞相关；左侧少许胸腔积液；胰头钩突可疑占位；子宫肌瘤。随后患者病情逐渐改善，生命体征稳定，抗凝治疗调整为低分子肝素0.6ml，Sc，q12h出院。

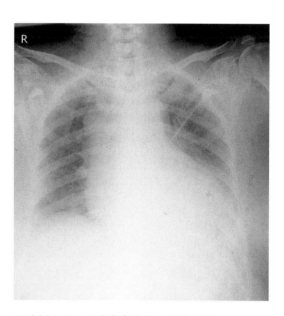

图病例5-2 患者床旁胸部X线片表现

【专家点评】

这是一例肿瘤术后、卧床相关的急性肺血栓栓塞症，同时合并左下肢深静脉血栓形成。根据心脏超声检查、BNP的检查结果，本患可判断为中高危肺栓塞，按照指南要求此类患者可采用抗凝治疗，如果病情好转或进一步恶化，可采用溶栓治疗，本患此次发生栓塞之前曾有2次开颅手术，首先选择抗凝治疗主要是为了兼顾出血的风险，但是第2天，患者的血压降低、心率增快提示抗凝治疗效果不佳，随即采用rt-PA 50mg，2h溶栓方案进行溶栓治疗，结果表明患者血压很快恢复正常，心率正常，提示溶栓治疗有效，但是喘憋症状缓解不明显，而且还出现双肺哮鸣音，应用呋塞米（速尿）后症状改善，提示发生了肺水肿，进一步加强液体管理，每天保证负平衡，患者症状最终完全改善。回顾该患者前期液体管理，患者液体基本属于零平衡，那为什么会出现肺水增多呢？可能的原因有以下两个：一是溶栓治疗使得肺动脉内的血栓溶解，右心血更容易通过，出现再灌注肺水肿；二是本患长期卧床，存在下肢DVT，溶栓使得下肢静脉的血栓溶解，长期滞留在静脉系统的血液快速回流右心，加重再灌注肺水肿。所以对于此类病例需要关注患者的容量管理，中危或者中高危肺栓塞患者如果BNP显著升高，一定要口服或静脉应用适当剂量的利尿剂保持患者一定的负平衡。如果急性肺栓塞患者溶栓治疗后血压等生命体征改善，但呼吸困难不缓解，需要行床旁胸部X线片检查，除外肺水肿、重症肺炎、胸腔积液等疾病。

（刘　芳　邝土光）

病例 6

自身免疫性溶血性贫血相关的急性肺栓塞

【病史】

患者，58岁，女性，主因"突发胸闷、喘憋4d"于2013年2月1日入院。患者4d前于劳动时突发胸闷、喘憋，当即停止劳动步行至家中，躺在床上后随之晕厥，失去意识，患者家属诉患者无抽搐及口吐白沫，无大小便失禁，约30min后恢复意识，无肢体活动异常，无咳嗽、咳痰，无胸痛、咯血，无发热。当日就诊于乡村医院，予输液治疗3d（具体不详），患者胸闷、喘憋无好转。1d前就诊于北京某医院，行CTPA示右肺动脉分支多发充盈缺损，左下肺动脉分支充盈缺损影，考虑肺栓塞。超声心动提示左心增大，二尖瓣、三尖瓣反流（轻度），肺动脉高压（轻度），双室舒张功能减低。下肢静脉超声：双侧股总静脉瓣膜功能不全。转至我院急诊，予低分子肝素皮下注射抗凝治疗，为进一步诊治以"肺栓塞"入我科。患者自发病以来精神、饮食、睡眠可，二便如常，体重无明显变化。

既往史：30年前患"自身免疫性溶血性贫血"，口服"强的松"治疗5年，25年前行脾切除术，术后缓解。19年前复查发现腹腔及胰头上方多发淋巴结肿大，未予治疗。18年前再次出现贫血，开始口服"强的松"治疗，逐渐减量，于3年前停用。7年前曾患"肺栓塞"，于宣武医院治疗好转，长期口服"华法林4.5mg，qd"，半年前复查未见不适，停用"华法林"改服"阿司匹林"，后因影响溶血性贫血，改服"氯吡格雷"至今。否认肝炎、结核等传染病史。否认高血压、糖尿病、冠心病、下肢静脉曲张史。自述对青霉素类及头孢类抗生素过敏。

入院查体：T 37.3℃，P 110次/分，R 23次/分，BP 120/80mmHg。神志清，精神可。右腹壁可见一长约20cm斜行陈旧瘢痕。浅表淋巴结未及。颈静脉未见怒张。双肺呼吸音清，未闻及明显干湿性啰音。心律齐，P2 > A2，各瓣膜听诊区未闻及杂音。腹软，无压痛，肝脏未及。左下肢色素沉着，双下肢无水肿。

【诊疗经过】

入院后完善相关检查。血常规：白细胞（WBC）19.18 × 10^9/L，中性粒细胞%（NE%）63.0%，血红蛋白（HGB）95g/L，血小板（PLT）236 × 10^9/L。尿常规正常，便潜血弱阳性。生化：白蛋白（ALB）38.7g/L，谷草转氨酶（AST）25U/L，谷丙转氨酶（ALT）16U/L，总胆红素（TBIL）29.65μmol/L，直接胆红素（DBIL）7.70μmol/L，间接胆红素（IBIL）21.95μmol/L，肌酐（CREA）47.1μmol/L，钾（K）3.8mmol/L。心肌肌钙蛋白（CTNI）0.00ng/ml。脑钠肽前体（NT-proBNP）148.80pg/ml。血气分析（未吸氧）：pH 7.44，PaCO$_2$ 37.6mmHg，PaO$_2$ 82mmHg，HCO$_3^-$ 25.4mmol/L。凝血功能：凝血酶原时间（PT）10.9s，活化部分凝血活酶时间（APTT）24.3s，凝血酶原活动度（PA）101.1%。D-二聚体1091.41ng/ml。C反应蛋白（CRP）8.11mg/dl。易栓症组合：蛋白C 65.5%，蛋白S 38.1%。抗中性粒细胞胞浆抗体（ANCA）、

抗心磷脂抗体（ACA）、抗环胍氨酸抗体（CCP）、类风湿因子（RF）均正常。PCT 0.08ng/ml。两次血培养阴性。支原体抗体 IgM、衣原体抗体 IgM、军团菌抗体 IgM 阴性。痰病原学阴性。心电图：窦性心动过速，ST-T 改变。腹部 B 超：脾脏切除术后；肝脏异常所见，肝硬化。心脏超声提示心脏结构、功能及血流未见明显异常。双膝关节正侧位：双膝关节退行性改变。结合 CTPA 提示双肺动脉多发充盈缺损，超声心动提示轻度肺动脉高压。

患者诊断为急性肺栓塞（中危），入院后予低分子肝素、口服华法林抗凝治疗，发热、血象升高提示感染，予抗感染、化痰、平喘等治疗。入院第 3 日患者双膝关节疼痛、肿胀，请骨科会诊，考虑双膝关节炎，予甲强龙 80mg，静脉滴注，完善关节穿刺，抽出 60ml 淡黄色浑浊液体，培养无细菌生长。监测患者血常规，于 2 月 7 日（入院后 6d）HGB 突降至 43g/L，无活动性出血证据，考虑为自身免疫性溶血性贫血复发，增加激素用量，予甲强龙 240mg 冲击治疗 3d，同时输注洗涤红细胞，口服叶酸、维生素 B_{12} 支持治疗。2 月 10 日复查 HGB 85g/L，激素减量为甲强龙 120mg，qd，静脉滴注 4d，至 2 月 14 日复查 HGB 118g/L。肺栓塞方面，暂停华法林，调整为低分子肝素 0.4ml，q12h 抗凝。患者胸闷、喘憋症状明显好转，HGB 稳定，予激素调整至口服甲泼尼龙片 60mg，qd，血液科随诊。目前口服激素 15mg，qd，调整华法林剂量规律抗凝治疗，未见血栓复发。随访 3 年余，1 年前该患被诊断为系统性红斑狼疮。

【专家点评】

这是一例典型的自身免疫性溶血性贫血（autoimmune hemolytic anemia，AIHA）相关的急性肺血栓栓塞症，患者发生过 2 次肺栓塞，后一次的发生可能与停止华法林抗凝治疗有关。许多文献表明，AIHA 是肺栓塞潜在的危险因素，临床上应予充分重视，尤其是合并胸痛的患者需要及时行 CTPA 检查。其可能的发病机制是溶血导致的细胞因子释放导致内皮细胞和单核细胞活化，组织因子释放，出现高凝状态。有研究表明：15 例 AIHA 急性加重的患者没有应用抗凝预防，结果 5 例发生 VTE，其中 3 例为致命性；而 21 例 AIHA 急性加重的患者应用抗凝预防，结果只有 1 例发生 VTE，提示此类患者预防性抗凝的重要作用。本例患者抗凝治疗过程中突发血红蛋白下降，临床上未见一系列出血表现，考虑溶血的可能后采取相应的措施，患者化险为夷，因此临床上发现突发血红蛋白下降一定要积极寻找原因，并不一定是出血导致的突发血红蛋白下降。另外，肺栓塞的病因寻找也很重要，本例患者除了合并 AIHA 外，随访过程中还发现合并系统性红斑狼疮，因此在规范化肺栓塞门诊随访的过程中，除了规范化抗凝治疗，定期了解肺动脉和下肢静脉血栓消除情况和心脏超声表现外，还需要动态查找免疫、肿瘤相关的危险因素。

（刘　芳　邝土光）

病例 7

自身免疫性溶血性贫血相关急性肺栓塞合并肝癌

【病史】

患者，69 岁，女性，主因"双下肢水肿 4 个月，晕厥、活动时憋气 20d"于 2016 年 4 月 20 日入院。患者 4 个月前无明显诱因出现双下肢可凹性水肿，呈对称性，伴乏力，并且逐渐加重，未特殊诊治。20d 前患者活动时突然出现右肩部疼痛不适，随即晕厥，无肢体抽动及大小便失禁，持续 1~2min 后自行恢复，此后出现活动时憋气、胸闷，活动耐力明显下降，步行 10m 即出现症状，休息可缓解，伴有咳嗽、咳痰，呈白色黏痰，无发热、咯血、胸痛、头晕。就诊于外院，肺血管 CT 示右肺动脉及左下肺动脉充盈缺损，右肺中叶片絮状影。心脏彩超示肺动脉主干及左右肺动脉增宽，肺动脉高压（SPAP 79mmHg）。下肢静脉彩超示左小腿肌间静脉血栓形成。诊为"肺栓塞，肺动脉高压"，予低分子肝素抗凝及利尿治疗。患者仍咳嗽、咳痰，双下肢水肿及活动时憋气较前略减轻，但未完全缓解，为进一步诊治入我院。患者自发病以来精神、饮食、睡眠可，二便如常，体重无明显减轻。既往史：4 个月前诊为"自身免疫性溶血性贫血"，口服激素治疗，现服用甲泼尼龙 24mg，qd。否认肝病史。否认吸烟史、嗜酒史。入院查体：T 36.6℃，P 84 次 / 分，R 20 次 / 分，BP 146/67mmHg。神志清，精神可。颈静脉未见怒张。双肺呼吸音清，未闻及明显干湿性啰音。心律齐，P2 < A2，各瓣膜听诊区未闻及杂音。腹壁静脉充盈，腹软，无压痛，肝脾未及。双下肢中度对称可凹性水肿。

【诊疗经过】

入院后完善相关检查。血常规：白细胞（WBC）7.34×10⁹/L，中性粒细胞%（NE%）84.2%，血红蛋白（HGB）70g/L，血小板（PLT）74×10⁹/L。尿、便常规正常。生化：白蛋白（ALB）27.4g/L，前白蛋白（PAB）0.02g/L，谷草转氨酶（AST）74U/L，谷丙转氨酶（ALT）74U/L，乳酸脱氢酶（LDH）330U/L，α–羟丁酸脱氢酶（HBDH）311U/L，碱性磷酸酶（ALP）513U/L，γ–谷氨酰转肽酶（GGT）543U/L，总胆红素（TBIL）22.7μmol/L，直接胆红素（DBIL）14.3μmol/L，总胆汁酸（TBA）60.2μmol/L，肌酐（CREA）52.4μmol/L，钾（K）3.7mmol/L。心肌肌钙蛋白（CTNI）0.04ng/ml。脑钠肽前体（NT–proBNP）784.00pg/ml。血气分析（未吸氧）：pH 7.40，PaCO₂ 32mmHg，PaO₂ 72mmHg，HCO₃⁻ 21.6mmol/L。凝血功能：凝血酶原时间（PT）12.7s，活化部分凝血活酶时间（APTT）38.5s，凝血酶原活动度（PA）84.2%。D–二聚体 3634.45ng/ml。红细胞沉降率（ESR）58mm/h，C 反应蛋白（CRP）3.31mg/dl。乙型肝炎表面抗原、表面抗体、e 抗体、e 抗原、核心抗体均为阴性；丙型肝炎抗体阳性。HCV–RNA < 1.0×10³U/ml。肿瘤标记物：糖类抗原 19-9（CA19-9）41.82U/ml，铁蛋白 488.6ng/ml，甲胎蛋白（AFP）18.90ng/ml，细胞角蛋白 19 片段（CYFRA 21–1）4.88ng/ml，糖类抗原 125（CA125）541.80U/ml，鳞状细胞癌相关抗原（SCC）、

癌胚抗原（CEA）、胃蛋白酶原Ⅰ、胃蛋白酶原Ⅱ、神经元特异性烯醇化酶（NSE）、糖类抗原72-4（CA72-4）均正常。易栓症组合：蛋白C 90.2%，蛋白S 85.4%，纤溶酶原69.2%，抗凝血酶60.5%。抗中性粒细胞胞浆抗体（ANCA）、抗核抗体（ANA）、抗双链DNA（ds-DNA）、ENA谱、抗心磷脂抗体（ACA）、抗环胍氨酸抗体（CCP）均正常。血清免疫球蛋白（IgA、IgG、IgM）及补体C3、C4均正常。酸溶血试验、尿含铁血黄素实验阴性；直接抗人球试验＋＋，抗人球蛋白IgG阳性，抗人球蛋白C3阴性，间接抗人球试验阴性。心电图示窦性心律，逆钟向转位，可疑T波改变。双下肢静脉超声提示双侧小腿肌间静脉扩张，右侧小腿肌间静脉血栓。心脏超声提示心脏结构、功能及血流未见明显异常。

结合自身免疫性溶血性贫血病史和CTPA表现和心脏超声、心肌酶谱＋BNP等检查，患者急性肺栓塞（中危）诊断明确，因患者PLT降低，肝酶增高，予磺达肝癸钠5mg，Sc，qd抗凝治疗，并予利尿、保肝、继续口服激素、控制血糖等治疗。患者活动时喘憋、双下肢水肿较前减轻，间断减重。

患者查体可见腹壁静脉充盈，双下肢水肿显著，考虑下腔静脉栓塞可能；另患者多项肿瘤标记物增高，需明确是否合并恶性肿瘤。进一步完善肺血管MRI、上腹部增强核磁。磁共振肺血管造影：双肺多发充盈缺损，亚急性肺动脉血栓栓塞可能性大；右肺下叶胸膜下斑片影，考虑肺梗死灶；肝右叶巨块型肝癌，侵犯下腔静脉、肝静脉及右房下腔静脉入口处；肝硬化，脾大，肝周、脾周少量积液。上腹部增强磁共振提示肝右叶巨块型肝癌（图病例7-1），门脉右支、下腔静脉、肝静脉瘤栓，累及右房下腔静脉入口处；肝内多发异常信号，考虑转移；脾脏内多发异常信号，考虑囊肿可能性大；脾大，侧支循环开放；肝周、脾周少量积液。最终明确诊断急性肺栓塞合并肝右叶巨块型肝癌。交代病情和预后，患者转院尽早针对肝癌进一步治疗，并继续磺达肝癸钠5mg，Sc，qd抗凝治疗，口服激素治疗自身免疫性溶血性贫血。

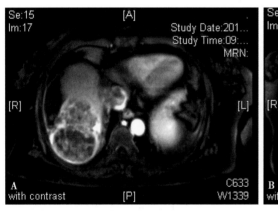
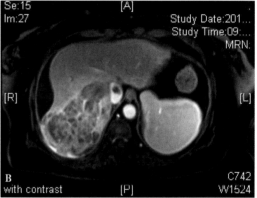

图病例7-1　腹部磁共振检查示肝右叶巨块型占位

【专家点评】

自身免疫性溶血性贫血是急性肺栓塞的潜在危险因素，本例患者4个月前诊断为自身免疫性溶血性贫血，可能与急性肺栓塞的发病相关，但是规范化抗凝治疗后，BNP升高不显著，心脏超声提示肺动脉压正常，白蛋白和肾功能正常，为什么双下肢水肿不断加重？是出现了血栓的复发，还是存在其他问题？在临床上，如果出现不能解释的情况时，需要行进一步思考，绝不能满足肺栓塞的诊断而忽略了其他的问题。

该患者AFP显著升高，腹部B超提示肝脏弥漫性病变，肝内多发占位，门静脉栓塞，左肾多发囊肿。

最终上腹部增强核磁明确诊断为巨块型肝癌。因此治疗效果不佳时一定要寻找原因。本例患者双下肢水肿可能与腔静脉血栓有关。自身免疫性溶血性贫血可能是本患肺栓塞的病因，但不是惟一原因，肿瘤也可能是很重要的因素，且在规范抗凝的情况下发生腔静脉血栓主要与肿瘤的高凝状态相关。巨块型肝癌不是短期形成的，因此，本患肺栓塞的危险因素可能是自身免疫性溶血性贫血和肝癌，而非单一因素。

经过本例的诊疗，我们必须强调肺栓塞病因的寻找，尤其是那些没有找到原因的所谓"特发性肺栓塞"，应该进行肿瘤的筛查，如果筛查后未发现恶性肿瘤的征象，在肺栓塞诊治过程中需要动态监测治疗反应，并密切进行随访，不断分析其可能原因。

（刘　芳　邝土光）

病例 8

误诊为急性心肌梗死的急性肺栓塞

【病史】

患者，81岁，男性，主因"活动后胸闷气短半个月，加重伴胸痛1d"于2015年7月21日入院。患者半个月余前经常于劳累或情绪激动时出现胸闷、气短，无心悸、乏力，休息后可逐渐缓解，无咳嗽、咳痰，无心前区疼痛、大汗，无头晕、头痛及晕厥，无恶心、呕吐，夜间可平卧入睡，未诊治。1d前上述症状再次出现并加重，轻微活动即感胸闷气短，伴心前区疼痛、大汗，休息后可缓解，就诊于我院急诊，心电图示V1-V3导联T波倒置（图病例8-1），CTNI 1.09ng/ml，予爱倍静脉滴注后症状好转。为进一步诊治，以"急性非ST段抬高型心肌梗死"入我院心内科。既往史：股骨头坏死术后20余年。否认肝炎、结核等传染病史。否认高血压、糖尿病、脑血管病史。否认过敏史。个人史：饮酒30年，平均1两白酒/日，未戒酒。吸烟10年，平均10支/日，已戒烟20年。入院查体：T 36.6℃，P 88次/分，R 19次/分，BP 125/71mmHg。神志清，精神可。颈静脉未见怒张。双肺呼吸音粗，双肺底可闻及少许湿啰音。心律齐，各瓣膜听诊区未闻及杂音。腹软，无压痛，肝脏未及。双下肢无水肿。

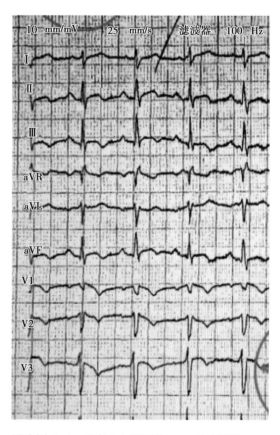

图病例8-1　患者心电图可见V_1-V_3T波倒置

【诊疗经过】

入院后完善相关检查。血常规：白细胞（WBC）10.44×10⁹/L，中性粒细胞%（NE%）91.5%，血红蛋白（HGB）131g/L，血小板（PLT）140×10⁹/L。尿常规正常，便潜血阴性。生化：白蛋白（ALB）30.6g/L，谷草转氨酶（AST）36U/L，谷丙转氨酶（ALT）13U/L，肌酸激酶（CK）263U/L，CKMB 2.4ng/ml，心肌肌钙蛋白（CTNI）0.24ng/ml，总胆红素（TBIL）36.50μmol/L，直接胆红素（DBIL）9.90μmol/L，间接胆红素（IBIL）26.60μmol/L，肌酐（CREA）98.80μmol/L，钾（K^+）4.3mmol/L。脑钠肽前体（NT-proBNP）4172.00pg/ml。血气分析（未吸氧）：pH 7.49，$PaCO_2$

30mmHg，PaO$_2$ 50mmHg，HCO$_3^-$ 25.0mmol/L。凝血功能：凝血酶原时间（PT）9.8s，活化部分凝血活酶时间（APTT）32.4s，凝血酶原活动度（PA）102.8%。D-二聚体 14.26mg/L。超敏 C 反应蛋白（hs-CRP）12.48mg/L。红细胞沉降率（ESR）20mm/h。甲状腺功能：TT3 0.45ng/ml，FT3 1.54pg/ml，余正常。肿瘤标记物：铁蛋白 313.93ng/ml，糖类抗原 125（CA125）35.41U/ml，糖类抗原 19-9（CA19-9）、糖类抗原 15-3（CA15-3）、甲胎蛋白（AFP）、细胞角蛋白 19 片段（CYFRA 21-1）、鳞状细胞癌相关抗原（SCC）、癌胚抗原（CEA）、胃蛋白酶原Ⅰ、胃蛋白酶原Ⅱ、前列腺特异抗原（T-PSA）、神经元特异性烯醇化酶（NSE）、糖类抗原 72-4（CA72-4）均正常。PCT 7.08ng/ml。心脏超声提示右心增大，肺动脉高压（SPAP 58mmHg），三尖瓣反流（中度），下腔静脉增宽。颅脑 CT 平扫（2015 年 7 月 26 日）：老年性脑改变。胸部 HRCT（2015 年 7 月 27 日）：双肺肺气肿、肺大疱；双肺炎症；主动脉硬化；左侧胸腔积液。

患者入院诊断考虑为"急性非 ST 段抬高型心肌梗死，冠状动脉粥样硬化性心脏病，Killip Ⅱ级"，予阿司匹林、波立维双联抗血小板，达肝素钠 5000U，Sc，q12h 抗凝治疗，并予扩冠、降脂、营养心肌等治疗，拟择期完善冠状动脉造影检查。患者入院后仍憋气，血气分析示Ⅰ型呼吸衰竭，D-二聚体明显增高，予完善 CTPA（图病例 8-2）示双侧肺动脉多发充盈缺损，肺动脉增宽，右室大，考虑继发肺动脉高压，右心功能不全；右侧髂内静脉血栓形成。考虑急性肺栓塞、下肢深静脉血栓形成，7 月 24 日转入呼吸科继续诊治。结合 CTPA 表现和心脏超声、CTNI 结果，患者确诊为急性肺血栓栓塞症（中高危），复查血肌酐 140μmol/L，肾功能不全，予肝素静脉持续泵入，监测 APTT 调整泵点速度。患者 BNP 显著增高，右心增大，右心功能不全，予监测出入量、口服利尿剂。

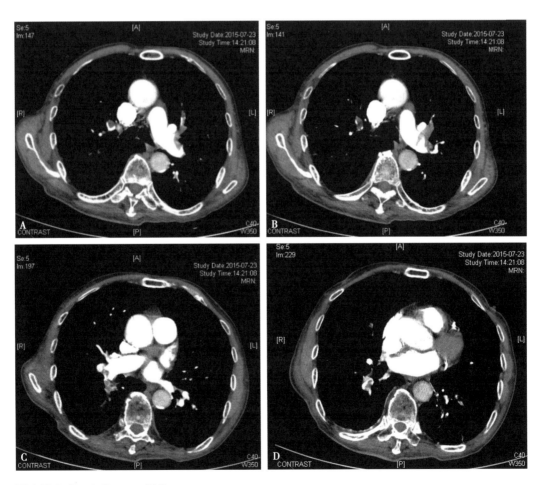

图病例 8-2　患者 CTPA 图像

入院后患者发热，PCT 增高，CT 示双肺炎症，予抗感染治疗。患者病情逐渐好转，血肌酐恢复正常，改为低分子肝素 0.6ml，Sc，q12h 抗凝，并重叠华法林口服。8 月 3 日监测 INR 3.45，停用华法林。8 月 7 日患者下肢静脉超声提示左侧腹股沟处异常回声，考虑左侧下肢血肿，予停低分子肝素后血肿消退，HGB 无明显下降。8 月 11 日恢复使用低分子肝素 0.4ml，qd，无明显出血倾向，加量至 0.4ml，q12h 后出院。

【专家点评】

急性肺栓塞症状多样、轻重不一、无特异性，可表现为呼吸困难及气促、胸痛（胸膜炎性胸痛、心绞痛样疼痛）、咯血、晕厥、烦躁不安、惊恐、濒死感、咳嗽、心悸，甚至猝死。最常见的症状是呼吸困难，典型的"呼吸困难 + 胸痛 + 咯血"三联症约占 30%，需要与多种心肺疾病相鉴别，尤其是急性心肌梗死。本例为 81 岁老年男性，主诉为"活动后胸闷气短半个月，加重伴胸痛 1d"，而且为心前区疼痛，心电图提示缺血性改变，CTNI 升高，极易误诊为急性心肌梗死。需要注意的是，本患心脏超声提示中度肺动脉高压，血气分析提示 I 型呼吸衰竭，D-二聚体显著升高，这是急性心梗不能很好解释的，因此需要考虑完善 CTPA 以明确是否为急性肺栓塞。对于高龄老年患者，抗凝治疗需要兼顾出血风险，本患在 INR 3.45 左右即出现左下肢血肿，停用华法林后症状缓解，提示出血高风险，考虑患者高龄老年，行动不便，不能有效随访监测 INR，可建议应用低分子肝素或新型口服抗凝药。

（刘　芳　邝土光）

病例 9
肺动脉内单发充盈缺损

【病史】

患者，男，29岁，因"咳嗽、胸闷7个月"入院。患者入院前7个月无明显诱因出现咳嗽胸闷，无发热，无咳痰，有时胸痛，伴咯血1次，量不大。胸部CT提示肺部感染，给予抗感染治疗1个月后无效。6个月前再次到当地医院复查胸部CT提示肺部感染较前加重，考虑为肺结核，给予抗结核药物（具体不详）治疗1个月，胸闷、咳嗽加重。3个月前再次就诊于当地医院，行CTPA检查后提示肺栓塞，给予华法林5mg，qd。监测INR 2.0左右。2个月前在当地医院复查胸部CT后较前无改善，嘱其继续用药。1个月前自行到其他医院就诊，诊断为肺栓塞，给予rt-PA，50mg溶栓，后给予低分子肝素钙及华法林治疗，华法林4.5mg，qd，并予贝前列腺素钠、复方血栓通口服，治疗15d后自觉效果不佳，仍咳嗽、胸闷，遂于我院就诊。既往史：25年前右下肢骨折，无后遗症。5年前诊断慢性乙型肝炎，曾药物治疗，现未服药。否认高血压史、冠心病史，否认糖尿病史、脑血管病史、精神病史，否认外伤史、输血史，否认过敏史，预防接种史不详。个人史：无疫水、疫源接触史。否认饮酒史，吸烟7年，平均每日10支，未戒烟。已婚，配偶体健。家族史：否认家族性遗传病史。入院查体：R 20次/分，P 92次/分，BP 110/70mmHg。口唇无发绀，颈静脉无怒张，肝颈静脉回流征（-），未闻及血管杂音。双肺呼吸音粗，未闻及干湿性啰音；心率92次/分，律齐，各瓣膜听诊区未闻及杂音；腹软，无压痛、反跳痛，肝脾未触及。双下肢无水肿。

【诊疗经过】

完善实验室检查。血常规：白细胞（WBC）6.95×10^9/L，中性粒细胞%（NE%）61.1%，血红蛋白（HGB）165.0g/L，血小板（PLT）279×10^9/L。尿、便常规正常。生化：白蛋白（ALB）44.1g/L，谷草转氨酶（AST）26U/L，谷丙转氨酶（ALT）51U/L，乳酸脱氢酶（LDH）248U/L，α-羟丁酸脱氢酶（HBDH）153U/L，γ-谷氨酰转肽酶（GGT）136U/L，总胆红素（TBIL）7.80μmol/L，直接胆红素（DBIL）2.30μmol/L，肌酐（CREA）73.20μmol/L，钾（K）4.0mmol/L。心肌肌钙蛋白（CTNI）0.02ng/ml。脑钠肽前体（NT-proBNP）7.92pg/ml。动脉血气分析（未吸氧）：PH 7.411，$PaCO_2$ 43.5mmHg，PaO_2 93.6mmHg。

凝血功能：凝血酶原时间（PT）44.5s，活化部分凝血活酶时间（APTT）57.2s，凝血酶原活动度（PA）20.0%，国际标准化比值（INR）3.44，血浆纤维蛋白原241.5mg/dl。D-二聚体47.61ng/ml。红细胞沉降率（ESR）2mm/h，C反应蛋白（CRP）0.41mg/dl。乙型肝炎表面抗原、核心抗体阳性，表面抗体、e抗原、e抗体均为阴性；乙肝病毒基因分型1.86×10^2U/ml。丙型肝炎抗体阴性。肿瘤标记物：癌胚抗原（CEA）、糖类抗原19-9（CA19-9）、甲胎蛋白（AFP）、糖类抗原125（CA125）、神经元特异性烯醇化酶均为阴性。自身抗体方面：抗中性粒细胞胞浆抗体（ANCA）、抗核抗体（ANA）、抗双链 DNA（ds-DNA）、ENA 谱、抗心磷脂抗体（ACA）、抗环瓜氨酸抗体（CCP）均正常。血清免疫球蛋白（IgA、IgG、IgM）及补体 C3、C4 均正常。

影像学检查：通气灌注扫描示左肺显影，位置正常，轮廓完整，肺内显像剂分布均匀，右肺仅见肺尖少许显影，余肺未显影。肺通气 / 灌注显像不匹配。CTPA + CTV（图病例 9-1）示①右肺动脉干及中叶、下叶肺动脉充盈缺损并动脉瘤样扩张。②双下肢深静脉未见血栓形成。③右肺中叶斑片影，考虑为梗死灶。

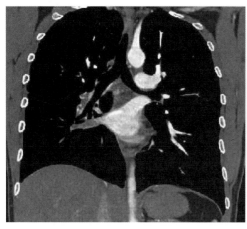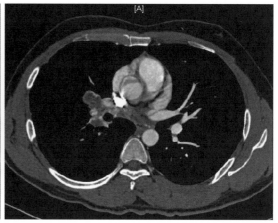

图病例 9-1　CTPA + CTV

超声心动图示静息状态下心脏结构、功能及血流未见明显异常。

肺动脉造影 + 测压（图病例 9-2、图病例 9-3）：肺动脉造影示右肺动脉主干充盈缺损，右肺中下叶动脉闭塞，肺动脉干压力 35/17（26）mmHg，右肺动脉压 37/16（26）mmHg，右室压 21mmHg，右房压 7mmHg，上腔静脉压 7mmHg。

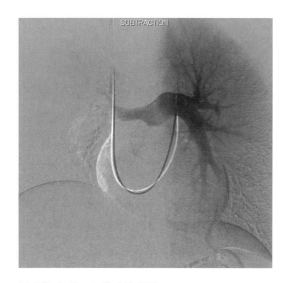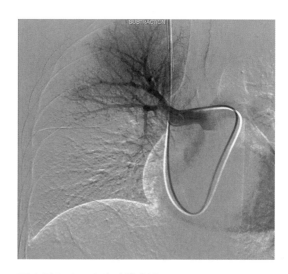

图病例 9-2　左肺动脉造影　　　　　图病例 9-3　右肺动脉造影

诊疗经过：在全身麻醉下行右全肺切除术，于中间段动脉内切取部分肿物送冰冻病理。标本肉眼所见：肺动脉主干远端、中间段肺动脉及中叶肺动脉内鱼肉样肿物（图病例9-4）。

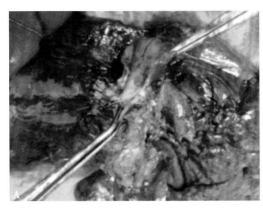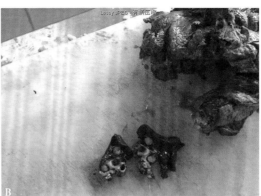

图病例 9-4　手术标本

术后病理：大体（右全肺切除术）标本示右上肺大小约8.5cm×8cm×4cm，中叶大小约8.5cm×6cm×2cm，下叶大小约14cm×9cm×4.5cm。右肺动脉主干狭窄，腔内可见灰黄色肿物，向上、中、下叶分支延伸，可见坏死。上叶局部胸膜粗糙，肺实质未见明显肿物。中叶肺实质局部灰白、灰黄、质中，大小约2cm×1.5cm×3cm。下叶局部胸膜粗糙破损，可见出血，肺内未见明显肿物。

镜检示（右肺动脉）肿瘤细胞显著异型性，核仁明显，部分细胞浆丰富，呈上皮样，部分呈梭形。富含血管。可见坏死。肿瘤浸润血管壁。右中肺可见梗死。肺动脉断端可见血栓形成，伴机化。淋巴结可见癌转移：（肺门）淋巴结2/2。另送：（隆突下）淋巴结0/4，（上纵隔）淋巴结0/7，（气管旁）小块组织，未见肿瘤浸润。

最终诊断：右肺动脉恶性间叶性肿瘤（3级），结合免疫表型，考虑为内膜肉瘤。

【专家点评】

肺动脉肉瘤是极少见的疾病，临床上经常被误诊为肺栓塞，经抗凝治疗无效，才进行相关鉴别诊断最后确诊，如此有可能错过了最佳治疗时机。如何早期诊断是临床上面临的一个难题。

但是，肺动脉肉瘤并不是无迹可寻，难于诊断，需要注意它的一些特点。一般情况下，肺动脉肉瘤常被误诊为肺栓塞，如何鉴别呢？首先，起病形式不同，肺栓塞往往是急性起病，症状突然出现，而肺动脉肉瘤往往是慢性起病，到出现症状时病变已经到了较为严重的情况；另外，病变分布不同。肺栓塞的特点往往是多发多于单发，下肺多于上肺，右侧多于左侧。而肺动脉肉瘤往往是单发，以右侧多见，且病变多局限在肺叶或肺动脉主干，很少从段肺动脉起病。再有，肺部影像学特点不同。肺栓塞在CTPA上经常能够看到的是轨道征（中间有血栓，周围有血流）、附壁充盈缺损或血管完全被栓子堵塞，如果是慢性血栓，往往看到完全堵塞的血管变细。而肺动脉肉瘤在CTPA上经常能够看到血管被完全充填，由于肿瘤生长的特点，可以看到充填的血管增粗，其远端由于无血流而形成血栓，故远端的血管不显影。另外也可看到肿瘤向近端生长的情况，如栓子向管腔内凸出，而如果是血栓则往往呈杯口征，即栓子向内侧凹陷。当我们看到上述征象时，应该考虑到肺动脉肉瘤的可能性，从而去做相应的检查。

（谢　飞　杨媛华）

病例 10

肺动脉内多发充盈缺损，溶栓治疗无效

【病史】

患者，男性，36岁，因"间断胸闷1年，咳嗽、发热6个月，加重2个月"入院。患者入院前1年无明显诱因出现胸闷、活动后气短，症状较轻，未在意。6个月前出现咳嗽、发热、气促，体温最高39℃，伴有关节痛，右侧胸痛，咳白色泡沫痰，量不多，痰中有血丝，伴胸闷，呼吸困难，当地社区医院以"上呼吸道感染"治疗，具体用药不详，体温降至正常，仍感胸闷、气短。行胸部CT检查示"肺炎"，治疗2周，体温恢复正常，但胸闷无改善并伴有胸痛，后背出现紫色皮疹。入院前2个月，患者再次出现发热、咳嗽、咳痰，活动后气短加重，再次住院治疗，在当地医院以"上呼吸道感染"治疗，热退，胸闷、气短无改善。半个月后症状进一步加重，遂求诊于上海某医院，诊断为"肺栓塞"。肺动脉造影见：下腔静脉通畅，右心压力明显增高，有肺动脉主干、左下肺动脉完全闭塞。试图用导管打通右下及左下肺动脉，并使用球囊扩张，用6F长鞘吸出少量血栓。于左下肺动脉内注入250 000U尿激酶溶栓。术后尿激酶50万U，持续静脉滴注。皮下注射低分子肝素7175U，q12h，共3d，因出现血小板降低而停用低分子肝素。3d后肺动脉造影：左肺动脉血流基本恢复，右侧肺动脉主干血流通畅，右肺动脉分支未显影。因治疗后患者症状无明显好转，遂就诊于我院。既往史：否认乙肝、结核、疟疾等传染病史，否认高血压史、冠心病史，否认糖尿病史、脑血管病史、精神病史，否认外伤史、输血史，否认过敏史，预防接种史不详。个人史：无疫水、疫源接触史。饮酒10年，白酒每次7~8两，每周3~4次，吸烟10年，平均每日10支，未戒烟。已婚，配偶体健。家族史：否认家族性遗传病史。入院查体：BP 110/60mmHg，R 28次/分，P 115次/分。口唇无发绀，颈静脉无怒张，肝颈静脉回流征（–）。双肺叩清音，双肺呼吸音粗，可闻及少许湿性啰音，未闻及血管杂音；心率115次/分，律齐，各瓣膜听诊区未闻及杂音；腹软，无压痛、反跳痛，肝脾未触及。双下肢水肿。

【诊疗经过】

完善实验室检查。血常规：白细胞（WBC）12.14×10⁹/L，中性粒细胞%（NE%）74.6%，血红蛋白（HGB）131.0g/L，血小板（PLT）139×10⁹/L。尿、便常规正常。生化：白蛋白（ALB）29.9g/L，前白蛋白（PAB）0.12g/L，谷草转氨酶（AST）46U/L，谷丙转氨酶（ALT）81U/L，乳酸脱氢酶（LDH）363U/L，α–羟丁酸脱氢酶（HBDH）320U/L，碱性磷酸酶（ALP）152U/L，γ–谷氨酰转肽酶（GGT）187U/L，总胆红素（TBIL）45.84μmol/L，直接胆红素（DBIL）25.63μmol/L，总胆汁酸（TBA）24.9μmol/L，肌酐（CREA）80.1μmol/L，钾（K）4.1mmol/L。心肌肌钙蛋白（CTNI）0.02ng/ml。脑钠肽前体（NT–proBNP）846.40pg/ml。

动脉血气分析（未吸氧）：pH 7.563，$PaCO_2$ 27.2mmHg，PaO_2 51.6mmHg。凝血功能：凝血酶原时间（PT）

28.4s，凝血酶原活动度（PA）28.50%，国际标准化比值（INR）2.52。D-二聚体4044.50ng/ml。红细胞沉降率（ESR）12mm/h，C反应蛋白（CRP）4.43mg/dl。乙型肝炎表面抗体阳性，余表面抗原、e抗体、e抗原、核心抗体均为阴性；丙型肝炎抗体阴性。肿瘤标记物：癌胚抗原（CEA）3.37ng/ml，糖类抗原19-9（CA19-9）21.12U/ml，甲胎蛋白（AFP）4.82ng/ml，糖类抗原125（CA125）1157U/ml，神经元特异性烯醇化酶（NSE）29.70ng/ml。易栓症组合：蛋白C 16.1%，蛋白S 98.2%。

影像学检查：CTPA（我院）（图病例10-1）示①左右肺动脉、右肺动脉及左下肺动脉各级分支内大量充盈缺损，致管腔闭塞；②双肺多发散在斑片状影，考虑渗出改变，不除外肺梗死可能；③右下肺被动性膨胀不全；④双侧胸腔积液，右侧为著；心包积液；⑤下腔静脉略增宽，所见双下肢深静脉未见明确血栓形成。

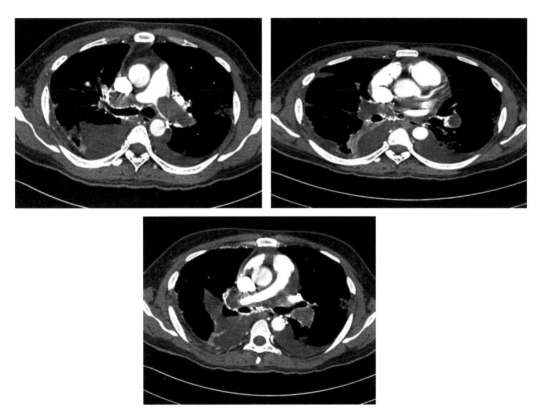

图病例10-1　CT肺动脉造影影像

超声心动图示右心增大，右室肥厚：右房横径55mm，右房长径56mm，右室横径56mm；肺动脉增宽：肺动脉主干内径27mm；肺动脉高压（中度）：TI法估测肺动脉收缩压65mmHg，右室后壁运动幅度5.6mm；三尖瓣关闭不全（中度）。

PET-CT：①双肺多发散在斑片影及磨玻璃影，部分伴代谢增高，考虑局部肺梗死，伴局部炎性改变。②双侧胸腔积液，心包积液，腹腔积液，盆腔积液。③右下肺被动性膨胀不全。

诊疗经过：入院后予以吸氧、利尿，改善心功能、抗凝、抗感染、保肝等治疗。文丘里面罩吸氧—储氧面罩吸氧（氧气流量10L/mim）—无创呼吸机辅助通气—储氧面罩吸氧。磺达肝癸钠2.5mg，Sc，q12h抗凝。并静脉滴注法舒地尔60mg，bid，改善右心功能，利尿。因患者有咳嗽、咳痰、血象升高，予以抗感染治疗以及镇咳、化痰对症治疗。

患者双肺动脉广泛栓塞，诊断明确，栓子性质更倾向于肿瘤，内科治疗效果差，有手术治疗指征，但患者心功能差，手术风险极高，但若不行手术治疗，考虑预后极差。与患者家属沟通后，家属决定行手术治疗。

行肺动脉内膜剥脱术，术中见右心房、室增大，重度肺动脉高压，心脏收缩无力，主肺动脉起始部至左右肺动脉远端均为黄灰色肿瘤组织，与肺动脉壁粘连甚紧，质硬、脆，很难剥离，左右肺动脉壁全部为肿瘤组织，延及全部肺动脉环及瓣叶组织，双侧胸腔积液，左300ml，右100ml。手术后无法脱离体外循环，终因血压难以维持，循环衰竭死亡。

术后病理：肺动脉壁内浸润生长的瘤细胞大部分为长短不一、排列紊乱的梭形细胞，部分夹有较多新生小血管、黏液纤维、瘤巨细胞，有的瘤细胞围成管状，瘤细胞成多形性，核分裂像频见。免疫组化：Calretinin（少部分细胞＋），Vimentin（＋＋），SMC–平滑肌（肿瘤中小血管壁＋＋），CD34（灶＋＋），desmin（个别瘤细胞＋），AE1/AE3（＋）。

最终诊断：肺动脉血管肉瘤。

【专家点评】
这又是一例肺动脉肉瘤误诊为肺栓塞的患者，经溶栓、抗凝治疗不佳而考虑到恶性肿瘤的可能性，经手术病理确诊。

此例患者给我们的教训有：

1. 该例患者从发病到诊断为肺栓塞已经有1年的时间。对于这类患者，发现肺动脉内充盈缺损时，应首先想到是否为慢性肺栓塞，而对于这种慢性的发生了机化的血栓，溶栓治疗一般是无效的。

2. 在诊断为肺栓塞而治疗效果不佳时，应该重新审视诊断是否正确，是否遗漏了一些重要的线索。该患者除了有呼吸困难的表现以外，还有反复咳嗽、发热及肺部阴影，这种情况能否用肺栓塞来解释？也是临床医师应该考虑的问题。而当患者的症状不能完全用肺栓塞来解释的时候，则应该想到是否诊断正确。

该例患者是通过手术病理确诊的，能否有更好的方法给患者以明确的诊断？在临床工作中通过肺动脉导管插入活检钳，对于多例肺动脉肉瘤的患者进行了活检，从而得到明确的诊断。另外，PET-CT是否对肺动脉肉瘤有诊断价值，有文献报道可以通过PET-CT给患者做出初步诊断。但临床实践发现，该方法的特异性较高，但敏感性差。如该例患者PET-CT显示为阴性结果，其他肺动脉肉瘤的患者也发现相似的结果。因而，不能过分依赖该项检查结果来诊断。

（谢　飞　杨媛华）

病例 11

右房内实性占位伴肺动脉内充盈缺损

【病史】

患者，男性，33 岁，因"突发胸闷、憋气 2d"入院。入院前 2d，患者无明显诱因突发胸闷、憋气，不能活动。当时测心率 140 次 / 分，BP 60/40mmHg。无发热、咯血、胸痛，无咳嗽、咳痰，无双下肢水肿。就诊于当地诊所，给予对症治疗，症状略缓解，到我院就诊，即行 CT 肺血管检查提示"右肺上叶及下叶、左肺多叶段多发充盈缺损，右肺下叶胸膜下肺梗死灶。双下肢深静脉未见血栓形成"，诊断"急性肺栓塞"，给予抗凝、吸氧等对症治疗，憋气症状缓解，但夜间突然出现咳嗽，咳少量黄色黏痰，偶带血丝，不易咳出。随即收入院进一步诊治。既往史：否认肝炎史、疟疾史、结核史，否认高血压史、冠心病史，否认糖尿病史、脑血管病史、精神病史，否认手术史、外伤史、输血史，否认过敏史，预防接种史不详。入院查体：BP 100/70mmHg，R 22 次 / 分，HR 110 次 / 分。神清，精神可，肝颈静脉回流征阴性，双肺呼吸音清，双侧未闻及干湿性啰音和胸膜摩擦音。心律齐，心率 110 次 / 分，各瓣膜听诊区未闻及杂音，P2 亢进。腹软，无压痛，肝脾未及，双下肢轻度可凹性水肿。

【诊疗经过】

完善相关辅助检查。血常规：白细胞（WBC）7.70×10^9/L，中性粒细胞%（NE%）61.6%，血红蛋白（HGB）139.0g/L，血小板（PLT）284×10^9/L。尿、便常规正常。生化：白蛋白（ALB）33.8g/L，谷草转氨酶（AST）26U/L，谷丙转氨酶（ALT）28U/L，乳酸脱氢酶（LDH）216U/L，α – 羟丁酸脱氢酶（HBDH）154U/L，γ – 谷氨酰转肽酶（GGT）88U/L，总胆红素（TBIL）11.8μmol/L，直接胆红素（DBIL）3.40μmol/L，肌酐（CREA）100.30μmol/L，钾（K）4.7mmol/L。心肌肌钙蛋白（CTNI）0.09ng/ml。脑钠肽前体（NT-proBNP）611.20pg/ml。

动脉血气分析（未吸氧）：pH 7.411，$PaCO_2$ 43.5mmHg，PaO_2 93.6mmHg。凝血功能：凝血酶原时间（PT）12.7s，活化部分凝血活酶时间（APTT）36.6s，凝血酶原活动度（PA）77.0%，国际标准化比值（INR）1.16，血浆纤维蛋白原 470.8mg/dl。D- 二聚体 47.61ng/ml。红细胞沉降率（ESR）39mm/h，C 反应蛋白（CRP）7.34mg/dl。乙型肝炎表面抗原、核心抗体、表面抗体、e 抗原、e 抗体均为阴性；丙型肝炎抗体阴性。

影像学检查：CT 肺动脉造影（图病例 11-1）示右心增大，右心房近房间隔区呈不规则低密度影，主肺动脉及左右肺动脉主干未见明显充盈缺损，右肺上叶及下叶，左肺多叶段多发充盈缺损，下肢静脉未见明显充盈缺损。

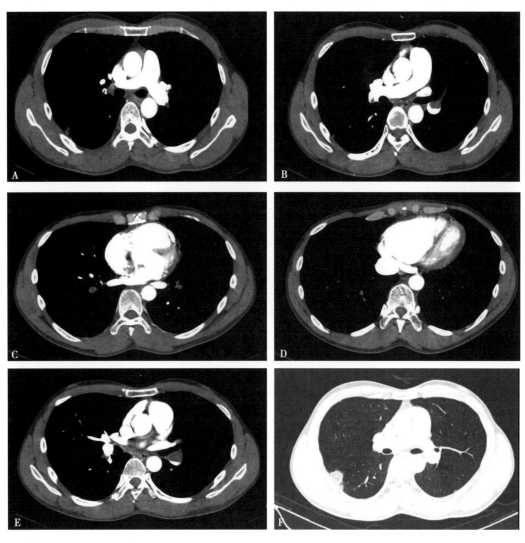

图病例 11-1　CT 肺动脉造影

　　超声心动图（图病例 11-2）示右心比例增大，右房内可见一大小约 19.8mm×46mm 中等回声实性团块，可见有蒂附着与房间隔中部，形态不规则，结构松散，舒张期团块前端可通过三尖瓣口进入右心室，CDFI 三尖瓣口血流未见明显受阻。TI 法估测肺动脉压 41mmHg

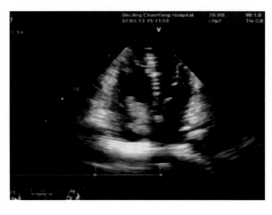

图病例 11-2　超声心动图

诊疗经过：规范低分子肝素抗凝治疗 3d，患者无明显症状，心肌酶和 BNP 均改善，血压正常。

诊断：右心房黏液瘤。

遂转至外科手术治疗。

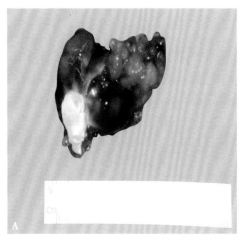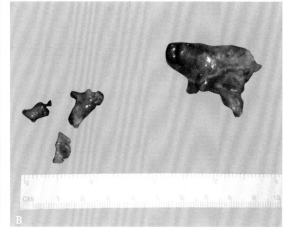

图病例 11-3　手术取出的大体标本

A.右心房黏液瘤；B.肺动脉内取出物

病理诊断：（右房）红褐色组织 1 块 5cm×3cm×1cm 实性质软。

（右肺动脉）红褐色碎组织 1 堆，3cm×2cm×1cm，实性质软。

镜检及病理诊断：（右房）黏液及出血背景中梭形细胞增生，细胞无异型性，核分裂像罕见，符合黏液瘤（图病例 11-4）。

术后定期随诊。后复查超声心动图，未见明显异常，见图病例 11-5。

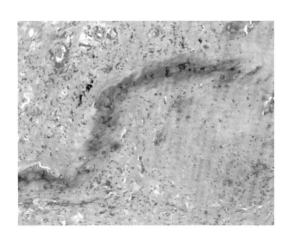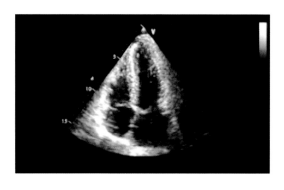

图病例 11-4　病理标本（HE 染色）　　　　图病例 11-5　术后超声心动图

【专家点评】

该例患者突发胸闷、憋气，CTPA 发现双肺多发肺动脉内充盈缺损，似乎急性肺栓塞的诊断明确。但患者发病之时测心率 140 次 / 分，BP 60/40mmHg，未经治疗自行缓解，无法用肺栓塞解释。另外，从 CTPA 上可以看到右心房近房间隔区呈不规则低密度影,是右心房内血栓吗？从病史上看,患者为年轻人，无心脏病史及瓣膜病史，无感染征象。在这种情况下右心房内附壁血栓的可能性较小。那么如果是右心房漂浮血栓，则患者可能会发生致命的危险。在这种情况下，心脏超声则是判断右心房内占位性质的较好的检查方法。该患者通过心脏超声诊断为右心房黏液瘤。心房黏液瘤发病年龄30~50岁，女性较男性略多见，大多为单发病灶，左心房者最多见（80%），次之为右心房（15%），而超声对右房黏液瘤的准确率非常高。从心脏超声上我们看到黏液瘤在舒张期前端可通过三尖瓣口进入右心室，从而可以解释患者为什么会发生一过性的心率加快和血压下降。

由此例病例给我们的提示是：即使是明显的肺栓塞症状，CTPA发现肺动脉内充盈缺损也不一定是肺血栓栓塞症，当发现一些不能解释的临床和影像学表现时，一定要进一步追查原因，有可能会得到意想不到的发现。

（谢　飞　杨媛华）

病例 12

酷似肺栓塞的静脉内平滑肌瘤病

【病史】

患者，女性，48岁，因"间断心悸2个月"入院。入院前2个月患者无明显诱因突发心悸、剑突部不适，无放射痛，无胸闷及憋气，休息后症状较前明显好转，未治疗。18d前患者再次出现心悸、胸部不适，伴黑矇、晕倒，无意识丧失，无大小便失禁，于当地医院行心电图示"心律不齐"，心脏彩超示"右心房黏液瘤，三尖瓣关闭不全（重度）"，建议患者于上级医院就诊。入院前17d患者就诊于北京某医院，拟行右房黏液瘤摘除术，住院期间行CTPA示肺动脉充盈缺损，建议患者到外院治疗肺栓塞。入院前1d于我院门诊就诊，以"肺栓塞"收入院。既往史：20年前确诊肺结核，服用利福平及异烟肼治疗1年，自诉已治愈。1年前因"腹膜后肿瘤、子宫平滑肌瘤"行"腹腔镜下腹膜后肿块切除术＋子宫肌瘤剥除术＋分段诊刮术"，病理示深部软组织平滑肌瘤伴水肿变性、子宫平滑肌瘤、子宫内膜反应性增生。否认肝炎史、疟疾等传染病史，否认高血压史、冠心病史，否认糖尿病史、脑血管病史、精神病史，否认外伤史、输血史，否认过敏史，预防接种史不详。个人史：生于山西，久居当地，无疫水、疫源接触史。否认饮酒史，吸烟史，已婚，配偶健在，育1子，体健。

月经史：月经周期28~30d，每次持续4~5d，末次月经2016年5月20日，现月经不规律。

家族史：否认家族性遗传病史。入院查体：T 36.5℃，P 72次/分，R 19次/分，BP 132/68mmHg。发育正常，正力体型；口唇无发绀，颈静脉无怒张，肝颈静脉回流征（−），未闻及血管杂音。双肺叩清音，双肺呼吸音粗，未闻及干湿性啰音；心率72次/分，律齐，各瓣膜听诊区未闻及杂音；腹软，无压痛、反跳痛，肝脾未触及。双下肢可凹性水肿，无杵状指（趾）。

【诊疗经过】

完善实验室检查。血常规：白细胞（WBC）5.82×10^9/L，中性粒细胞%（NE%）59%，血红蛋白（HGB）122.00g/L，血小板（PLT）273×10^9/L。尿、便常规正常。生化：白蛋白（ALB）38g/L，谷草转氨酶（AST）19U/L，谷丙转氨酶（ALT）16U/L，肌酐（CREA）51.0μmol/L，钾（K）3.6mmol/L。脑钠肽前体（NT-proBNP）41.34pg/ml。动脉血气分析（未吸氧）：pH 7.41，$PaCO_2$ 42mmHg，PaO_2 83mmHg。凝血功能：凝血酶原时间（PT）11.0s，活化部分凝血活酶时间（APTT）33.8s，国际标准化比值（INR）0.9。D-二聚体104.53ng/ml。红细胞沉降率（ESR）26mm/h，C反应蛋白（CRP）0.15mg/dl。乙型肝炎表面抗原、核心抗体、表面抗体、e抗原、e抗体均为阴性；丙型肝炎抗体阴性。抗中性粒细胞胞浆抗体（ANCA）、抗核抗体（ANA）、抗双链DNA（ds-DNA）、ENA谱、抗心磷脂抗体（ACA）、抗环瓜氨酸抗体（CCP）均正常。血清免疫球蛋白（IgA、IgG、IgM）及补体C3、C4均正常。

影像学检查：CTPA 检查 +CTV 检查（图病例 12-1、图病例 12-2）。

超声心动图（图病例 12-3~ 图病例 12-5）。

诊疗经过：结合患者症状、体征及影像学检查，初步诊断静脉内平滑肌瘤病，侵及肺动脉。经血

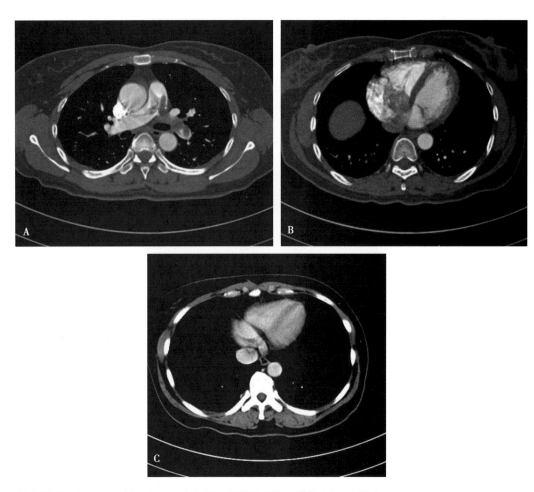

图病例 12-1　CTPA 见右房室、右室流出道及肺动脉内连续充盈缺损影

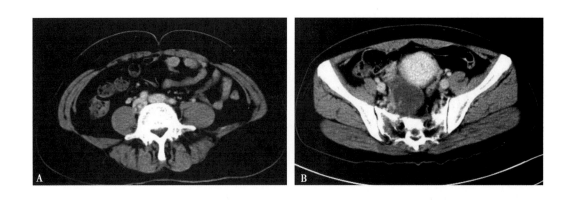

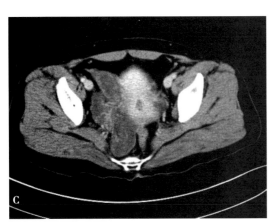

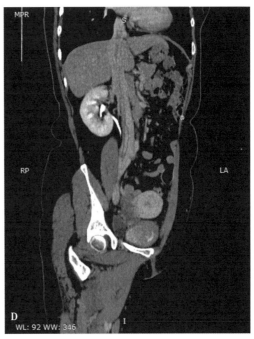

图病例 12-2　CTV 示右侧髂内静脉、右侧髂总静脉、下腔静脉内连续充盈缺损影

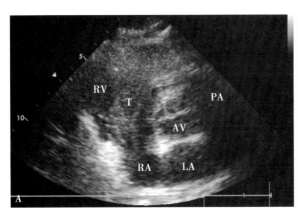

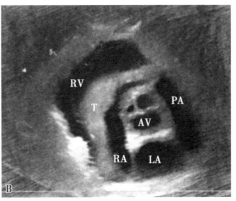

图病例 12-3　心脏超声

胸骨旁切面示肿瘤通过右心房、右心室大肺动脉瓣口（绘图：姜维）

T. 肿瘤；LA. 左心房；RA. 右心房；RV. 右心室；PA. 主肺动脉；AV. 主动脉瓣

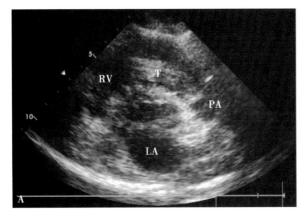

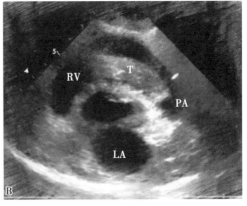

图病例 12-4　心脏超声

胸骨旁切面示肿瘤自右心室延续到肺动脉内（绘图：姜维）

T. 肿瘤；LA. 左心房；RV. 右心室；PA. 主肺动脉

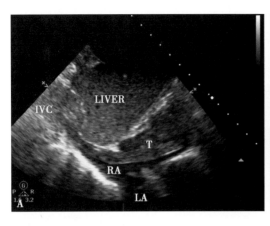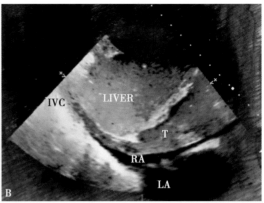

图病例 12-5　心脏超声

剑突下切面示肿瘤自下腔静脉延续至右心房，右心室（绘图：姜维）

T. 肿瘤；LA. 左心房；RA. 右心房；IVC. 下腔静脉；LIVER. 肝脏

管外科、介入科、妇科、心外科共同讨论，最终决定一期手术治疗。首先行妇科手术，术中见右侧宫旁腹膜后可见粗大质软肿物，与肠管粘连，探查肿物深达盆底，上缘达到宫底水平。行全子宫＋双附件切除术。随后心外科行胸骨正中开胸，全身肝素化，建立体外循环，降温至肛温 23℃ 阻断主动脉，灌入冷血停跳液，停循环下切开右心房，取出完整瘤状物，长约 50cm（图病例 12-6），与管腔粘连较轻，送至病理。切开左肺动脉探查未见残留物，手术过程顺利，术中生命体征平稳，转机 105min，主动脉阻断 37min，停循环 3min。患者术后恢复好。

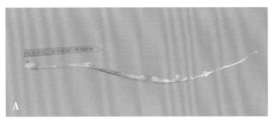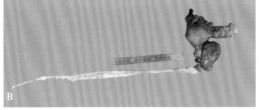

图病例 12-6　切除的肿物

病理诊断：子宫肌壁间及浆膜下可见梭形细胞构成肿瘤，细胞无明显异型性，未见明显坏死，伴玻璃样变性，核分裂像罕见，符合平滑肌瘤。免疫组化结果：-11/-12/-13/-14/-15/-22：CD31、弹力（未提示平滑肌瘤存在于血管内），-31：SMA（平滑肌＋），Desmin（平滑肌＋），Ki-67 约 1%，CD31、弹力（未提示平滑肌瘤存在于血管内）。

（静脉平滑肌瘤）梭形细胞构成肿瘤，细胞无明显异型性，伴玻璃样变性，部分区域可见坏死，核分裂像罕见，结合临床，符合静脉内平滑肌瘤。

最终诊断：静脉内平滑肌瘤病。

【专家点评】

经 CTPA 发现肺动脉内充盈缺损并不一定都是肺血栓栓塞症。从前面的几个病例可以看到，有可能是肺动脉肉瘤，也有可能是右房黏液瘤掉入肺动脉，而本例则为静脉内平滑肌瘤病沿血管长入肺动脉而导致的。因而，临床医师不能仅满足于表面现象，而要深究表面现象背后的问题。

本例患者 CTPA 发现肺动脉内充盈缺损，但还发现从右心房到右心室到肺动脉主干均有充盈缺损的表现，且表现为连续性，此点与常见的肺栓塞并不相符。因为一般新鲜血栓容易脱落，那么在移行的过程中、在心脏泵的挤压下，栓子容易碎裂，成为多发小血栓，而从右心房到肺动脉的如此长的血栓发生的概率极低。另外，心脏超声发现下腔静脉也有腔内占位的回声，由此认为这应该不是普通的血栓，联系到患者曾行腹膜后肿块切除术，病理为软组织平滑肌瘤，由此考虑患者为静脉内平滑肌瘤病。

静脉内平滑肌瘤病（intravenous leiomyomatosis，IVL）是一种罕见的肿瘤性疾病。该肿瘤原发于子宫或子宫外盆腔的静脉壁，肿瘤可突入子宫或盆腔的静脉通道内，经髂静脉或卵巢静脉延伸、扩展至下腔静脉。如果肿瘤延伸累及右心房，甚至经三尖瓣入右心室、肺动脉，可造成严重的循环障碍而出现晕厥或猝死。手术切除原发肿瘤、腔静脉及右心系统肿瘤是最佳的治疗方法。

（谢 飞 姜 维 杨媛华）

病例 13

慢性血栓栓塞性肺动脉高压的外科治疗

慢性血栓栓塞性肺动脉高压（CTEPH）的治疗最好的方法为手术治疗，采用肺动脉血栓内膜剥脱术可以使患者治愈。我院自 2002 年开始这项手术，迄今已完成 100 余例，在此提出 2 例典型病例，供大家参考。

【病史】

病例 1：男性，59 岁，以"活动后胸闷、气短伴双下肢水肿 3 年，咯血 40d"入院。患者 3 年前于外院诊断肺栓塞，行下腔静脉滤器植入，术后规律服用华法林抗凝，症状反复出现。本次因症状加重就诊于我院，行心脏超声检查发现 TI 法估测 PAPs 99mmHg，右心增大，右室肥厚，三尖瓣反流（重度）。腹部彩超提示肝淤血，肺通气 / 灌注断层显像提示 V/Q 不匹配，累及多个肺段。初步诊断为慢性血栓栓塞性肺动脉高压。入院后行肺动脉造影提示主肺动脉及左肺动脉主干增宽，右肺动脉主干远端仅少许下叶动脉分支显影，左肺动脉下叶基底段分支纤细（图病例 12-1）；冠脉造影提示左前降支（LAD）近中段 70%~80% 节段性狭窄；左回旋支（LCX）中远段 70%~90% 节段性狭窄；右冠—肺动脉瘘。右心导管检查测得的肺动脉压力（PAP）为 46/21（32）mmHg，肺血管阻力（PVR）636 dyn·s/cm⁵，心排血量（CO）2.64 L/min，右心房压（RAP）11mmHg。

手术指征明确，遂在全身麻醉深低温停循环下行"双侧肺动脉血栓内膜剥脱术 + 冠脉搭桥术"，术中完整剥脱双侧血栓内膜直至亚段水平，术中标本见图病例 12-2；同期行冠脉搭桥手术，探查 LIMA 细小流量差弃用，取大隐静脉搭桥 3 支：Ao-SVG-LAD，Ao-SVG-PDA-OM。术中体外循环转机 390min，主动脉阻断 167min，停循环（右侧 6.3min，左侧 10.3min），辅助 138min。

术后即刻血流动力学监测 PAP 39/16（24）mmHg，PVR 91 dyn·s/cm⁵，CO 5.3L/min，RAP 10mmHg。呼吸机辅助 163h，ICU 停留 7d。术后 1 周复查心脏彩超 TI 法估测 PAPs 44mmHg，三尖瓣反流（轻—中度）。术后 3 周恢复良好出院。

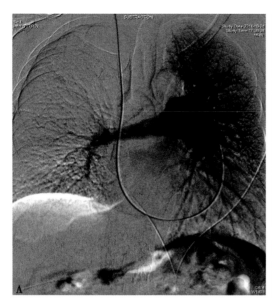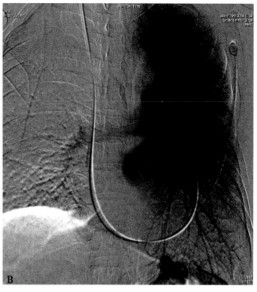

图病例 13-1　肺动脉造影示右肺动脉主干基本闭塞，远端仅少许下叶动脉分支显影；左肺动脉下叶基底段分支纤细

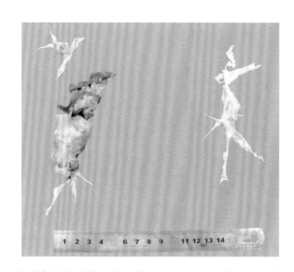

图病例 13-2　双侧剥离的肺动脉血栓内膜组织，Jamieson 分型（左侧 I 型，右侧 II 型）

病例2：男，30岁，以"活动后喘憋2.5年"入院。2年前于外院诊断"慢性血栓栓塞性肺动脉高压"，经抗凝、强心、利尿等治疗，症状控制欠佳。本次就诊我院行心脏彩超示 TI 法估测 PAPs 116mmHg，右心增大，右心功能减低，三尖瓣反流（中度）。入院后肺通气/灌注断层显像提示 V/Q 不匹配，累及双肺多个肺段；肺动脉造影提示主肺动脉及左右肺动脉增宽，双肺上叶前段、右肺基底段，左肺上叶舌段、下叶背段可见蹼样充盈缺损（图病例 13-3）；右心导管检查肺动脉压力（PAP）90/49（62）mmHg，肺血管阻力（PVR）1803 dyn·s/cm^5，心排血量（CO）2.35L/min，右心房压（RAP）15mmHg。

诊断为：慢性血栓栓塞性肺动脉高压，心功能 III 级（NYHA）。

手术指征明确，遂在全身麻醉深低温停循环下行"双侧肺动脉内膜剥脱术"，术中可见肺动脉内无明显血栓，增厚内膜累及多个肺段动脉，完整剥脱双侧内膜直至亚段水平，术中标本见图病例 13-4。术中体外循环转机 282min，主动脉阻断 92min，停循环（右侧 20min，左侧 18min），辅助 104min。

术后即刻血流动力学监测 PAP 39/20（26）mmHg，PVR 156 dyn·s/cm^5，CO 4.1L/min，RAP 8mmHg。

呼吸机辅助 12h，ICU 停留 4.5d。术后 1 周复查心脏彩超 TI 法估测 PAPs 32.7mmHg，三尖瓣反流（轻度）。术后 2 周恢复良好出院。

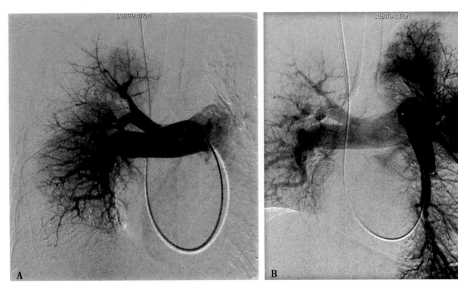

图病例 13-3　肺动脉造影示病变累及双肺上叶前段、右肺基底段，左肺舌段、下叶背段等

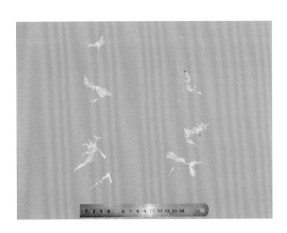

图病例 13-4　双侧剥离的肺动脉内膜组织，Jami-eson 分型（右侧Ⅲ型，左侧Ⅲ型）

【专家点评】

在临床上，遇到 CTEPH 患者，首先应该进行手术可能性评估。评估主要分两个方面，一为技术上是否可行，这是根据患者的影像学做出的，一般如果段以上血管内存在病变，则视为技术上可行，而病变越靠近近端肺动脉，则手术越容易进行。另一方面，则要看患者病变与血流动力学的变化是否一致、是否存在并发症、合并症等导致手术风险增加的因素以及患者的意愿。根据我中心的手术经验总结CTEPH 治疗流程，如图病例 13-5 所示。

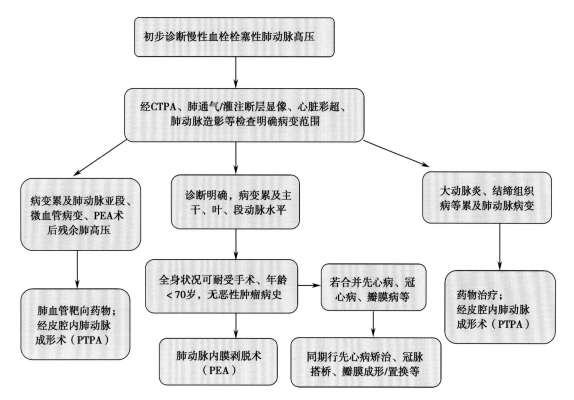

图病例 13-5　慢性血栓栓塞性肺动脉高压治疗流程

　　第一例患者右肺动脉主干堵塞，应为技术上可行的手术类型，另外，其血流动力学情况是完全可以用病变的严重程度来解释的，也就是说患者的血流动力学变化是血管堵塞所致，而并没有严重的肺血管重塑。因而选择肺动脉血栓内膜剥脱术应能够解除患者的肺动脉高压。而手术的情况和术后的临床情况与前期的判断相符。

　　该例患者除做了肺动脉血栓内膜剥脱术外，还做了冠脉搭桥术。在临床上，对于 50 岁以上的患者，在术前均应该评价是否存在冠状动脉病变，一旦存在则应同时进行冠脉搭桥术，因如果不考虑冠脉的情况，如果以后需要进行冠脉搭桥时则会使得手术的难度明显加大。

　　第二例患者血流动力学为重度表现，肺血管阻力已达 1803dyn・s/cm^5，而心排血量仅有 2.35L/min，且病变均分布在段及以下的肺动脉内。对于此类患者手术的难度明显加大，手术风险明显升高。但手术后的效果非常明显。因而，只要患者有手术的可能性，还应该首选手术治疗。

（顾　松　刘　岩）

病例 13　慢性血栓栓塞性肺动脉高压的外科治疗